U0382180

本书受中国科学院青年创新促进会会员项目（编号：E3292G02）资助

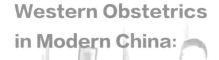

Western Obstetrics
in Modern China:

Dissemination and Localization

近代西医产科学
在华传播与本土化研究

吴苗 著

中国社会科学出版社

图书在版编目（CIP）数据

近代西医产科学在华传播与本土化研究／吴苗著 . —北京：中国
社会科学出版社，2024. 2
ISBN 978 - 7 - 5227 - 3336 - 4

Ⅰ. ①近… Ⅱ. ①吴… Ⅲ. ①妇产科学—研究 Ⅳ. ①R71

中国国家版本馆 CIP 数据核字（2024）第 065958 号

出 版 人	赵剑英
责任编辑	宋燕鹏
责任校对	李　硕
责任印制	李寡寡

出　　版	中国社会科学出版社
社　　址	北京鼓楼西大街甲 158 号
邮　　编	100720
网　　址	http://www.csspw.cn
发 行 部	010 - 84083685
门 市 部	010 - 84029450
经　　销	新华书店及其他书店

印　　刷	北京明恒达印务有限公司
装　　订	廊坊市广阳区广增装订厂
版　　次	2024 年 2 月第 1 版
印　　次	2024 年 2 月第 1 次印刷

开　　本	710 × 1000　1/16
印　　张	19. 75
字　　数	271 千字
定　　价	108. 00 元

凡购买中国社会科学出版社图书，如有质量问题请与本社营销中心联系调换
电话：010 - 84083683

序　　一

　　吴苗 2014 年进入北京大学医学史研究中心攻读硕士学位，考虑到她本科是医学院毕业的，因此在选择研究生论文方向时，建议她研究分娩如何从传统的家庭事件转变为现代的医学事件的历史，以及围绕分娩的医学化而引发的社会文化争论。吴苗的硕士论文《分娩医学化的历史与争论研究》在论文盲审和答辩时都被评为优秀，2018 年获得中国妇女研究会优秀硕士论文二等奖。在此之后，她又在唐文佩教授的指导下，持续关注女性与医学相关议题，先后合作发表了《分娩的医学干预与社会回应——医学化的视角》《疼痛的身体政治——分娩止痛观念的历史演变》《产科超声：在技术与社会之间》《女性身体经验的医学化——以经前期综合征为例》《男性更年期综合征：概念及其演变》《产后抑郁：心态抑或病态》等文章，进一步对西方国家分娩变革的历史进行了研究和思考，从医学思想史的角度考察了分娩止痛观念以及经前期综合征、产后抑郁等疾病概念的产生、演变及其与社会文化因素的互动，也呈现了医学界、患者个体与社会文化对产科技术应用的不同立场、权力对抗与思想张力，这些研究在医学界和医学史界均引起了关注和反响。

　　2017 年，吴苗硕士毕业后，顺利考入中国科学院自然科学史研究所，跟随韩毅研究员攻读博士学位。她选择延续硕士期间关注的议题，关注产科及女性健康等议题，并将关注点转到近代中国，研究近代西医产科学来华相关问题。中国近代产科的发展对于改善人口健康状况具有极为重要的意义。2021 年《柳叶刀中国女性生殖、孕产妇、新生儿、儿童和青少年健康特邀重大报告》指出：中国孕产妇死亡率从 1949 年以前的 1500/10 万，下降到 2020 年的 16.9/10 万。婴儿死亡率从 1949 年以前的 200‰下降到 2020 年的 5.4‰。这是现代产科学为人类带来的巨大福祉。

近代中国面临严重的民族危机，保障母婴健康、降低母婴死亡率是政府和知识界共同关注的话题，凸显了产科学在此阶段的重要使命。吴苗从产科学建制化和本土化的角度，考察近代西医产科学来华后，相关知识与技术通过产科学书籍的译介、医院的产科实践以及产科学教育进行传播与扩散的过程，同时关注西医产科学作为一种外来文化，在传入过程中与本土文化进行调适、互动与融合，最终实现根植和本土化的历史进程。比较好地回答了近代传入的西医产科学知识和技术是否反映当时的医学发展水平，传播者如何将西医产科学知识、实践与教育本土化，中西医产科学之间如何互动与适应，政府、医学界、民众对西医产科学的认识和态度如何等问题。

吴苗认为西医产科学的本土化有两个层面的意涵，一是西医产科学传入后，得到医学界、知识界及政府的认可，这些本土传播者们结合中国情况，对西医产科学进行调适，自行编撰产科书籍，开展本土产科实践、教育和研究工作，实现产科学建制化和本土化发展的过程；二是西医产科学传入后，与本土自然分娩、忍痛、产后祛瘀等观念以及"男女授受不亲"的性别文化发生碰撞后，彼此调适，双向互动与相互影响的过程。吴苗依据产科学著作的翻译与编撰、产科技术的应用与接受、产科教育与研究工作的进展，大致将西医产科学在华传播与本土化分为传入与萌芽、建立与发展、成熟与繁荣三个阶段。前一个阶段由西方传教士主导，后两个阶段由中国政府和本土知识精英主导。她提出近代西医产科学在传入中国后，经历了一系列的融合与发展，逐渐融入本土文化背景，成为中国现代医学和医疗保健体系的不可或缺的组成部分。这一过程不仅涉及医疗技术的引进与应用,更包括对传统医学观念的整合与更新。西医产科学在中国根植与本土化以后不断发展并走向现代,为妇婴健康提供更全面、科学的服务。不仅更好地满足了患者的需求,还在文化层面上促进了不同医学体系之间的相互理解与尊重,也体现出中西方医学思想的传播与共享。

2020年博士毕业后,吴苗留在中国科学院自然科学史研究所工作,承担新的研究课题的同时,继续对博士论文进行修改和打磨,先后在《中国科技史杂志》《中华医史杂志》《协和医学杂志》《中医典籍与文化》上发表了博士论文部分相关章节内容,也在不同的学术会议上宣读她的研究成果,获得学术共同体的认可,成长为一名出色的青年科技史研究者。

吴苗个性恬静、领悟力强、品格坚韧、踏实肯干。硕士毕业后,也经常回北大医学部交流,看着她在学术之路上的困惑、喜悦、挫败和成长,作为老师也感慨良多。而今吴苗的阶段性研究成果《近代西医产科学在华传播与本土化研究》将要出版,请我作序,不能推辞,寥寥数笔,权当鼓励与鞭策,希望她继续潜心学术,有所耕耘,有所收获。

北京大学医学史研究中心主任

张大庆

2024年2月22日

序 二

  1840 年代以来，在"西学东渐"的浪潮下，西方医学也踏浪东来，"形成了中西两种医学体系"①。清咸丰元年（1851），英国传教士、医生合信（Benjamin Hobson，1816—1873）在中国学者陈修堂的帮助下编译出版《全体新论》一书，是近代第一部译介到中国的西医解剖学著作，其中与产科学相关的有"胎论""胎盘论"。②清咸丰八年（1858），合信、管茂材编译的《妇婴新说》一书由上海仁济医馆刊刻行世，是近代第一部西医妇产科学和儿科学著作，书中介绍了"子宫精珠""妊娠胚胎""受胎证据""半产""妊娠症""分娩之期""将产证据""临产""胎盘不出""产前后血崩证""接生之法"和"产后症"③ 等西医产科学知识。清光绪十九年（1893），美国医生阿庶顿辑、中国学者尹端模翻译的《胎产举要》（又名《西医胎产举要》）二卷，由广州羊城博济医局刊刻出版，是近代中国译介的第一部西医产科学专著，在西医传华史上占有重要地位。此后，大量流行于欧洲、美国、日本等地的产科学著作或教材相继被来华传教士和中国学者翻译为中文本刊行。如刘廷桢译《西医产科心法》（1897）、舒高第译《产科》（1905）、

---

  ① 邓铁涛、程之范主编：《中国医学通史近代卷》，人民卫生出版社 2000 年版，第 310 页。

  ② ［英］合信，（清）陈修堂撰：《全体新论》卷首《目录》，江苏上海墨海书馆刻本 1851 年版。

  ③ ［英］合信，（清）管茂材撰：《妇婴新说》卷首《目录》，江苏上海仁济医馆刻本 1858 年版。

丁福保译《竹氏产婆学》（1908）、赖马西译《伊氏产科学》（1908）①、丁福保译《分娩生理篇》《产褥生理篇》（1910）、雷白菊译《看护产科学》（1916）、丁福保译《富氏产科及妇人科学》（1918）、沈郑浩译《妊孕生产学》（1926）、狄乐播译《护理产科学》（1930）、鲁德馨译《伊何二氏近世产科学》（1934）、狄珍珠、刘惠南译《护士产科须知》（1948）、余文光编译《护士产科学》（1949）② 等，在介绍和传播近代西医产科学知识方面发挥了重要作用，也使中国的西医产科学大体上和世界医学发展保持了同步水平，为西医产科学在中国成为一门独立之学科奠定了基础。

吴苗博士的专著《近代西医产科学在华传播与本土化研究》一书，以近代西医产科学为重点研究对象，系统地探究了晚清民国时期从不同国家和地区传入中国的产科学译著的翻译背景、作者译者、版本流变、主要内容、文本表达、术语处理、知识特点、流传影响，同时探讨了西医产科学知识、技术的引入对近代中国卫生观念、就医观念、身体观念等带来的深刻变化。该书不仅丰富和拓展了中国近代西医产科学知识与技术传入、接受和再传播的研究，而且也系统梳理了近代"西学东渐"背景下中西产科学知识交流、冲突和汇通的历程，具有较强的学术意义和现实借鉴意义。该书的完成，极大地深化了近代西医学科史研究，是一部具有重要学术价值的著作，对于全面认识和了解西医产科学传入中国的历程及其本土化实践大有裨益，也为观察中西医结合妇产科学提供了新视野。我认为，该书主要有以下三个方面的显著特点：

首先，该书选题新颖，研究视野广阔，系统地考察了近代西医产科学著作的翻译背景、译介经过、文本表达、术语处理、刊刻流传和知识传播等内容，弥补了以往学界对近代西医产科学译著研究

---

① 张晓编著：《近代汉译西学书目提要：明末至1919》，北京大学出版社2012年版，第553—554页。

② 北京图书馆编：《民国时期总书目·自然科学·医药卫生》（1911—1949），书目文献出版社1995年版，第508—509页。

的不足，为进一步深入探究西医产科学在中国的创建及本土化历程提供了一条研究路径。近代西医教育事业的发展及其对西医医书的需要，促进了汉译西医书籍工作的发展①。在研究过程中，作者选取了十数种在近代医学史上具有重要影响的汉译产科学经典文献，从翻译史的角度探讨了产科文本的翻译背景、译介经过、翻译策略、术语处理等，开辟了西医学史研究的新视野。随着大量国外产科学书籍的翻译、刊印和用于西医教育，现代产科学知识得到广泛的传播，从妊娠生理病理、分娩生理病理、产褥生理病理、产科手术等专业知识，再到普通妊娠卫生、分娩卫生、产褥卫生知识的普及，社会卫生观念缓慢地发生了转变，催生了西医产科学的本土化。

其次，该书内容丰富，问题意识突出，提出了许多富有价值的学术观点。该书从中国近代西医产科学书籍的译介与编撰、中国近代西医产科技术的传入与影响、中国近代西医产科学教育与人才培养、中国近代中西产科学汇通与论争——以产后瘀血和血晕为中心、中国近代西医产科学的本土化：调适、融合与互动等方面，系统地探究了近代西医产科学在华传播及其本土化的历程。研究中提出了许多新颖的学术观点：如认为近代西医产科学的传播过程中，产科书籍的译介和编撰大体经历了由医学传教士到早期知识精英的译介，再到本土妇产科人才自行编撰三个阶段；产科技术的实施有直观的宣传效果，容易吸引大众，改变国人对西医产科学的固有观念。产科技术在传播过程中与自然分娩、忍痛等社会文化观念进行了互动。本土西医产科学教育的开展是西医产科学在中国传播与根植的重要途径，培养了一批西医产科学人才，推动了西医产科学的建制化和本土化；中西产科学论争与汇通是西医产科学冲击本土文化后，与中医产科学进行融合与互动，被选择和接受，进而本土化

---

①　廖育群、傅芳、郑金生：《中国科学技术史·医学卷》，科学出版社1998年版，第480页。

的一个例证。这些观点具有较强的新意，反映出作者对重大问题的思考能力与敏锐鉴赏力，有其独到之处。

最后，该书案例材料的选取及对西医学产科学传入过程中所进行的本土调适的剖析，具有较强的新意。该书将产科学的传入应用与接受置于近代西学传入的历史语境下进行解读，分析其与中医产科学并存、竞争和汇通的关系。尤其是该书对中国近代首部产科学译著《胎产举要》的研究，为笔者留下了深刻的影响。《胎产举要》二卷，美国医生阿庶顿辑，中国学者尹端模笔译，其英文底本是阿庶顿辑《产科必备》（*Essentials of Obstetrics*）一书。全书采用问答体的形式，一方面详细地论述了西医产科中的骨盆、胚胎、妊娠、妊娠诸病、产动、产时辟毒、产后辟毒、产病理论、子宫异常、产后血崩、产后血毒、治产手法等内容，另一方面又调和了中西医产科学的名词术语。如何为"胎产科"？《胎产举要》卷上《提纲》载"乃妊娠、产时、产后如何调理妇女之学也"①，称西医产科为"胎产科"的同时，清晰地指明了西医产科的研究范围，从而将西医产科学与妇科学和儿科学区分开来。② 可见，尹端模在译介时比较注重西医产科与传统中医产科学之间的关系，借用中医传统的"胎产科"一词，便于让国人接受，是将西医产科学本土化的一种尝试。作者敏锐地注意到了这一点。

吴苗是我指导的第一位博士研究生。在攻读博士研究生期间，她熟练地掌握了科学技术史学科的研究理论和方法，尤其在文献阅读与翻译、医学史研究理论与方法、医学史论文写作与技巧、医学史学术前沿与热点问题等方面有相当深入的学习和了解，有志于学术研究。吴苗积极参加我主持的国家社会科学基金项目、中国科学院青年人才研教特别支持项目、中国科学院自然科学史研究所"十

---

① ［美］阿庶顿辑，（清）尹端模译：《胎产举要》卷上《提纲》，羊城博济医局刻本1893 年版。

② ［美］阿庶顿辑，（清）尹端模译：《胎产举要》卷下《产论》，羊城博济医局刻本1893 年版。

三五"重大突破项目等，协助课题组做了大量的工作，具有良好的团队精神和合作能力，科研能力极为突出。在攻读博士研究生期间，她先后在《自然辩证法通讯》《中国科技史杂志》《自然辩证法研究》《医学与哲学》《中华医史杂志》《协和医学杂志》《宋史研究论丛》等核心刊物上发表了十余篇产科及女性健康相关的论文，被学界关注和引用。毕业留所工作以后，她又继续在这一领域勤于探索，悉心耕耘，取得了积极的成果，多次受邀参加相关学术会议，受到学界同仁的支持与重视。

吴苗博士的新著《近代西医产科学在华传播与本土化研究》一书，是在其博士学位论文基础上增补新史料而成的。该书观点新颖，内容丰富，论据充分，论证有力，逻辑严密，问题意识突出，综述文献全面，行文规范，对前人研究成果予以充分的尊重和吸纳，不仅解决了近代西医产科学知识与技术传入中国的若干重要学术问题，也对中国近代西医产科学在华传播与本土化的阶段、特征和途径等进行了新的解读，是一篇具有新史料和新观点的优秀研究论著。

吴苗博士的这本新著，是她攻读博士学位和毕业留所工作以来辛勤努力、勤于思考的结晶。作为她的博士生指导教师，我对她在这一研究领域取得这样出色的成果感到由衷的喜悦，祝愿她今后在中国近现代医学史研究中取得更大的成绩。闻知此书近期将由中国社会科学出版社出版，甚感欣慰，是为序。

韩毅

2024 年 2 月 19 日

于中国科学院自然科学史研究所

目　　录

绪　　论

第一节　中西产科学的演进与交汇

　　"生或者生殖、生育、生活是人生的基本命题……保持适宜生育水平与提高人口素质的战略策略，是个人、家庭与国家、社会的共同问题。"① 妇产科关乎人类生育能力、出生缺陷和生殖健康，是护佑妇女儿童健康的重要学科。根据 1987 年《中国医学百科全书》的定义：妇产科学是医学科学的一个重要组成部分，是研究妇女特有的解剖、生理和疾病的诊断、预防和处理的一门学科。它分为产科学和妇科学两部分，产科学研究妇女在妊娠、分娩和产褥期的生理和病理，包括胎儿及新生儿的生理和病理；妇科学研究妇女在非妊娠状态下生殖系统的生理和疾病，以及对这些疾病情况的诊断、预防和处理。②

　　产科学作为一门重要的医学分支学科，不论是在西方国家还是在中国，其学科与知识体系的形成均经历了漫长的历史演进。产科学是与人类自身历史一样古老的学科，很多壁画、雕塑都记录了女性怀孕、分娩、哺乳的场景，可能与人类早期的生殖崇拜相关。古

---

　　① 郎景和：《论妇产科学之"四性"：人文性、哲学性、实践性、多元性》，《中华妇产科杂志》2024 年第 1 期。

　　② 王淑贞主编：《中国医学百科全书·妇产科学》，上海科学技术出版社 1987 年版，第 1 页。

埃及纸草书是现存最早的医学文字记录，其中有关于分娩体位、催产、哺乳的记载。希波克拉底时期的著作也有与产科相关的观察，主要集中在生殖系统解剖结构方面。以盖伦为代表的古罗马医学家对医学发展贡献巨大，索兰纳斯在《论妇女病》一书中对女性生殖器官进行了描述。① 到文艺复兴时期，解剖学与外科学的进步给产科学以很大的影响，当时很多医学家，如维萨里、法罗比奥、柯伦波及法布里齐奥等都进行过骨盆畸形及分娩机理方面的研究。② 法国外科学家巴累在《人类的生殖》一书中把希波克拉底的原则同他自己的观察与改进很好地结合起来，强调使用胎足倒转术。③ 17 世纪产钳开始应用于分娩。医学家们对骨盆形态、病理骨盆以及分娩手法进行了更加深入地观察和研究。18 世纪产科学知识和技术进一步积累，产钳广泛应用，骨盆测量开始实施，一些大学附属的助产士学校开始讲授产科学知识，产婆开始被管理和取代。法国医学家博德洛克提出了正常分娩机制，进行了系统性的骨盆测量，确立了骨盆测量在预后和治疗上的重要作用。英国的斯梅利对分娩机制以及前置胎盘和子宫后倾进行了进一步研究，著有《产科学理论与实践》。④

19 世纪产褥热原因的发现，产科麻醉的应用促进了产科学的发展，产科学从普通外科学中分离出来，成功地在大学教学中占有了独立的地位。⑤ 1847 年，奥地利维也纳第一产科医院的匈牙利籍医

---

① O'Dowd M., Philipp E., *The history of obstetrics and gynaecology*, Parthenon Pub. Group, 2000, pp. 4 - 6.

② [意] 阿尔图罗·卡斯蒂廖尼：《医学史》，程之范等译，译林出版社 2014 年版，第 491 页。

③ [意] 阿尔图罗·卡斯蒂廖尼：《医学史》，程之范等译，译林出版社 2014 年版，第 492 页。

④ [意] 阿尔图罗·卡斯蒂廖尼：《医学史》，程之范等译，译林出版社 2014 年版，第 654—656 页。

⑤ [意] 阿尔图罗·卡斯蒂廖尼：《医学史》，程之范等译，译林出版社 2014 年版，第 763 页。

生塞麦尔维斯经过观察与对比，发现产房产褥热高发是因为医护人员用不洁的手接触了产妇的阴道，规定进行过尸检的医生在进入产房为产妇施行阴道检查或接生之前，必须用含氯溶液清洗双手和产科用具。1847 年 1 月 17 日，苏格兰产科医生辛普森，借助乙醚缓解了产妇的产痛。之后不久，又发现氯仿具有麻醉和令人欣快的特性，在改进了之前的技术细节后，将之运用于产科实践，开启了产科止痛的新纪元。19 世纪上半叶英国一些大学开始将产科学作为教学科目，1826 年伦敦产科学会成立，会员开设产科学课程，产科学地位逐渐上升。[1] 美国医学校中产科和妇科、儿科一起由产科学教授讲授，1847 年美国医学会开设产科和妇女儿童疾病委员会（Committee on Obstetrics and Disease of Women and Children）。[2] 19 世纪七八十年代，法国科学家巴斯德和德国科学家科赫证明了细菌在疾病发生与传播中的关键作用，进一步证实了塞麦尔维斯的观察，消毒技术在产科和外科逐渐成为固定操作和常规流程。

20 世纪上半叶，西医产科学在子痫、产前保健、妊娠诊断、产科止痛这些方面又有了新的进展。20 世纪初高血压、蛋白尿、水肿这些症状与子痫前期和子痫之间的关系进一步被揭示出来。[3] 较高的母婴死亡率促使卫生部门展开调查，结论认为产科医生、助产士没有提供充足的产前保健和孕产期监护是主要原因，孕妇被鼓励寻求产前检查，住院分娩被推荐，产前保健的重要性逐渐被认识到。1901 年爱丁堡大学的巴兰坦在皇家产科和辛普森纪念医院（Royal Maternity and Simpson Memorial Hospital）设立了第一个产前

---

[1] Ramsbotham H., *The principles and practice of obstetric medicine and surgery*, London: John Churchill. 4th edition, 1855, Preface to the first edition.

[2] Lawrence DL, "Obstetrics and Gynecology", *The Education of American Physicians: Historical Essays*, Ronald L. Numbers eds., Berkeley: The University of California Press, 1980, pp. 215 - 225.

[3] O'Dowd M., Philipp E., *The history of obstetrics and gynaecology*, Parthenon Pub. Group, 2000, p. 23.

检查病床。1911 年美国第一个产前检查诊所开设。常规产前检查项目包括测量孕妇血压、尿液、血液、体重、听胎心、阴道检查等。① 相关妊娠诊断试验相继出现：1927 年 Aschheim – Zondek 试验，1930 年 Hogben 试验，可以在 48 小时内确定是否妊娠；1943 年 Kupperman 试验，可以在 2 个小时内检测结果。② 1902 年，奥地利医生斯泰因比歇尔将东莨菪碱联合吗啡（scopolamine – morphine）用于产科手术，1906 年，东莨菪碱联合吗啡这一"半麻醉式无痛分娩"在德国实践，并传入美国。30 年代，英国产科医生迪克瑞德提出自然分娩理念。40 年代，硬膜外麻醉由美国麻醉学家博尼卡从外科引入产科实践领域。

中国产科学起源于对妇女孕育的认识。商代甲骨文卜辞中，保留了大量有关妇女生育方面的内容。春秋以前（远古至公元前 476 年），已经涉及产门破裂、逆生、过期妊娠、胎动不安、不孕、难产、胎教，以及一些产科药物相关的内容。③ 战国时期（前 475—前 221）的《胎产书》是我国现存最早的产科学专著，其中涉及胚胎发育、妊娠养胎、胎教、求子等内容。《黄帝内经》对闭经、崩漏、妇科肿瘤、带下、孕育、产后病均有论述。④ 汉代（前 221—公元 220）张仲景《金匮要略》中的妇人病三篇，已初步具备了经、带、胎、产、杂病的妇产科知识体系。唐代（618—960）孙思邈的《千金要方》和《千金翼方》均将妇产科的内容放在最前面，分别有多达三卷、四卷的篇幅，表明妇产科的重要性。产科相关内容涉及妊娠恶阻、胎动不安、预防难产、胞衣不下、产后调理等。孙氏还指出"夫妇人之别有方者，以其胎妊生产崩伤之异故也"，

① O'Dowd M., Philipp E., *The history of obstetrics and gynaecology*, Parthenon Pub. Group, 2000, pp. 21 – 22.
② O'Dowd M., Philipp E., *The history of obstetrics and gynaecology*, Parthenon Pub. Group, 2000, p. 21.
③ 马大正：《中国妇产科发展史》，山西科学教育出版社 1991 年版，第 14 页。
④ 马大正：《中国妇产科发展史》，山西科学教育出版社 1991 年版，第 31 页。

强调妇产科应该"别立方",是妇产科走向分科的前奏。① 唐代产科专书《经效产宝》上卷论妊娠期杂病安胎、食忌、恶阻、胎动不安等;下卷论产后诸疾,包括产后心惊、中风、血晕等病症。宋代(960—1386)妇产科从其他学科中脱离出来,成为一门专科,同时出现了大量的妇产科专著,如《女科百问》《妇人大全良方》以及《陈素庵妇科补解》等。宋代还确立了经、带、胎、产的妇产科体系以及编排顺序,认识到调经和治疗带下对于产育的重要作用,《陈素庵妇科补解》指出:"妇人诸病,多由经水不调。调经,然后可以孕子,然后可以却疾,故以调经为首,序于安胎、保产之前",《本师方》认为"凡妇人有白带,是第一等病,另人不产育,宜速治之"②。这一体系不同于过往重胎产、轻经带的妇产科体系,为后世所继承,标志着中国妇产科理论的成熟。③ 明清时期(1536—1912)的妇产科既有继承也有所发展,强调辨证论治,出现了《女科撮要》《妇人规》《傅青主女科》《达生篇》等著名妇产科著作。

纵观中国产科学的发展脉络,古代医家认为女性身体因为需要生育和男性有所不同,需要特殊应对,因而编撰专门的妇产科医书,促使妇产科成为独立的医学分支。从内容上看妇科主要是关于月经和白带异常等相关疾病的治疗,产科主要是关于妊娠养胎、产前调理以及如何应对产后气血失调引起的各种病症。产科著作的作者主要是男性医家,相关内容也偏重于产科理论和治疗方药,并不太多涉及分娩的实际处理和操作方式。分娩一般交由产婆和女性亲友处置,男性医家并不亲自参与,或者因为传统习俗中分娩是污秽的这一观念,或者因为"男女授受不亲"的性别规范,或者因为他们认为分娩是自然事件,只要产前调养得宜,难产是不会发生的。

① 马大正:《中国妇产科发展史》,山西科学教育出版社 1991 年版,第 111—112 页。
② 马大正:《中国妇产科发展史》,山西科学教育出版社 1991 年版,第 154 页。
③ 马大正:《中国妇产科发展史》,山西科学教育出版社 1991 年版,第 153 页。

清代家喻户晓的《达生编》极力宣扬分娩是正常的生理过程，认为人类生育是一个不可阻挡的宇宙循环过程，就像世间万物理应自然而然的繁衍一样，人类的生育也应该是自然的。因此，应该研究的是分娩背后的宇宙机制，而非如何将胎儿从产道中取出①。不仅如此，《达生编》还极力抨击产婆总是无故干预分娩，导致难产，提出"睡、忍痛、慢临盆"②的六字临产箴言。

相类似的，18世纪以前在西方国家分娩也掌握在产婆手中。18世纪以后，伴随着医学职业化和专业化的进程，产科分娩实践随之发生了巨大变革，分娩开始由家庭转到医院，由产婆接生转变为由医生主导，不干预主义转变为技术干预的路径。

整体上看，18世纪以前中西产科学沿着各自的脉络发展。19世纪随着西医东渐的浪潮，西医产科学知识与技术随着医学书籍的翻译和医院的设立开始大规模在中国传播与实践，产科学教育开始兴办，学术期刊和协会也相继设立，产科学作为一门学科在近代中国走向建制化③发展。政府、医学精英接受并主动向民众传播西医产科学，在学习国外经验的同时，结合中国本土情况，选择自己的产科教育计划和妇婴卫生推行模式，并且通过宣传和教育等手段，改变民众的就医观念、分娩习俗和卫生观念，得到民众的接受和认

---

① Wu Yi – Li, *Reproducing Women：Medicine，Metaphor，and Childbirth in Late Imperial China*，Berkeley and Los Angeles：University of California Press，2010，p. 76.

② 周仲瑛、于文明总主编：《中医古籍珍本集成》，湖南科学技术出版社2014年版，小引。

③ 按照默顿科学社会学的观点，学科的建制化指处于零散状态且缺乏独立性的一个研究领域转变为一个独立的、组织化了的学科的过程。一般认为一个学科的建立一般应有三个代表性标志，即在大学中设立教席、建立独立的学术团体以及拥有自己的专业期刊。见 Thackray A.，Merton R. K.，*On Discipline Building：The Paradoxes of George Sarton*. Isis，1972，63：473 – 495. 本书产科学的建制化也以产科学教育以及产科专业期刊、学会这三方面为标志。国内有学者认为学科形成需要考虑六个层面的问题：第一是各学科术语在中国的译介，以及形成规范性用语的过程；第二是有关某一学科论著的系统出版，包括翻译和编译的论著；第三是在教育体制中各学科在某各级课程中的设置；第四是相关的研究机构在中国的建立；第五是各学科中国历史的书写；第六是社会舆论方面对各学科知识的反应。本书采用科学社会学关于学科建制化的观点。

同，促使西医产科学本土化①。

第二节　学术史回顾

学术界尚无关于近代西医产科学在华传播与本土化的研究专著。对近代西医产科学在中国的介绍和研究，零散地分布在通史和断代史、西医东渐史、医学技术史、医学社会史、性别史等论著或论文之中。下面分别加以介绍。

一　通史和断代史

关于西方产科发展史的研究。阿尔图罗·卡斯蒂廖尼的《医学史》一书按照编年史的顺序，介绍了各个时期西医产科学在理论和技术上取得的重大进展②。

关于中国产科发展史的研究。陈邦贤在其著作《中国医学史》中总结了各个历史时期妇产科取得的重要成就，指出我国妇产科的历史记载，最早见于甲骨文的卜辞中。在古代文献，如《易经》《诗经》《尔雅》《广雅》《说文》等书中，都有关于妊娠、胎产片段的记载。在史书的记载中，当以《史记》最早，仓公有治"难

---

① 王晓朝对本土化概念的出现、内涵和应用领域进行了梳理和总结。指出一般来讲，本土化指的是外来文化融入本有文化的过程，强调本土化过程包括两个文化主体间的互动、融合和双向影响。见王晓朝《文化传播的双向性与外来文化的本土化》，《江海学刊》1999年第 2 期。张大庆指出西医本土化的过程"即外来的医学知识与技术如何被接受和适应于异质的环境"，强调"西方医学知识和医疗技术的传入不仅需要获得医学界、知识界的认可，而且还需要得到广大普通百姓的认同。这种认可和认同的过程可被看作是西医的本土化过程"。见张大庆《中国近代疾病社会史》，山东教育出版社 2006 年版，第 60 页。本书西医产科学的本土化有两个层面的意涵，一是西医产科学传入后，得到政府和医学界认可。本土传播者结合中国情况对西医产科学进行调适，编撰本土产科书籍，开展本土产科实践、教育和科研工作实现产科学建制化和本土化发展的过程；二是西医产科学传入后，与传统中医自然分娩，忍痛以及产后祛淤等观念，以及传统中国社会"男女授受不亲"的性别文化发生碰撞后，彼此调适，双向互动与影响的过程。

② ［意］阿尔图罗·卡斯蒂廖尼：《医学史》，程之范等译，译林出版社 2014 年版。

产"的病例。① 李经纬、程之范在《中国医学百科全书·医学史》一书中总结了中国妇产科学的发展历程，指出中医妇产科的研究范围，大致可分为调经、崩漏、带下、胎产、临产、产后、杂病等项目，强调中国传统妇产科学的发展，首先是重视产育方面的问题。② 马大正撰写了第一部反映我国妇产科发展史的专著。认为社会因素及时代背景对科学技术的发展有直接的影响，宋代以前产科发展较好，是由于时代的需要和人们的重视。明代以后，因受礼教缚束，医生不能亲临接产，产科发展受到阻碍，医者只能在妇科方面发展，治疗手段则着重内治法而忽略外治法，在运用辨证施治、理法方药以治疗妇科病方面不断有所发展。③ 张志斌的《古代中医妇产科疾病史》一书探讨了中医妇产科疾病的病名、病因、病机、诊断、治疗的历史演变。④ 这些研究主要论述传统中医妇产科的发展，对近代西医产科学东渐只是稍有提及。

王吉民、伍连德在《中国医史》（History of Chinese medicine）一书中，花了大量篇幅介绍近代西方医学在中国的发展历程，包括早期医学传教事业的开拓和发展，现代医学教育的进步以及公共卫生体制的建立等方面，对杨崇瑞的助产教育改革和妇婴卫生初创也有涉及。⑤ 李涛的《医学史纲》是以中西医学比较的视角进行撰写的，涉及近代西方医学传入对中国医学教育、医学建制化和医学实践的影响等方面。⑥ 马伯英、高晞、洪中立的《中外医学文化交流史》一书中的8—12章以丰富的史料论述了近代西医传入的历史进程。⑦ 邓铁涛、程之范将近代中国妇产科的发展分为两个时期：一、

① 陈邦贤：《中国医学史》，团结出版社2006年版。
② 李经纬、程之范编：《中国医学百科全书·医学史》，上海科学技术出版社1987年版。
③ 马大正：《中国妇产科发展史》，山西科学教育出版社1991年版。
④ 张志斌：《古代中医妇产科疾病史》，中医古籍出版社2000年版。
⑤ Wong L. C., Wu L. T., History of Chinese medicine, Shanghai：National Quarantine Service, 1936.
⑥ 李涛：《医学史纲》，中华医学会出版委员会1940年版。
⑦ 马伯英等：《中外医学文化交流史——中外医学跨文化传统》，文汇出版社1993年版。

西医妇产科的萌芽与兴起（1850—1910）；二、西医妇产科的建立与发展（1911—1949）①，并简要介绍了一些西医妇产科技术的传入情况。王台使用了中西比较的方法，对中、西医产科学上取得的重要成就进行了论述，包括产科理论的创新、妊娠和产褥期疾病诊断和治疗方法的进步、产科手术的发展等方面。② 肖温温从临床医学角度粗略地记录了近代产科学史的重要进展。③ 刘晖桢对近代代表性的中医妇产科医家和著作进行了梳理，论述了这一时期中医妇产科医家中西汇通的学术思想。④ 这些研究初步勾勒了近代西医产科学传入的脉络，由于研究题旨所限，未能结合当时的社会背景，给以详细地讨论。

二　西医东渐史

西学东渐与中国社会、文化转型有着十分紧密的关联，学界对这一问题已有相当研究，对各门学科史如数学史、天文学史、地理学史、物理学史、化学史、地质学史等都有涉及。熊月之总括性地介绍了晚清西学东渐的传播脉络，对主要的人物、机构、著作均有涉及，医学作为晚清西学的重要组成部分，自然也在论述之列。⑤

学界对西医东渐颇为关注，包括明清之际第一次西医东渐，以及晚清时期的第二次西医东渐。学界对第一次西医东渐的研究，主要考察的是耶稣会士翻译的解剖生理学著作以及金鸡纳霜等西医药物的传入这些问题，最具代表性的有范行准⑥、赵璞珊⑦、牛亚华⑧等学者的研究，这些研究提出的问题以及考镜源流的研究方法均值得借鉴，但整体来讲明代传入之西洋医学基本上还是欧洲上古时的

---

① 邓铁涛、程之范：《中国医学通史·近代卷》，人民卫生出版社 2000 年版。
② 王台：《中外产科学发展史》，《中国中西医结合杂志》2018 年第 10 期。
③ 肖温温：《中国近代西产科学史》，《中华医史杂志》1995 年第 4 期。
④ 刘晖桢：《近代著名中医妇产科医家与著作》，《中华医史杂志》1998 年第 4 期。
⑤ 熊月之：《西学东渐与晚清社会》，上海人民出版社 1994 年版。
⑥ 范行准：《明季西洋传入之医学》，上海人民出版社 2012 年版。
⑦ 赵璞珊：《西洋医学在中国的传播》，《历史研究》1980 年第 3 期。
⑧ 牛亚华：《〈泰西人身说概〉与〈人身图说〉研究》，《自然科学史研究》2006 年第 1 期。

医学。即便是当时欧洲最先进的医学，其治效也不足与中医相比，因此对中医的影响是非常有限的。

对于第二次西医东渐及其带来的中国近代社会转型，学界亦有相当研究。李经纬对近代各种医学思潮产生的文化根源、基本思想以及代表性观点进行了总结①。赵璞珊②、张大庆③、高晞④、袁媛⑤、张晓丽⑥等学者讨论了近代医学传教事业、西医书籍的译介、教会医院以及医学校的建立、医学名词的统一、报刊书籍作为传播医学知识的媒介等议题。对于西医东渐过程中与妇产科相关的重要人物、机构，学界也有一些零散的探讨，涉及医学传教士、妇产科著作、女医、翻译人才、产科医院、助产学校、妇婴卫生机构等方面，李明慧⑦、姜钟赫⑧、陈万成⑨、林星廷⑩、周东华⑪、梁碧莹⑫、

---

① 李经纬、鄢良编：《西学东渐与中国近代医学思潮》，湖北科学技术出版社 1990 年版。

② 赵璞珊：《合信〈西医五种〉及在华影响》，《近代史研究》1991 年第 2 期。

③ 张大庆在近代西医解剖学、外科学和西医诊疗技术传入，医学建制化，近代医学教育和近代疾病社会史研究方面都是先行者，有十分精深的研究。1990 年以来先后发表了《中国近代解剖史略》《早期医学名词统一工作：博医会的努力和影响》《中国近代科学名词审查活动：1915—1927》《英吉利国新出种痘奇书》等文章，在学界反响甚大，吸引了更多研究者关注这些议题。2000 年以来先后出版了《中国近代疾病社会史》《近代西医技术的引入和传播》《直面病痛：中国近现代医学史研究》等著作。

④ 高晞：《德贞传：一个英国传教士与晚清医学近代化》，复旦大学出版社 2009 年版。

⑤ 袁媛：《近代生理学在中国》，上海人民出版社 2010 年版。

⑥ 张晓丽：《近代西医传播与社会变迁》，东南大学出版社 2015 年版。

⑦ 李明慧：《教会医院产科服务与地方社会——以汉口协和医院产科工作为例（1931—1949）》，《近代史学刊》2022 年第 28 辑。Li Minghui. "Modern Midwifery and Maternal Mortality in Urban China, 1920s–1940s", *Social History of Medicine*, Vol. 36, No. 3, 2023, pp. 499–520.

⑧ 姜钟赫：《东亚"病妇"：清末西医产科在广州和香港的发展》，《"中央"研究院近代史研究所集刊》2020 年第 107 期。

⑨ 陈万成、罗婉薇、邝咏衡：《晚清西医学的译述：以〈西医略论〉〈妇婴新说〉两个稿本为例》，《中国文化研究所学报》2013 年第 56 期。

⑩ 林星廷：《从天理到手技：清末西医妇产科译书与知识传达》，《近代中国妇女史研究》2020 年第 35 期。

⑪ 周东华：《去医院就洋医：清末杭州广济医院的女患者及其医疗场景》，《世界宗教研究》2014 年第 4 期。

⑫ 梁碧莹：《嘉约翰与西医学在中国的传播》，《中山大学学报》1996 年第 3 期。

杨祥银①、王芳②、元青③、郑维江④、方靖⑤、崔军锋⑥、李计筹⑦、吕美颐⑧、朱梅光⑨、王勇⑩、王瀛培⑪、齐冉⑫等学者的研究均为本书提供了丰富的可供参考的史料。

甲午中日战争之后，中国知识界从日本引介了大量的科技知识，学术界对这一时期的中日科技交流以及留日学生群体有较多的探讨，如李廷举⑬、关捷⑭、实藤惠秀⑮、王晓秋⑯、沈殿成⑰、周一川⑱、大里浩秋⑲等学者的研究。与浩如烟海的教会医疗事业研究相比，学界

① 杨祥银：《婴儿死亡率与近代香港的婴儿健康服务（1903—1941年)》，《中国社会历史评论》2007年第8卷。

② 王芳、胡晓文：《博济医院第一位女医生——赖玛西》，《中华医史杂志》2007年第1期。

③ 元青、齐君：《过渡时代的译才：江南制造局翻译馆的中国译员群体探析》，《安徽史学》2016年第2期。

④ 郑维江：《广州柔济医院对近代中国妇产科的贡献（1899—1950)》，硕士学位论文，广州医科大学，2017年。

⑤ 方靖：《中国近代第一所女子医学院——夏葛医学院》，《广州大学学报（社会科学版)》2002年第3期。

⑥ 崔军锋、曹海燕：《西医东渐视角下的近代中医妇产科与妇女医疗问题》，《中医药文化》2019年第3期；崔军锋：《中国博医会与中国现代医学的发展》，社会科学文献出版社2024年版。

⑦ 李计筹、郭强：《近代来华医学传教士对〈达生编〉的翻译传播及对中国产科的评价》，《广州中医药大学学报》2016年第6期。

⑧ 吕美颐、郑永福：《近代中国新法接生的引进与推广》，《山西师大学报（社会科学版)》2007年第5期。

⑨ 朱梅光：《取缔抑或养成：近代国人关于旧式产婆出路之争》，《安徽史学》2013年第4期。

⑩ 王勇：《中国现代助产教育的奠基：杨崇瑞与北平国立第一助产学校（特约)》，《天津护理》2014年第6期。

⑪ 王瀛培：《"旧中国"经验与"新中国"道路：杨崇瑞和中国妇幼卫生理论与实践的起源》，《妇女研究论丛》2018年第6期。

⑫ 齐冉：《1928—1936年北平市妇婴卫生事业研究》，硕士学位论文，华中师范大学，2015年。

⑬ 李廷举、吉田忠编：《中日文化交流史大系·科技卷》，浙江人民出版社1996年版。

⑭ 关捷：《日本与中国近代历史事件》，社会科学文献出版社2006年版。

⑮ ［日］实藤惠秀：《中国人留学日本史》，谭汝谦等译，生活·读书·新知三联书店1983年版。

⑯ 王晓秋：《近代中日文化交流史》，中华书局2000年版。

⑰ 沈殿成：《中国人留学日本百年史1896—1996》，辽宁教育出版社1997年版。

⑱ 周一川：《近代中国女性日本留学史1872—1945》，社会科学文献出版社2007年版。

⑲ ［日］大里浩秋、孙安石编：《近现代中日留学生史研究新动态》，上海人民出版社2014年版。

对由日本传入的医学知识和制度的研究略显单薄，但也有一些比较重要的研究。牛亚华在这一领域贡献颇多，发表了一系列文章，介绍了清末留日医学生的总体情况及其对民国时期医学教育、医药卫生行政和医学研究与交流等诸多方面的贡献①。探讨了日本医学教育制度对中国的影响②。另外还通过分析丁福保医学译著的种类、数量、质量和传播情况，考察了丁福保在引进近代西医学方面所起的作用和贡献③。丁蕾的《日本近代医疗团体同仁会》探讨了日本同仁会在中国开办医院、翻译书籍、创办报刊、进行医学交流等医疗活动以传播日本先进医学的情况④。另外丁蕾曾在《日本医史学杂志》上以日文发表了以《近代日本の対中医療・文化活動——同仁会研究》为题的系列论文，细致地介绍了同仁会的成立背景、对华医疗政策以及在华进行的医疗活动⑤。类似对同仁会团体的研究还有南京大学宦小娴的硕士论文《战争与医疗：日本在华同仁会研究 1937—1945》⑥。以上这些均促使笔者思考近代中国产科学知识和制度的日本来源。当然了解日本自身产科实践变革的历史无疑是这一工作的前提，维也纳大学日本研究所斯蒂格（Steger，B.）从生育近代化和国家化的角度探讨了明治维新之后，日本产婆角色变迁的历史过程。⑦ 日本学者寺泽裕贵（Yuki Terazawa）的《知识、权力和日本女性的生育健

---

① 牛亚华：《清末留日医学生及其对中国近代医学事业的贡献》，《中国科技史料》2003年第3期。

② 牛亚华：《民国初期中国的医学教育与日本》，《中华医史杂志》2018年第6期。

③ 牛亚华、冯立昇：《丁福保与近代中日医学交流》，《中国科技史料》2004年第4期。

④ 丁蕾：《日本近代医疗团体同仁会》，《中华医史杂志》2004年第2期。

⑤ 丁蕾：《近代日本の中医療・文化活動——同仁会研究（一）》，《日本医史学杂志》1999年第4期；丁蕾：《近代日本の中医療・文化活動——同仁会研究（二）》，《日本医史学杂志》2000年第1期；丁蕾：《近代日本の中医療・文化活動——同仁会研究（三）》，《日本医史学杂志》2000年第2期；丁蕾：《近代日本の中医療・文化活動——同仁会研究（四）》，《日本医史学杂志》2000年第4期。

⑥ 宦小娴：《战争与医疗：日本在华同仁会研究（1937—1945）》，硕士学位论文，南京大学，2015年。

⑦ Steger B.，"From impurity to hygiene：The role of midwives in the modernisation of Japan"，*Japan Forum*，Vol. 6，No. 2，1994，pp. 175 – 187.

康，1690—1945》（*Knowledge，Power，and Women's Reproductive Health in Japan，1690 – 1945*）一书从性别史和身体史的视角讲述了日本分娩实践的变革①。

学界对医学知识的传播方式与传播动因进行了探讨，力图呈现医学知识传播的多元化面貌。兼具学术知识性和技术实践性的医学知识，其传播过程不仅仅局限于知识精英这种向上传播的传统，也会通过家庭成员之间或者师徒之间向下传播。何小莲指出近代西方医学在中国的传播主要依赖医书刊刻、医学实践和教育这三种途径……书籍和报刊首先影响精英阶层，然后再向下传播到普通民众；医学实践一般是从下层民众向上扩展到上层阶级……教育方面的情况则要复杂些，开始是自下而上，早期进入教会学校的多是底层民众；后期则上、下兼顾，既有培养精英人才的高等学府，也有面向一般民众的普通学校。②

美国学者费侠莉认为"医学本身也可以作为一种社会实践，并不受医生精英的支配，疾病的治疗可以是一种家庭技能，也可以是文人的业余学问，甚至可以是一种低贱的手艺或者是一种仪式化的宗教活动"③。吴一立以《达生编》为例考察了医学知识的多元传播途径，认为"刊刻传播医书除了治疗功用外，还有道德和宗教的考量。医学知识尤其被当作是彰显慈善、个人品德和人文关怀的一种方式……佛教中积德的思想也会促进医学知识的传播"④。

另外有研究思考相比于其他"西学"，近代西医传播的独特性。何小莲在考察西医东渐的过程中就发现西医除去明显的工具性特点以及同数学物理等学科一样精深的知识体系外，作为一种区域医

---

① Yuki Terazawa, *Knowledge，Power，and Women's Reproductive Health in Japan 1690 – 1945*, Gewerbestrasse：Palgrave Macmillan, 2018.

② 何小莲：《西医东渐与文化调适》，上海古籍出版社 2006 年版，第 4 页。

③ ［美］费侠莉：《繁盛之阴：中国医学史中的性（960—1665）》，甄橙等译，江苏人民出版 2006 年版。

④ Wu Yi – Li, *Reproducing Women：Medicine，Metaphor，and Childbirth in Late Imperial China*, Berkeley and Los Angeles：University of California Press, 2010, p. 76.

学，更具有极其深刻的人文传统，"不同于其他学科，知识体系的传播似乎只是学科内部的事，并不连带引起许多思想和制度方面的变革……西医东传，引起的是一连串的反应和变革"①。高晞也认为不能把 19 世纪西方医学在中国的传播看作是简单的科学传播，建议从文化史的角度去审视。②

　　研究西医东渐，探讨西医本土化的历程是近年来学者十分关注的话题，这些研究采取了更为细腻的笔触，为西医东渐研究增添了更多细节，深入考察了西医入华的策略和调适以及国人对西方医学的选择性接受。张大庆通过对合信译著《西医略论》进行文本研究，关注到合信非常注意比照中医，参考中医相关知识与话语体系来阐述西医治疗，以便读者接受。指出合信开创了中药西用的方法，认为这是传教士在面临本土医学竞争时的一种策略。③ 美国学者吴章（Andrews，B.）讨论了西医在最初传入中国的过程中，为了被更广泛的传播和接受所做的调整与适应。④ 胡成则更多地强调从中国本土因素会影响西医传播这一角度来看待这一历史过程，以便更好地探讨外来/本土在文化层面上的相互碰撞和交集。认为近代中国的知识阶层、华人助手、病家这些本土因素均在西医传播方面扮演了重要角色。⑤ 张嘉凤考察了近代牛痘接种技术在华传播过程中的在地化策略，深入分析了华人种痘师利用传统中医理论解释牛痘原理以及具体操作以便国人更好接受的本土化策略。⑥ 鲁大伟（David，L.）、施耐德（Schneider，H. W.）、张大庆主编的《中国与生物医学的全球化》（*China and the Globalization of Biomedicine*）

　　① 何小莲：《西医东渐与文化调适》，上海古籍出版社 2006 年版，第 4 页。
　　② 高晞：《德贞传：一个英国传教士与晚清医学近代化》，复旦大学出版社 2009 年版。
　　③ 张大庆：《直面病痛：中国近现代医学史研究》，北京大学出版社 2024 年版，第 335、358 页。
　　④ Andrews B., *The Making of Modern Chinese Medicine*, 1850 - 1960, Seattle：University of Washington Press, 2014.
　　⑤ 胡成：《医疗、卫生与世界之中国 1820—1937：跨国和跨文化视野之下的历史研究》，科学出版社 2013 年版。
　　⑥ 余新忠、杜丽红主编：《医疗、社会与文化读本》，北京大学出版社 2013 年版。

一书也强调了"医学知识与实践在传播过程中会发生重构,近代中国对西方医学是选择性地接受与适应,并且中国医学反过来对世界产生了影响……挑战了医学科学在欧美被创造,随后成功地传播到中国这一主流观点"①。郝先中《近代中国西医的本土化与职业化》一书考察了西医本土化的过程与阶段,途径与策略以及西医本土化过程中的文化调适与双向适应。② 台湾地区学者张哲嘉的《〈妇女杂志〉中的"医事卫生顾问"》一文,以《妇女杂志》这一近代史上历时最久、享誉最盛、销量也最广的女性刊物为基本材料,解读其"医事卫生顾问"专栏所透露的读者信息,考察其传播的主要内容,并且转换视角,不同于以往研究从提供者的角度讨论医事机构和医疗活动的发展,作者从接受者的角度看待医学传播的成效,进而反思医学传播的复杂性。③ 张仲民的《晚清出版的生理卫生书籍及其读者》一文也是从接受者的角度看待医学传播的典范,其从阅读史的角度探讨晚清生理卫生知识的传播十分具有启发意义。④

赵洪钧厘清了西方医学传入后,中西医论争的史实和观点,颇具代表性地介绍了中西医论争中的名家和主要学术问题,认为在近代中国,西方医学在传入之初,中医在治效上的优越性在相当程度上成为其传播的阻力,导致西医在 20 世纪之前一直未能顺利传入中国。⑤ 台湾地区学者雷祥麟描述了 20 世纪上半叶西方医学传入过程中,传统中医的医病关系给西医师带来的挑战,认为西医引入中国的主要困难之一,在于他们缺少了必要的"文化权威"从而对病人做了太多妥协,反映了中国缺少"够资格的病人"⑥。这一从"医患关系"

---

① David L. , Schneider H. W. , Zhang Daqing, *China and the Globalization of Biomedicine*, Rochester: University of Rochester Press, 2019, pp. 2 - 3.

② 郝先中:《近代中国西医的本土化与职业化》,人民出版社 2019 年版。

③ 张哲嘉:《〈妇女杂志〉中的"医事卫生顾问"》,《近代中国妇女史研究》2004 年第 12 期。

④ 张仲民:《晚清出版的生理卫生书籍及其读者》,《中国历史学前沿》2008 年第 4 期。

⑤ 赵洪钧:《近代中西医论争史》,安徽科学技术出版社 1989 年版,第 22 页。

⑥ 雷祥麟:《负责任的医生与有信仰的病人——中西医论争与医病关系在民国时期的转变》,《新史学》2003 年第 1 期。

来看待近代西医传入的视角富有启发性。整体上看，尽管西医在最初传入时并不顺利，然而不容否认的是其对中医学界产生了巨大的冲击。皮国立以中西汇通派代表唐宗海为案例对近代中医的身体观和思想转型进行了探讨，包括在西医影响下，中医对脏腑、脉诊、心脑关系认识的变革①。

对"医学近代化"问题的思考也是学界讨论十分热烈的一个话题。高晞对德贞的个人成长经历及其传教生涯和社交圈进行了极为详尽地梳理，一方面剖析了传教士群体面临的共性问题，即医学与传教之间的矛盾与冲突，另一方面也考察了知识阶层和上层社会接受西医的情况和动因，在此基础上，分析了西方医学在华传播的模式，同时思考了医学近代化的命题，不同意"只有当西方医学在中国的传播不再受到观念和信仰阻挠时，讨论中国医学近代化发展才有可能"② 这一观点。指出"如果从西医学知识全球扩散的角度来看，可以发现中国与世界是同步的，晚清社会正处于中国医学近代化的早期阶段。由传教士和西医生最早开启医学传播的大门，使中国医学走向近代化的进程始终与世界医学有着互动的关联"③。梁其姿在其《医疗史与中国现代性问题》一文指出近年来学界认为"现代科技并非单线地从中心逐步输入各边缘地区，而是西方文化与不同的当地文化在相遇之际，产生了各具特色的现代性的火花。呼吁摆脱长久以来以西方历史经验为标准的'近代'史观，思考从中国本身的历史传统去追溯、甚至定义'现代性/近代性'的可能性"④。

关于产科学的近代化，西方学者约翰逊（Johnson，J. P.）在《民国时期中国的分娩：分娩现代性》（*Childbirth in Republican Chi-*

---

① 皮国立：《近代中医的身体观与思想转型：唐宗海与中西医汇通时代》，生活·读书·新知三联书店 2008 年版。
② 高晞：《德贞传：一个英国传教士与晚清医学近代化》，复旦大学出版社 2009 年版。
③ 高晞：《德贞传：一个英国传教士与晚清医学近代化》，复旦大学出版社 2009 年版。
④ 梁其姿：《医疗史与中国"现代性"问题》，《中国社会历史评论》2007 年第 1 期。

na：*Delivering Modernity*） 一书中回顾了医学传教士入华及其对近代
国民的塑造，讨论了作为母亲的女性角色在国家建设中的作用、助
产士职业化和"新女性"形象以及国民政府统治下近代助产学的播
散历程。认为分娩近代性体现以下几个方面：传统助产模式被国家
管控的标准化分娩模式所取代；新式助产训练；知识分子和媒体对
科学分娩和育儿方法的传播。① 章梅芳认为北京产科医疗近代化转
变体现在以下三个方面：产科理论知识体系由传统中医的胎产理论
转向以解剖、生理、细菌学为基础的西医产科学体系；西医产科临
床实践模式的推行，包括产前、产后门诊和新法接生的应用；产科
医疗的初步建制化，包括相关制度法规、产科职业团体和专业化教
育的形成。②

三 医学技术史

医学技术的进步从来不会独立于社会发展和思想观念变革的脉
络之外。20 世纪 70 年代以后，西方编史学理论对医学史研究产生
了重大影响。医学史的书写从名医传记、技术发明和重大事件转向
健康与疾病的话语分析，医学知识的社会建构，强调医学史研究应
将健康、疾病和医学与当时的社会与文化联系起来。③ 西方学者对
医学技术带来的诊断方式和思想观念变革及其背后的哲学内涵进行
了阐释，戴维斯·弗洛伊德（Davis – Floyd，R. E.）指出，"自然
的科学技术模型以及社会中的技术统治论神话，已经成为一种强大
的社会控制机制，塑造、引导着个体的价值观、信仰和行为"④。产
科和其他领域一样，不受制约的男性霸权极可能损害女性的身体和

---

① Johnson T. P. , *Childbirth in Republican China*：*Delivering Modernity*，Lanham，Md：
Rowman & Littlefield Publishers，2011.

② 章梅芳、李戈：《北京产科医疗的近代化转变（1912—1937）》，《中国科技史杂志》
2018 年第 4 期。

③ 张大庆：《理解当下医学的悖论：思想史的路径》，《历史研究》2015 年第 2 期。

④ Davis – Floyd，R. E. ，"The Technocratic Body：American Childbirth as Cultural Expres-
sion"，*Social Science and Medicine*，Vol. 38，No. 8，1994，pp. 1125 – 1140.

人格，并且狭隘的技术至上论将会使怀孕和分娩彻底去人性化①。在这些研究中，对产科超声和分娩干预技术的探讨颇具代表性。加拿大人类学家奥弗罗尔（Overall，C.）对产科超声的研究指出产科超声带来了一种危险，即"产前照护不再强调照护，而是将重点转向技术监控"②。美国学者沃尔夫（Wolf，J.）介绍了分娩止痛技术的发展以及疼痛观念的历史变迁，分析了技术背后医患权利的消长，认为"女性对于止痛技术的渴望会促使其让渡出身体的部分控制权"③。莱维特（Leavitt，J.）对美国半麻醉分娩的历史经过进行了梳理，从性别和权力的角度重新评价了这一运动，强调："半麻醉式无痛分娩运动鼓励妇女在分娩过程中昏睡，最终不是帮助女性获取权力，而是帮助女性远离她们的身体。"④ 唐文佩、吴苗和张大庆的《疼痛的身体政治——分娩止痛观念的历史演变》⑤、《分娩的医学干预与社会回应——医学化的视角》⑥、《产科超声：在技术与社会之间》⑦ 这三篇文章均探讨了产科技术带来的社会文化回响及其对女性身体观念的重塑。

也有学者关注近代西方医学技术传入及其引起的社会思想观念变革这一主题。张大庆、陈琦等著的《近代西医技术的引入和传播》一书开展了这一专题研究，主要介绍了牛痘接种、麻醉、性腺

① Davis – Floyd, R. E., "The Technocratic Body: American Childbirth as Cultural Expression", *Social Science and Medicine*, Vol. 38, No. 8, 1994, pp. 1125 – 1140.

② Overall C H, *Ethics and Human Reproduction: A Feminist Analysis*, London: Allen & Unwin, 1987, p. 44.

③ Wolf J. H., *Deliver Me from Pain: Anesthesia and Birth in America*, Baltimore: The Johns Hopkins University Press, 2009, p. 9.

④ Leavitt J. W., "Birthing and Anesthesia: The Debate over Twilight Sleep", *Signs Journal of Women in Culture & Society*, Vol. 6, No. 1, 1980, pp. 147 – 164.

⑤ 唐文佩、吴苗、张大庆：《疼痛的身体政治——分娩止痛观念的历史演变》，《自然辩证法通讯》2018 年第 2 期。

⑥ 唐文佩、吴苗：《分娩的医学干预与社会回应——医学化的视角》，《自然辩证法研究》2018 年第 3 期。

⑦ 唐文佩、吴苗：《产科超声：在技术与社会之间》，《中国科技史杂志》2017 年第 4 期。

移植、X线诊断、注射、离子导入、新法接生等医学技术在近代中国引入和传播的历史过程，探讨了民众如何看待这些技术，技术又如何影响与改变人们的诊疗观、疾病观等问题，指出诊疗技术不仅塑造了医生的科学家形象、确立了医院的中心位置、重构了医患关系，还在一定程度上改变了医生、病人对于疾病的认知和态度。[①]李恒俊对西医听诊技术在晚清中国传播和接受的历史进程进行了探讨，认为西医"听诊"技术与中医相比具有显著优势，有利于促进西方医学的传播，并且这一技术由于与中医"闻诊"有一定的相似性，在一定程度上更便于国人接受[②]。赵婧[③]、崔军锋[④]、姬凌辉[⑤]、张蓓蓓[⑥]等学者也关注了这一议题。

四 医学社会史

随着20世纪70年代科学史家训练背景的转换，即"最初被当成科学家、医生和工程师来训练的学者，已日益被那些受人文主义的历史学训练的人所取代"[⑦]，编史学方法也发生了极大的改变。科学史上的这一改变也出现在医学史研究中，随着研究范式的转变，医学史发生了从内史到外史的转向。

西方世界对产科学史的研究开始更多地与社会文化因素相结合。奥克利（Oakley, A.）开创性地研究了美国孕产保健发展史，探讨了分娩是如何从家庭事件变成需要专家权威判断的技术问题，

---

① 张大庆、陈琦等：《近代西医技术的引入和传播》，广东人民出版社2019年版。

② 李恒俊：《听诊器与西医医疗技术在近代中国的传播和接受（1844—1910）》，《自然辩证法通讯》2016年第4期。

③ 赵婧：《柳叶刀尖——西医手术技艺和观念在近代中国的变迁》，《近代史研究》2020年第5期。

④ 崔军锋、赵胜美：《技术、观念与社会想象——X光知识与技艺在近代中国的传布与接受（1896—1949）》，《自然辩证法通讯》2021年第3期。

⑤ 姬凌辉：《晚清"采西学"中的"显微镜知识"与本土回应》，《自然辩证法通讯》2018年第3期。

⑥ 张蓓蓓：《血压知识及医疗实践在近代中国的传播》，《自然辩证法通讯》2020年第3期。

⑦ 李约瑟：《中国科学技术史（第六卷第六分册）》，科学出版社2013年版，第15页。

认为产前保健的兴起是人类健康和生命本身医学化的例证①。沃兹（Wertz，R. W.）和沃兹（Wertz，D. C.）描述了美国分娩实践变革的历史进程，介绍了分娩的照护人员由产婆转变为医生、地点由家庭转向医院、方法从不干涉主义转变为高技术干预的过程，从医学、文化与社会互动的角度探讨了这一转变发生的原因，认为分娩实践的变革会受到性别角色、生育政策、社会结构、女性主义思想等诸多方面的影响②。莱维特（Leavitt，J. W.）讲述了17—20世纪美国产科医生逐渐进入产房参与分娩实践的历史，指出17—18世纪占主导地位的是家庭分娩模式，19世纪医学分娩模式开始与其竞争，并在20世纪中叶取代了家庭分娩模式，其间女性特别是中上阶层女性认为男性医生代表着科学和进步，也会主动要求他们介入自己的分娩过程以策安全③。这些研究结合具体的社会语境更加全面地探讨了西方世界分娩实践变革的历史进程，发人深省。

中国台湾地区也有一些学者从医学社会史的角度对台湾日治时期产婆兴衰的历史过程进行了研究。《先生妈、产婆与妇产科医师》一书从协助分娩者的养成教育、法律规范、职能分工、妇产科研究、接生比例之区域差异以及日本对台湾的影响等六个面向，探讨了日治时期国家/社会互动关系下台湾分娩实践的变迁历程。认为："在近代化过程中，当健康而充分的劳动力愈发为国家视为富国强兵之本时，国家透过积极提供近代化的协助分娩技术介入一般人民之接生行为，以便提高新生婴幼儿之存活率。此介入变得理所当然，也促进了协助分娩事业的社会变迁。"④傅大为从女性医学社会史的角度讨论了传统产婆在近代化过程中被污名化的历史⑤。吴嘉

① Oakley A.，*The Captured Womb*，Oxford：Blackwell，1984.

② Wertz R.，Wertz D.，*Lying – In：A History of Childbirth in America*，New York：The Free Press，1977.

③ Leavitt J. W.，*Brought to Bed：Childbearing in America，1750 – 1950*，Oxford：Oxford University Press，1988.

④ 洪有锡、陈丽新：《先生妈、产婆与妇产科医师》，前卫出版社2002年版。

⑤ 傅大为：《性别、医疗与近代台湾：亚细亚的新身体》，群学2005年版。

玲探讨了台湾助产士兴衰的历史过程，认为助产士的兴衰不是"经济及教育的成长"等结构性变迁的必然趋势，而是各种作用力在特定历史时空作用的结果①。

在医学社会史的框架下，从分娩近代化和国家化的角度看待近代分娩实践变革是医学社会史研究的一个重要面向。周春燕从医疗社会史的角度探讨了西医产科学知识传入后，近代中国社会对月经、怀孕、分娩的认知与传统中医观念相比发生的改变以及改造产婆、推广妇婴卫生的历史过程。② 赵婧从职业化、医疗化与女性主义等方面着眼，考察了分娩卫生的社会与文化层面，从新旧助产者更替以及分娩行为医学化这两个层面对分娩卫生与现代性的问题进行了反思。③

五　性别史

西方学者在 20 世纪末已经关注到产婆与医生之间的竞争关系，梳理了产婆没落和产科兴起的历史，探讨了一系列围绕产钳的争论。唐尼森（Donnison，J.）探讨了 19 世纪产科专业化以来产婆和男性医者之间的竞争，同时描绘了近代助产士运动的发展④。威尔逊（Wilson，A.）⑤ 和希拉里（Hilary，M）⑥ 的研究都反对产钳导致产婆被取代这一观点，认为单靠产钳这一项技术，并不足以引起产婆的衰落，强调这一势力消长背后包含了复杂的社会、政治、文化原因。艾伦瑞希（Ehrenreich，B.）描绘了历史上女巫、产婆与

①　吴嘉玲：《医疗专业、性别与国家：台湾助产士兴衰》，《台湾社会学研究》2000 年第 4 期。

②　周春燕：《女体与国族：强国强种与近代中国的妇女卫生（1895—1949）》，丽文文化事业股份有限公司 2010 年版。

③　赵婧：《近代上海的分娩卫生研究 1927—1949》，上海辞书出版社 2014 年版。

④　Donnison J., *Midwives and medical men：A history of inter - professional rivalries and women's rights*，New York：Schocken Books，1977.

⑤　Wilson A., *The making of manmidwifery：Childbirth in England，1660 - 1770*，London：UCL Press，1995.

⑥　Hilary M., ed., *The Art of Midwifery：Early Modern Midwives in Europe*，London and New York：Routledge，1993.

护士这三个具有代表性的女性治疗者群体逐一被医疗机构压制和排挤的过程，强调"女性治疗者被攻击时，首当其冲的是其女性身份"①，而男性医师"与其说他们是依靠自己的努力取得胜利，不如说是依靠他们所服务的统治阶级的干预将女性排除在医疗领域之外"②。由于历史上产婆的"失语"，我们只能从男性医家的零散记录中对她们进行了解，无法了解真实的历史情况，从性别和阶级的视角去审视产婆被取代的过程也是一个面向。

国内也有学者从性别史的角度探讨中国产婆形象的变迁及其在近代被取代的历史过程。李贞德用翔实的史料对汉唐时期的产婆职业以及分娩风俗进行了考察。③ 梁其姿考察了中国前近代产婆的形象变迁，认为"12 世纪之前，大众对于助产妇与女医，并没有特别的憎恶。直到 12 世纪之后，大众对于这些女医们的不信任，才逐渐地增强起来"④。南开大学张璐的博士论文主要考察了自宋代妇产科独立以来，医书及文学作品对稳婆形象的刻画，丰满了活跃在底层社会的这一传统女性形象。⑤ 杨念群着重揭示了产婆在传统社会中所扮演的文化功能。他认为，接生婆在传统社区中充当的不仅是某种专业技术人员的形象，而且具有重新协调社会秩序的功能。对于地方社会而言，接生婆不仅仅是一个医生的形象，而且是使新生儿具备生存合法性仪式的主持和实施者。⑥ 章梅芳则以中国近代产婆被规训和污名化作为切入点，认为近代西医产科学的确

① Ehrenreich B. , English D. , *Witches*, *Midwives*, *and Nurses*: *A History of Women Healers*, Old Westbury: The Feminist Press, 1973, p. 2.

② Ehrenreich B. , English D. , *Witches*, *Midwives*, *and Nurses*: *A History of Women Healers*, Old Westbury: The Feminist Press, 1973, p. 2.

③ 李贞德:《女人的中国医疗史——汉唐之间的健康照顾与性别》，三民书局 2008 年版。

④ 梁其姿:《面对疾病：传统中国社会的医疗观念与组织》，中国人民大学出版社 2012 年版，第 212 页。

⑤ 张璐:《近世稳婆群体的形象建构与社会文化变迁》，博士学位论文，南开大学，2013 年。

⑥ 杨念群:《再造"病人"——中西医冲突下的政治空间（1832—1985）》，中国人民大学出版社 2010 年版。

立，并非单纯是因为其知识和技术的"先进性"，而是社会和文化等多种因素共同作用的结果。①

　　新近有一类研究旨在从性别的角度探讨近代"女子宜习医"的社会思潮以及近代女医群体形成这一社会现象。其中主流论述认为女医群体的形成标志着女性解放。湖南师范大学赵俐的硕士论文考察了女医群体萌芽、形成、扩大的历史过程，并讨论了女西医的社会地位和影响，认为女医群体是女性获得平等权利的重要体现。②郝先中指出女医职业群体塑造了一种全新的女性职业形象，提高了女性的社会地位，也促使了妇女解放运动的发展。③姚毅反对这一观点，认为中国近代"产科医的女性化"是中国传统社会性别规范的维持与强化。④赵婧也反对将女医群体的形成看作是女性解放的标志这一主流论述，指出女性特质决定女性适合习医的逻辑，强调并具化了女性家庭与社会的双重责任，亦包含了职业家庭化的诉求……将女医的实践限定在产科、妇科、儿科等领域，是对男女有别的性别规范进一步强化。⑤当然女性也并非铁板一块，不同阶层的女性遵循性别规范的程度不同，王秀云指出年龄、阶层、文化背景、患病种类等都会影响个体是否遵守性别规范，越是上层社会越要保持端庄，也越要遵守"男女授受不亲"的性别规范。⑥

　　综上所述，学术界对近代西方医学在中国的传播模式和特征、产婆的更替、分娩变革的动因等方面取得了一些的成果，为本书的

---

　　①　章梅芳、李戈：《民国时期北京产科接生群体的规训与形象建构（1912—1937）》，《北京科技大学学报（社会科学版）》2015年第5期。

　　②　赵俐：《清末民初中国女西医研究（1879—1919）》，硕士学位论文，湖南师范大学，2013年。

　　③　郝先中：《近代中国女西医群体的产生及职业形象塑造》，《自然辩证法通讯》2018年第7期。

　　④　姚毅：《近代中国の出産と国家・社会：医師・助産士・接生婆》，研文出版2011版。

　　⑤　赵婧：《医学、职业与性别：近代女子习医论再探》，《妇女研究论丛》2018年第6期。

　　⑥　王秀云：《不就男医：清末民初的传道医学中的性别身体政治》，《"中央"研究院近代史研究所集刊》2008年第59期。

写作提供了重要思路。但也应该看到，在近代西医产科学的传入与本土化方面，尚有进一步深入研究和拓展提升的空间。首先，前人在史料的利用上，有关晚清民国时期的西医产科学著作，政府、医院、学校档案，医学刊物、报纸资料等利用不够充分，尚有进一步挖掘的空间。笔者在查阅史料过程中，找到一些尚未被学界利用的史料，成为本书写作的重要基础；其次，目前学界尚未有关于近代西医产科学译著的系统研究，对译介中的内容取舍、术语处理和传播影响等缺乏系统的探讨，本书对不同时期传入中国的西医产科学著作进行文本比对和分析，在此基础上回答近代传入的西医产科学著作是否反映当时的产科发展水平，译介者如何将西医产科学知识本土化，进行了哪些调整，如何处理与本土产科学之间的关系等问题。再次，产科手术、产前保健技术、产科消毒技术、产科止痛技术在近代中国的传播过程如何？医学界和公众对这些技术的反应如何？对国人的思想观念带来了何种影响？产科教育和人才培养的发展和影响如何？中西产科学之间有何互动？西医产科学本土化的阶段、特征和途径有哪些？这些问题尚缺乏系统研究，本书在前人研究基础上对这些问题进行探讨，希望还原近代西医产科学在华传播与本土化的面貌。

第三节　本书的思路与写法

本书的研究意义存在于两个方面。学术层面看，近代西医产科学在华传播与本土化是中国近代产科转型的重要方面，值得深入研究。中国自古有言："产乳者，死生之大故也。"[1] 分娩不仅关乎家族的繁衍，也关乎国家种族的强盛。在"强国强种"观念盛行的近代中国，产科作为确保安全分娩的一门医学分支学科，成为近代医学变革的

---

[1]　俞松筠：《科学的达生编》，中德产科医院 1933 年版，自序。

一个重要组成部分。中国传统产科关注的是妊娠养胎及产褥调理，认为分娩是"瓜熟蒂落、栗熟自出、自然之理"①，横逆不顺的原因多半在于产妇不能忍痛或者坐产太早，有时甚至归因于道德因素。对于分娩机制本身乃至应该如何应对难产基本上是一无所知。今天我们所熟悉的产科学知识与技术，基本上是从西方移植过来的。这个移植过程是中国近代医学史上非常引人瞩目的一个部分，因为其不仅改变了我们习以为常的居家分娩方式，在某种程度上也打破了"男女授受不亲"、由女性独掌产房的传统性别规范，甚至改变了我们对分娩的认识，即不再认为分娩是自然事件，而是需要由医学专家指导并进行干预的风险事件，是近代医学史上值得探讨的一个议题。

现实层面上看：2021 年《柳叶刀中国女性生殖、孕产妇、新生儿、儿童和青少年健康特邀重大报告》指出：中国孕产妇死亡率从 1949 年以前的 1500/10 万，下降到 2020 年的 16.9/10 万。婴儿死亡率从 1949 年以前的 200‰下降到 2020 年的 5.4‰。② 目前，产科的工作重点也从近代确保分娩安全转向全生命周期管理，包括孕前或婚前检查与管理，以及产前诊断、遗传病的筛查。目标也从降低母婴死亡率转向提高出生人口素质，降低和避免出生缺陷。产科学在取得重大成绩的同时面临着新的挑战。1980 年代以来随着产前筛查技术和辅助生殖技术的进步，技术在生命该不该诞生、该何时诞生以及以何种方式诞生等重大问题上扮演的角色越来越重要。女性丧失了对分娩方式的选择权，分娩过程被种种风险所裹挟，医学技术对分娩的干预从产中向产前甚至围产期蔓延，剖宫产率居高不下，技术干预的负面效果开始反噬。如今女性对分娩体验的重视增加，去人性化的分娩方式对女性身心健康以及生育意愿都有一定的影响。女性生育意愿低下，生育年龄推迟，政府在努力出台相关

① 齐仲甫：《女科百问》，申玮红校，中国医药科技出版社 2016 年版，第 85 页。

② Jie Qiao, Yuanyuan Wang, Xiaohong Li. et. al. , *Lancet Commission on 70 years of women's reproductive, maternal, newborn, child, and adolescent health in China*, The Lancet, 2021, Published online：May 24, 2021.

政策促进生育，产科在提供母婴关怀、降低产痛，建立友好生育环境方面大有作为。回顾历史可以更好地把握当下，确定产科学的发展方向，延续守护母婴健康的使命，在确保安全分娩的同时，兼顾对产妇的人文关怀。

本书除绪论与结语外，主体部分共分作五章，篇章结构及各个章节的主要观点归纳如下。

绪论主要是介绍该项研究的研究对象、学术史回顾及本书的写作方法、路径和框架。本章对中西方不同产科学知识体系的形成和演变进行回溯，一方面对中西产科学知识体系进行比较并思考中西产科学差异背后的原因；另一方面也为近代中西产科学的交汇和可能的碰撞争论做铺垫。学界从西医东渐史、医学技术史、医学社会史、性别史的角度对近代西医产科学中的一些问题进行了研究，主要关注的是近代产婆被取代和分娩实践变革的社会文化原因。本书从近代西医产科学书籍的译介与编撰；西医产科技术的传入与影响；西医产科教育的沿革和成效；中西产科学汇通与论争这四个方面考察近代西医产科学的在华传播与本土化的阶段、特征与途径。回答近代传入的西医产科学知识和技术是否反映当时的医学发展水平，传播者如何将西医产科学知识、实践与教育本土化。中西产科学之间如何互动与适应，政府、医学界、公众对西医产科学的认识和态度如何等问题。

第一章主要围绕近代西医产科学书籍的译介与编撰进行研究和讨论。书籍是西医产科学知识的载体，研究西医产科学书籍译介与编撰是考察近代西医产科学在华传播的重要方面。本章首先结合目录学著作对近代编译的 50 余部西医产科学书籍进行了搜集和整理，形成整体的认识。然后选取其中具有代表性的产科学书籍，探讨这些产科学书籍的作者译者、版本流变、主要内容、术语表达、知识特点和重要影响，通过比较不同的产科书籍，分析产科学术语和知识体系的演变。在此基础上，对近代西医产科学译著的整体发展历程和影响进行总结。整体上看，近代西医产科学书籍的译介和编撰大体经历了由医学传教士到早期知识精英的译介，再到本土妇产科人才自行编撰三个阶段。产科学知识和术语体系不断完善，不同时期的产科著作在传播西医产科学知识上发挥了重要作用，这些著作不仅是临床参考用书，大部分还被学校采纳作为教学用书，是产科教育和医疗实践的知识载体，影响深远。

第二章主要关于近代西医产科技术的传入与影响。产科作为兼具实践性质的一门医学学科，产科技术随着医疗实践开展对传播西医产科学起着十分重要的作用，与抽象的知识宣传相比，产科技术的实施具有更加直观的宣传效果，更容易吸引大众，改变国人对西医产科学的固有观念。本章主要探讨产科手术、产前保健技术、产科消毒技术、产科止痛技术这些西医产科技术的传播历程、实践情况及其对分娩就医观念、卫生观念和止痛观念的影响。产科技术通过医书译介、医疗实践以及医学教育进行传播，在传播过程中与社会文化观念进行了互动，不仅发挥了挽救产妇生命、提高妇女健康水平、改善女性分娩体验的作用，同时也塑造了女性的疾病观、卫生观和身体观。

第三章对近代西医产科学教育和人才培养进行考察。近代西医产科学传入中国的过程中，传教士开创的助产训练、医学精英推行的新式助产教育和中国高等院校开设的产科学教育，是近代中国培养新型产科人才的主要途径。本章重点探究西医产科学借助产科教育在中国传播和根植的过程与史实，梳理各类产科教育机构的整体情况及其在传播西医产科学方面发挥的作用，选取夏葛女子医学院以及北京协和医学院作为案例，深入探讨近代中国西医产科教育的具体情况。整体来说，本土西医产科学教育的开展是西医产科学在中国传播与根植的重要途径，推动了西医产科学的建制化和本土化。

第四章讨论的是近代中西产科学汇通与论争相关内容。中西医论争问题在近代医学史研究中是至关重要的论题。近代以来，伴随着西医产科学知识的传入，中医学界从解剖生理、诊断命名、病因病机、治疗方法等方面，对中西产科学进行了比较和汇通。本章重点探究近代西医产科学传入后，中西产科学进行汇通与论争的史实和历程。中西产科学论争与汇通这一历史过程呈现了知识界，特别是中医学界如何看待西医产科学。中医学界在争论的同时，接受认可了部分西医产科学知识与技术，特别是产科消毒与产科手术部分。不认可的部分，中医界也试图通过中西对比乃至汇通，进一步去解释中医传统，推动中医产科学的存续与发展。可以说中西产科学论争与汇通是西医产科学冲击本土文化后，被选择和接受，与中医产科学进行融合与互动，进而实现本土化的一个例证。

第五章在前四章的基础上，对近代西医产科学的本土化进行探讨。包括西医产科学为了更好地适应中国本土文化进行的调整，与中医产科学之间的互动与融合，民众对西医产科学的认识与态度这些方面。西医产科学在华传播与本土化是一个双向互动、交互影响的过程，一方面，西医产科学的传播者结合中国本土文化主动对西医产科学知识和技术进行了选择和调适，迎合本土文化减少冲突的同时，结合现实情况确定了适宜的产科学发展模式，促进了西医产科学的建制化和本土化；另一方面西医产科学传入后，与传统中医自然分娩、忍痛、产后祛瘀等观念以及传统中国社会"男女授受不亲"的性别文化发生了碰撞，进行了调适、融合和互动，获得了部分民众的认可。

最后部分为全书结语，是在对全书进行概括总结的基础上，凝练一些初步结论，对近代西医产科学在华传播与本土化的阶段、特征和途径进行总结。西医产科学在华传播与本土化可以分为传入与萌芽、建立与发展、繁荣与成熟三个阶段，前一阶段由传教士主导，后两个阶段由政府和本土知识精英主导。第一阶段医学传教士开办医院进行产科实践、翻译产科学著作、开展产科学教育，为后续西医产科学传播和本土化发展奠定了良好基础。第二阶段政府、留学生和本土知识精英开始承担翻译、编撰医书，开办医院，开展产科教育的责任，国人从西医产科学的传播对象转变为主动传播者，西医产科学进一步走向本土化。第三阶段本土妇产科专业人才结合中国情况编撰包括国人生理数据（骨盆和月经）的产科学著作。随着西医产科学的发展，以及本土医学名词统一活动的推进，产科学知识和术语体系也进一步完善。产前保健技术和新法接生技术作为保障妇婴健康的技术，是政府妇婴卫生事业规划中的重点内容，得到大力推行。本土妇产科人才结合中国本土情况，制定了适宜的产科教育计划，得到政府的支持，自上而下开始推行。产科相关学会和刊物相继设立。中西产科学之间的互动与融合更加显著。民众对西医产科学认识从直观感受转变为理性认同。至此西医产科学在中国实现建制化和本土化发展。

近代西医产科学在传入中国后，经历了一系列的融合与发展，逐渐融入本土文化背景，成为中国现代医学和医疗保健体系的不可或缺的组成部分。这一过程不仅涉及医疗技术的引进和应用，更包括对传统医学观念的整合与更新。西医产科学在中国根植与本土化以后不断发展并走向现代，为妇婴健康提供更全面、科学的服务。不仅更好地满足了患者的需求，还在文化层面上促进了不同医学体系之间的相互理解与尊重，也体现出中西方医学思想的传播与共享。

第 一 章

中国近代西医产科学
书籍的译介与编撰

医史学家马伯英指出："书籍作为知识的载体，作为中西文化交流的中介和桥梁，随着西医教育事业逐步在华拓展之时，其作用愈加凸显出来。近代西医之所以能在中国土地上立足，产生广泛影响，在很大程度上是依靠汉译西医书籍的出版与传播。"① 本章主要梳理西医产科学书籍译介的历史与演变，对不同西医产科学著作的作者译者、版本流变、主要内容、术语表达、知识特点和重要影响等内容进行探讨，通过比较不同的著作，探讨产科学知识和术语体系的变化，考察译介者在翻译过程中进行了哪些调整以及为了更好地将产科学知识本土化所采取的策略。

第一节　医学传教与产科书籍译介的发端

1834 年，美国公理会派传教士伯驾（Parker，P.）来华，希望其在华行医传教。1835 年 11 月 7 日伯驾在广州开设新豆栏医局，主治眼科。伯驾成功打开了行医传教的局面，受到当地民众的认可。这也让一直难以在华开展宗教传播的传教士看到希望，他们相

---

① 马伯英：《中国医学文化史 下》，上海人民出版社 2010 年版，第 418 页。

信可以借助医疗手段传播基督教与西方文化。1835 年，英国医生郭雷枢（Colledge, T.）在《中国丛报》上发表《任用医生为传教士商榷书》，提出"医学传教"的建议。1838 年 2 月 21 日，在伯驾、郭雷枢及美国公理会传教士裨治文（Bridgman, E. C.）的倡议下，"在华医务传道会"（The Medical Missionary Society in China）在广州正式成立，目的在于募集资金，协调来华的医学传教士事宜；传播医学，利用一切机会提供基督教的慈善和社会服务；投资医院、图书馆，培养和教育中国学生。① 此后，欧美各国的宗教团体不断派遣医学传教士来中国，从事医疗传教活动，同时也开始翻译医书，其中以合信（Hobson, B.）和嘉约翰（Kerr, J. G.）的贡献较为突出，翻译刊刻医书成为近代西医知识传播的有效途径之一。

合信在主持金利埠惠爱医院期间着手将西文医书翻译成中文，其在 1851 年编译的《全体新论》一书是近代中国第一部比较系统地介绍西医解剖学知识的著作，产生了较大地影响。其第三十五"胎论"、第三十六"胎盘论"、第三十七"乳论"、第三十七"月水论"等介绍了胚胎、胎盘、乳汁、月经等产科学相关知识。② 后又连续偏译出版了《西医略论》（1857）、《妇婴新说》（1858）、《内科新说》（1858）等西医著作，在中国早期西医传播过程中起了重要作用。

1858 年合信参考多种英文书籍，节选翻译成《妇婴新说》一书，将妇科、产科、儿科学知识杂糅在一起。妇科学部分比较简单，包括"月经病证""白带证"。产科学部分包括"子宫精珠""妊娠胚胎""受胎证据""辨双胎法""男女之数""男女不生育之故""半产""妊娠症""分娩之期""将产证据""临产""临产

---

① 中国科学技术协会编：《中国解剖学科史》，中国科学技术出版社 2021 年版，第 73 页。

② ［英］合信，（清）陈修堂撰：《全体新论》卷首《目录》，江苏上海墨海书馆刻本 1851 年版。

时变症""胎盘不出""产后子宫敛缩""产后腹痛血露""产前后血崩证""接生之法""变产接生之法""产后症"。儿科学部分包括"乳""别母之乳""小儿宜忌""婴儿初生""小儿出生时病症""生牙换牙""麻证论""痘证论""水痘""种痘论""选用方药"。①

《妇婴新说》十分注重中医知识传统和国人接受情况。妇产科部分整体上按照传统中医妇产科经、带、胎、产的顺序进行编排，儿科学部分介绍了合信认为比较重要的哺乳、种痘、换牙等内容。从产科学部分看，合信为避免国人抵触，略去了西医产科学应对难产的各种手术方法，其在《妇婴新说》序中就指出"西医接生难产知识间用各种器械，恐中土一时未习，姑置不录"②。

书中还有很多翻译细节体现出对中国本土习惯的考量。对比产科学部分和其主要参考底本，可以看出合信及其中文助手管茂材在译介时有大量借助中医知识解释西医理论的尝试，如在介绍产后子宫收缩的好处时，强调其中之一是"能将子宫内淤血逼出"③，英文原文为 it empties the uterine cavity④，意指排出子宫内容物，并未有淤血一词，淤血是传统中医产科的概念。长期以来中医认为在产后恶露排不干净会导致淤血，进而导致积聚症瘕，隋朝巢元方在《诸病源候论·瘀血候》中指出："产后余秽未尽，因而乘风取凉，为风冷所乘，血得冷则结成瘀也。瘀血在内，则时时体热面黄，瘀久不消，则变成积聚症瘕也。"⑤ 因此中医十分强调产后服用活血化瘀药物，如黑神散、生化汤等。

① ［英］合信，（清）管茂材撰：《妇婴新说》卷首《目录》，江苏上海仁济医馆刻本1858年版。

② ［英］合信，（清）管茂材撰：《妇婴新说》，江苏上海仁济医馆刻本1858年版，序。

③ ［英］合信，（清）管茂材撰：《妇婴新说》《论产后子宫敛缩》，江苏上海仁济医馆刻本1858年版，第25页。

④ Churchill, F., *On the theory and practice of midwifery*, philadelphia：Blanchard and lea, 1853, pp. 227 - 228.

⑤ （隋）巢元方撰：《诸病源候论》，黄作阵点校，辽宁科学技术出版社1997年版，第188页。

《妇婴新说》出版后在知识阶层产生了很大的影响。其关于胚胎发育的知识和中医的认识截然不同，引起了知识阶层极大的兴趣，晚清石寿堂、朱沛文等医家受此影响对胚胎形成有了新的认识。① 《妇婴新说》一书中包含儿科学知识，以至于后人也有将《妇婴新说》当作是一部叙述小儿看护法及小儿疾病的专著，被认为是西医儿科学较早的译著②。晚清推崇西医的著名学者吴汝纶也将《妇婴新说》看作是料理婴儿可参考之书，"养婴之要诀，其大端则妇婴新说亦粗得梗概，但太简略耳"③。

嘉约翰自 1854 年抵广州，1859 年开始翻译西医书籍，陆续翻译并在博济医院出版医书 34 种，其中有 20 多种被选为博济医院所办西医校的教材。1886 年，西医学术团体"中国博医会"在上海成立，嘉约翰被推选为主席。1890 年博医会成立名词委员会，1905 年成立编译委员会，以后两会合并，致力于编译西医书籍，审查医药名词，致力于统一医药名词术语。④ 1893 年嘉约翰交由其助手尹端模翻译的《胎产举要》⑤ 一书开篇就对产科学进行了界定，"何为胎产科？乃妊娠、产时、产后如何调理妇女之学也"⑥，是中国近代首部产科学专门译著。全书以问答形式，按照骨盆结构、正常妊娠、异常妊娠、正常分娩、异常分娩、正常产褥、异常产褥、产科手术的顺序，简明扼要地讲述了产科学中的解剖学、生理学、胎生学、病理学、诊断学、手术学、药物学等方面的知识，首次详细论述了产科消毒法、麻醉法、产钳术、剖腹产术等西方先

---

① 陈邦贤：《中国医学史》，团结出版社 2006 年版，第 263—264 页。

② 肖旭腾：《中西医结合儿科学》，广东高等教育出版社 2007 年版，第 2 页。

③ 吴汝纶：《吴汝纶全集 3》，黄山书社 2002 年版，第 254 页。

④ 张大庆：《早期医学名词统一工作：博医会的努力与影响》，《中华医史杂志》1994 年第 1 期。

⑤ 《胎产举要》又名《西医胎产举要》，该书首页为《胎产举要》，书内《提纲》部分为《西医胎产举要》，译者可能是有意为之，在首页不出现"西医"两字，可能是为了减少国人的抵触，用传统中医惯习的"胎产"二字，也是为了减少国人的陌生感。

⑥ ［美］阿庶顿辑：《西医胎产举要》卷上《提纲》，尹端模译，羊城博济医局刻本 1893 年版。

进的产科学技术，基本具备了现代产科学知识体系。①

在医学快速发展的 19、20 世纪，产科学知识也处于不断地更新之中。1908 年，博医会鉴于"嘉氏之书久而将废也"②，决定翻译《胎产举要》底本的 1/4 的与《伊氏产科学》底本的 3/4 合并出版《产科学》一书作为新的产科教科书，同时将此书作为第 1 版的《伊氏产科学》。第 1 版《伊氏产科学》所用底本为加拿大麦克吉尔大学（McGill University）产科学教授伊万斯（Evans，D. J.）1900 年第 1 版的《产科学》（Obstetrics：A manual for students and practitioners），由嘉约翰的助手，女医传教士赖马西③（Niles，M.）负责翻译。该底本在 1909 年修订再版后成为博医会之后出版的《伊氏产科学》第 2—6 版的底本。《伊氏产科学》在 1912 年再版，内容随英文底本发生了较大的变化，卵子植入、胚胎发育、毒血症部分完全重写，介绍了新的产科手术，由于耻骨联合切除术已经被弃用，因此仅稍有提及，用新的插图替换了陈旧的插图。1921 年第 4 版时，为了保证书中内容可以跟上时代，赖马西参考其他书籍

①　崔军锋在新出著作《中国博医会与中国现代医学的发展（1886—1932）》一书中误将笔者在《中国近代首部产科学译著〈胎产举要〉探析》一文中所说的《胎产举要》一书是中国近代首部专论胎产的西医产科学著作，不再杂糅妇科学和儿科学知识，标志着产科学从《妇婴新说》《妇科精蕴图说》等近代妇幼学著作中独立出来，在近代产科学发展史上占有重要地位，理解为笔者认为《胎产举要》一书出版，标志着产科学成为一门独立的学科。笔者强调《胎产举要》作为近代第一部产科学专门译著，并非在指其在学科意义上的独立，而是强调其在产科知识体系上的完整性和独立性，《胎产举要》按照骨盆结构、正常妊娠、异常妊娠、正常分娩、异常分娩、正常产褥、异常产褥（包括新生儿急救）、产科手术的顺序系统地介绍了妇女在妊娠、分娩和产褥期的生理和病理知识，不再像《妇婴新说》和《妇科精蕴图说》那样包含月经病证、白带证、儿童换牙等妇科和儿科学知识，与现代产科学知识体系以及编排顺序几乎一致，只是详略程度有所不同，可以说基本具备现代产科学知识体系。

②　［美］阿庶顿、伊大卫：《产科学》，尹端模译，赖马西增撰，博医会 1908 年版，序。

③　赖马西，1854 年 1 月 20 日出生在美国威斯康辛州，童年时迁到纽约。1875 年 21 岁时从 Elmira 学院毕业，在一间公立学校做了 3 年的教师，1878 年开始进入纽约女子医学院及附属纽约妇女儿童诊疗中心学习，1882 年获得硕士学位，1882 年被美国长老会海外传教团任命为医学传教士，派来广州。见王芳等《博济医院第一位女医生——赖玛西》，《中华医史杂志》2007 年第 1 期。

增添了一些新的内容，对术语也进行了规范，解剖学术语采用医学名词委员会审定的最新术语①。1923 年《伊氏产科学》第 5 版出版，并在 1926、1928、1930 年再次发行，成为近代中国连续修订出版的产科教科书，产科学术语和知识体系也在修订过程中不断完善。

整体上看，《胎产举要》作为近代首部专论胎产的西医产科学著作，在中国近代产科学发展史上占有重要地位。从《胎产举要》的内容及翻译情况来看，此书已经具备现代产科学的基本知识体系，译文虽然略显生涩，术语使用亦有待完善，但是此译本曾作为博医会教材，被当时的教会医学校所广泛采用，不但成为产科学知识传入的中介，还被用于指导临床。本节对《胎产举要》的作者译者、版本流变、主要内容、术语表达、知识特点和重要影响进行详细探讨。

一 《胎产举要》的作者译者、底本与翻译情况

《胎产举要》的作者是阿庶顿（Ashton，W. E.），据 1918 年的《美国妇科协会影集》（*Album of fellows of the American Gynecological Society*）所载，阿庶顿于 1859 年出生在美国费城，1881 年毕业于美国宾夕法尼亚大学（University of Pennsylvania），获得医学博士学位。1884 年在美国杰弗逊医学院（Jefferson Medical College）接受临床训练，师从美国产科学临床教育先驱帕尔文教授（Parvin，T.）②。1892 年担任杰弗逊医学院临床妇科学讲师。1895 年当选为美国妇科学会（American Gynecological Society）会员，是国际妇产科学会的创始会员（founder-fellow），同时也是美国医学会

---

① 伊万斯：《伊氏产科学》，赖马西译，广州博医会 1921 版，序。

② Theophilus Parvin（1829—1898）：美国杰弗逊医学院著名妇产科教授，提倡结合产科临床训练给医学生补充讲课内容，著有《产科学的科学和技艺》（*Science and Art of Obstetrics*），详见 Thoms H.，"Theophilus Parvin"，*American Journal of Obstetrics and Gynecology*，Vol. 42，No. 2，1941，pp. 346 – 351.

（American Medical Association）、宾夕法尼亚州立医学会（Pennsylvania State Medical Society）、费城医学会（Philadelphia County Medical Society）、费城产科学会（Philadelphia Obstetrical Society）、费城病理学会（Philadelphia Pathological Society）等其他学术机构的成员。① 著有《产科必备》（*Essentials of Obstetrics*：*Lecture on Obstetric and Disease of Infancy*）等产科学专著。

《胎产举要》的英文底本即为《产科必备》，1888 年由美国费城桑德斯出版公司（W. B. Saunders）出版，是"桑德斯问题手册"（Saunders' Question Compounds）系列中的第 5 本②，该系列书籍以问答的形式编写，每本书都有 1000 个问答题。丛书广告明确指出以问答形式编写这套书有助于学生抓住重要的知识点进行记忆，避免了学生在阅读标准教科书时经常会抓不住要点的问题，主要作为医学院学生自我测验和考试之用，是医学院学生必备的知识储备工具书和参考书③。此书出版后，在美国颇有好评，1889 年由宾夕法尼亚大学医学校友会（the Alumni and Faculty of Medicine of the University of Pennsylvania）编撰的《大学医学杂志》（*The University Medical Magazine*）刊登了一则针对《产科必备》的书评："通常来讲，将知识浓缩成这种便于学生死记硬背以应对考试的做法是会受到谴责的，因为这会导致学生只看这一类书籍而忽略广泛阅读的好处……但是这本书不一样，在我们现有的教育体系下，这本手册可以为学生提供学习梗概，是一本极为有用和便利的学生用书，语言简洁，内容全面，插图精美……并且主要借用的是帕尔文的讲义，这也是一个优势，因为很难再找到一个比帕尔文更博学更适合的老

---

① *Album of fellows of the American Gynecological Society*，Philadelphia：WM. J. Dornan. 1918，p. 54.

② 问题概览系列包括《生理学必备》（*Essentials of Physiology*）、《手术学必备》（*Essentials of Surgery*）、《解剖学必备》（*Essentials of Anatomy*）、《医化学必备》（*Essentials of Medical Chemistry*）和《产科必备》（*Essentials of Obstetrics*），阿庶顿的《产科必备》是其中的第 5 本。

③ Ashton W. E.，*Essentials of Obstetrics*，Philadelphia：W. B. Saunders，1888.

师了。"① 笔者推断这本书应该是由嘉约翰所选，交由其助手尹端模
进行翻译。至于为何会选择翻译这本书，根据现有资料有如下推
断：首先，这本书当时在美国颇有影响；其次，嘉约翰亦毕业于美
国杰弗逊医学院，来中国传教之后，在返美休假之余，依旧会回母
校听讲座，可见嘉氏和母校保持相当的联系②；再者，19 世纪晚期
的教会医学教育属于学徒制，讲授以背诵和临床实践为主。博济医
校每星期有五天需要背书，学生每天需要背诵两三门功课③。因此
选择这样一本知识点比较全面、重点比较突出、适合背诵的书籍作
为教科书也比较符合当时的情况。

**Each Book Contains over 1000 Questions and Answers.
Just the Books you want for Self-Quizzing.
Absolutely Necessary in preparing for Examination or for
use as Reference Books.**

图 1-1 "桑德斯问题手册"的广告（自 *Essentials of Obstetrics*）

《胎产举要》的译者尹端模（1869—1927），字文楷，广东东
莞人。据前人考证，尹端模毕业于北洋医学堂的前身——总督医院
附属医学校（Viceroy's Hospital Medical School）④。1889 年毕业，起
初担任海军医官，随后到博济医院担任嘉约翰的助手，行医、办
报，并编译英文医书⑤。尹端模是嘉约翰众多助手中的佼佼者，也
是最早参与西医编译的中国医生。至 1893 年，尹端模共独立翻译

---

① Ashton W. E., "Questions and Answers on the Essentials of Obstetrics. William Easterly Ashton, M. D. Philadelphia: W. B. Saunders, 1888", *University Medical Magazine*, Vol. 1, No. 6, 1889, p. 78.

② ［美］嘉惠霖：《博济医院百年（1835—1935）》，沈正邦译，广东人民出版社 2009 年版，第 106—107 页。

③ 教会医学院教育情况，可参考［美］嘉惠霖《博济医院百年（1835—1935）》，沈正邦译，广东人民出版社 2009 年版，第 181 页；吕军、曹英娟编译《聂会东文集》，山东大学出版社 2019 年版，第 76—84 页。

④ 刘泽生：《早期医史学者——尹端模》，《中华医史杂志》1998 年第 3 期。

⑤ 虎门镇人民政府编：《王吉民中华医史研究》，广东人民出版社 2011 年版，第 265 页。

《医理略述》2 卷（1892）、《病理撮要》2 卷（1892）、《儿科撮要》2 卷（1892）、《胎产举要》2 卷（1893）等。尹端模还曾与孙中山一起在广东行医。

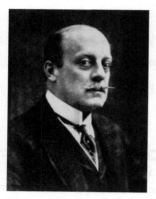

图1-2　作者阿庶顿（自1918年
《美国妇科协会影集》）

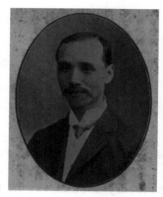

图1-3　译者尹端模（自1917年
《新民报》）

　　笔者通过《胎产举要》中、英文版本的对比与分析（见表1-1），发现二者体例相符，中译本未做删减，尽可能地保持了原书样貌，只是为了便于叙述，分为上下 2 卷。其中卷上主要叙述妇女生殖系统的解剖、生理知识以及受孕和妊娠过程；卷下主要论述分娩过程及应对方法，论述了产科消毒法、麻醉法、产钳术、剖腹产术等西方先进的产科学技术。

表1-1　《胎产举要》与其底本《产科必备》（*Essentials of Obstetrics*）
目录对照表

《产科必备》	《胎产举要》
Introduction	上卷
Anatomy of the pelvis	骨盘体论
The pelvic joints	盘节
The pelvic inlet	盘上口
The pelvic outlet	盘下口
The pelvic cavity	盘穴

续表

《产科必备》	《胎产举要》
The obliquity, planes, and axes of the pelvis	骨盘斜处平面轴线
The soft parts of the pelvis	骨盘软质
The female generative organs	论女育具
Embryology	胚论
Development of the female generative organs	论女育具之舒长
External organs	外育具
Internal organs	内育具
Development of the embryo and foetus	论胚与胎之长法
Physiology of the foetus	论胎之生理
The foetal head and trunk	论胎头胎身
The foetal head	胎头
The foetal trunk	胎身
The attitude and presentation of the foetus	胎之形势先露
Puberty, nubility, ovulation, menstruation, and menopause	论妇女成人育期生泡蛋行经经绝
Pregnancy	论妊娠
Conception	受孕
Changes in the maternal organism	孕母经体诸变
Signs and diagnosis of pregnancy	孕之影迹及其辨状
Differential diagnosis of pregnancy	孕之分辨于似孕
Multiple pregnancy	多个之孕
Diagnosis of multiple pregnancies	多个之孕辨状
Diseases of pregnancy	论妊娠诸病
Nausea and vomiting	恶心呕吐
Hyperemesis	呕吐过甚
Edema. Varicose veins	水肿 迥管胀结
Salivation. Relaxation of the pelvic joints	口多生津 盘节松放
Diseases of the organs of generation	育具诸病阴痒、阴户长植质、白带、子宫错置
Diseases of the ovum	论孕蛋病
Myxomatous degeneration of the placenta, or hydatidiform mole	胎盘壊变如涕
Polyhydramnios	胎浆过多
Abortion	论小产
Ectopic development of the ovum	论孕蛋舒长之非常所在
Placenta Previa	论胎盘在前
Accidental hemorrhage	论意外之流血
Eclampsia	论产搐症

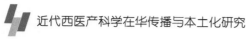

续表

《产科必备》	《胎产举要》
Labor	论产（下卷）
Mechanism of labor	论产动法
Management of labor	论理产之法
Anesthesia	蒙没知觉
Preliminary preparations	先事之准备
First stage	产第一级理法
Second stage	产第二级理法
Preservation of the perineum	保全会阴
Third or placental stage	产第三级理法
Asphyxia neonatorum	论阿脐生
Management of occipito – posterior positions	论料理枕后方位
Face presentations	论料理面先露
Brow presentations	论料理额先露
Pelvic presentations	论料理双胎
Antisepsis	论辟毒法
Labor and puerperal state	产时产后
The pathology of labor	产病理论
Precipitate labor	急产
Prolonged labor	滞产
Dystocia due to foetus	
Dorsal displacement of the arm	臂移背后
Excessive development of the foetus	胎婴舒长过度
Premature ossification	成骨过早
Large size of the body	胎体肥硕
Large size of thefoetal head	
Hydrocephalus	脑积水
Monstrosities	怪胎
Dystocia in plural deliveries	双胎之难产
Prolapse of thefunis	脐带下坠
Deformities of the pelvis	骨盘歪变
Rupture of theuterus	论子宫擘破
Inversion of the uterus	论子宫裹向外翻
Post – partum hemorrhage	论产后血崩
Primary hemorrhage	初始血崩
Secondary hemorrhage	继后血崩
Puerperalsepticaemia	论产后血毒症

续表

《产科必备》	《胎产举要》
Obstetric operations	论治产手法
The induction of premature labor	导引早产
The induction of abortion	致令小产
Version, or turning	论转法
Cephalic version	头转法
Pelvic version	臀转法
Podalic version	足转法
The forceps	论钳
Embryotomy	论碎小胎儿法
The Cesarean section	论剖腹取儿法
The post – mortem Cesarean section	论死后剖腹取儿
Post – mortem extraction through the natural passages	论死后由产道取儿

二　《胎产举要》的主要内容与特点

《胎产举要》封面注有"清光绪十九年新镌""羊城博济医局藏板"。可知该书于 1893 年由羊城博济医局出版。《胎产举要》全面介绍了产科学知识，包括解剖学知识（如女性骨盆和内外生殖器等）、生理学知识（包括女性生理周期变化原理、受孕原理、胎儿生理和各月发育情况等）、胚胎学知识（包括卵裂、精子形态等）、诊断学知识（包括妊娠诊断、双胎诊断等）、疾病知识（包括羊水过多、前置胎盘、产后出血、子痫、胎儿窘迫等）、药物学知识（如麻醉、消毒、催产药物等）。

《胎产举要》开创性地论述了胎儿窘迫的种类及复苏方法。将胎儿窘迫分为"蓝""白"2 种："曰蓝，儿之外皮仍作蓝色，面肿而紫，睛衣积血，眼球外凸，肌肉略硬，脐带之脉跳缓而势

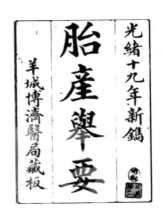

图 1 - 4　《胎产举要》封面

壮，嬲激其皮，可致反触之动；曰白：皮乃欠血，抚之冻冷，肌部皆松，四肢下颌，悬垂无力，激其皮肤，无反触之动，脐带之脉跳几不可觉。"① 挽救胎儿窘迫的方法，包括手行呼吸法、管吹气之法、对口吹气之法等。《胎产举要》还对连体婴儿、胎儿器官发育不全或胎儿残疾等多种婴儿畸形进行了描述。

《胎产举要》对产钳术、消毒法、麻醉法、会阴保护、剖腹产、毁胎术等一系列先进的西方产科技术进行了介绍。

产钳手术：依次介绍了产钳的作用、应用指征、使用手法及各种注意事项，还论述了使用产钳时产妇的体位、麻醉药物的使用、术前准备以及胎先露方位判断等诸多细节，讲述了不同胎产式下产钳的用法。

产科消毒法：分娩时，产房、器械、产妇以及照护人员都应保持一定的卫生标准，如：产房必须"风气四通，无毒小生物……一切粪溺与已污之衣服应立即移出室外"②；器具必须"放沸水内以杀生"③；产妇必须"以温水濯体，而用汞绿毒水透洗外阴，若产延滞，则亦须射煖汞绿毒水入阴内，凡射辟毒药水入阴后，务必再以温汽水洗净，若母患白浊或流别种脓水，为儿起见，亟须射以辟毒药水，盖乃先事防范以免儿眼患脓炎也。既产之后，又必须以辟毒药水洗净阴道，外阴亦然，且每日间仍须以汞绿毒水洗外阴两次也……自产后，阴内射一次辟毒药水便足，除是肉已破裂则不然，盖此则须日灌濯阴道两次也④；照护人员必须"无皮肤病……"，必须"以温水胰子透洗，用刷将指甲擦净，后浸汞绿毒水内"⑤，否则会引发产妇感染。

麻醉技术：《胎产举要》详细介绍了产科麻醉药物的种类、使

① ［美］阿庶顿：《胎产举要》，尹端模译，羊城博济医局刻本1893年版，第196页。
② ［美］阿庶顿：《胎产举要》，尹端模译，羊城博济医局刻本1893年版，第200页。
③ ［美］阿庶顿：《胎产举要》，尹端模译，羊城博济医局刻本1893年版，第200页。
④ ［美］阿庶顿：《胎产举要》，尹端模译，羊城博济医局刻本1893年版，第200页。
⑤ ［美］阿庶顿：《胎产举要》，尹端模译，羊城博济医局刻本1893年版，第200页。

用时机、注意事项以及不同麻醉药物的优缺点。"痛乃产时最指需蒙药者也，常例当在产之第二级用之，然在初育者，当其子宫颈缓于开展，兼之辛楚异常，则第一级亦每用之也。施用蒙药，勿连施不止，惟独于阵痛时方可一用，且迷蒙之深浅度数，亦不可推至太深，有如割症一式，但到足应产科用之田地便可。至若当胎头产出之际则又宜推至绝无知觉也。"①

保护会阴及会阴侧切：《胎产举要》详细介绍了保护会阴的手法。"产妇之方位，须当侧卧，两膝向腹处缩起，再以折叠之软枕搁在两膝间，如志主之下努力，不能自制，可施蒙药。若会阴尚且舒放不足，未能容头出而无破裂之虞，则当径行压头以迟其出，故用左手过产妇右腿，置大拇指于枕，余指在胎头前边。当子宫每一收缩，按之使后，同时以右手护持会阴。手之放法，务使大拇指食指两指间之折，恰当会阴前边，大拇指在右，余指在左。当阵痛时，柔柔压之，所压之向乃朝交骨节。"②并附有插图，形象直观。同时指出撕裂在所难免时，应行会阴侧切术："割开会阴之法，当势难免于破裂，理属可行其割法，乃在会阴脊两旁各割一口，割时应在痛阵，同时又当提防胎头忽然产出。"③

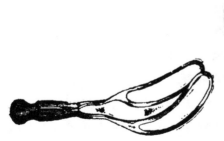

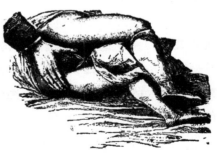

图1-5　《胎产举要》产钳图　　　图1-6　《胎产举要》保全会阴图

① ［美］阿庶顿：《胎产举要》，尹端模译，羊城博济医局刻本1893年版，第192页。
② ［美］阿庶顿：《胎产举要》，尹端模译，羊城博济医局刻本1893年版，第194页。
③ ［美］阿庶顿：《胎产举要》，尹端模译，羊城博济医局刻本1893年版，第194页。

剖腹产及毁胎术:《胎产举要》详细论述了剖腹产的适应症以及具体实施过程。剖腹产适用于骨盆歪变、瘤圃占踞产道、胎婴之过大及先露不正等。具体过程包括:消毒麻醉、割开腹部、割破子宫、取儿及牵子宫出腹外、取出胎盘、缝合子宫、复置子宫入腹内、打整腹穴、缝合腹口。另外还提到善后之法"与割蛋核瘤同"①。另外,《胎产举要》还介绍了毁胎法的适应症、手术种类以及具体实施方法②。

《胎产举要》中的西医药物学知识较少,但也涉及了麻醉药物、消毒药物、催产药物等诸多极有价值的产科药物,详细介绍了麻醉药物的使用方法和优缺点、消毒药物的使用浓度和方法等。

《胎产举要》的主要特点:1. 内容全面丰富,《胎产举要》包括解剖学、生理学、胚胎学、病理学、诊断学、手术学、药物学等各方面知识。插图 75 幅,木板刻印。所分章节基本具备现代产科学理论框架,只是有些地方稍显简略。后人评价称:"整体而言,光宣时期(1875—1911)的产科知识,多与现代经科学验证后的实况相差不多,只是时人翻译时,某些名词有所歧异而已。"③ 2. 及时反映新知。19 世纪初期,西方产科学从普通外科学中分离出来,成功地在大学教学中占有了独立的地位④。产科麻醉法的应用、手术技术的快速提高、产科消毒法的普及,都是西方产科取得重大进展的关键因素。这些产科学知识随着产科学译著踏浪东来,呈现出另一种截然不同的知识面貌,对重理论而轻技术的中医人士来讲,确实有很大的冲击。3. 文字与图谱紧密结合,《胎产举要》中译本卷首包括 75 幅插图,除英文原书的 11 幅插图外,还增补了 64 幅插图。其主要内容为解剖图(如女骨盆图)、生理功能图(如胎血

① [美]阿庶顿:《胎产举要》,尹端模译,羊城博济医局刻本1893年版,第231页。
② [美]阿庶顿:《胎产举要》,尹端模译,羊城博济医局刻本1893年版,第227—229页。
③ 周春燕:《女体与国族:强国强种与近代中国的妇女卫生(1895—1949)》,丽文文化事业股份有限公司2010年版,第200页。
④ [意]阿尔图罗·卡斯蒂廖尼:《医学史》,程之范等译,译林出版社2014年版,第725页。

运行之径图）、胚胎图（如孕蛋裂分之行图以及人之生元放大百倍之行图）、诊断图（如抚捻腹部其初时两手如何放法之行）、疾病图（如胎盘在前用物塞阴之形图）、各种胎产式图以及胎儿娩出图等。

三　《胎产举要》的文本表达与术语处理

近代著名医学家俞凤宾曾写道："学术，乃世界各国之公器，名词为宣传学术之所需。以中国之语言文字，述欧美之艺术思潮，不得不有适当之名词，供吾人之引用。凡欲传播智识，教授学生者，莫不知名词之重要。"① 由此可见术语表达的重要性。兹选取《胎产举要》翻译的部分术语，列表予以说明，借此考察西医产科学在传播过程中的翻译策略和本土调适。

表 1-2　　　《胎产举要》解剖结构基本名词比较表

英文名	《胎产举要》译名	今译名
ovum	孕蛋	卵
generative organs	育具	生殖器
ilio-pectineal line	骨盆斜脊	髂耻线
epigastrium	心窝	上腹部
coccyx	闾骨	尾骨
sacrum	钩骨	骶骨
vitelline membrane	蛋衣	卵黄膜
villi	毛蒙	绒毛
blastodermic	原膜	胚泡
vesicle amnion	包膜	羊膜
allantois	衣带囊	尿囊
umbilical vesicle	脐泡	脐囊
heart	心经	心脏

---

① 俞凤宾：《推行医学名词之必要》，《中华医学杂志》1922 年第 2 期。

英文名	《胎产举要》译名	今译名
Wolffian ducts	肾管	中肾管/午菲氏管
testicles	肾子	睾丸
ovaries	蛋核	卵巢
gelatine of Wharton	获顿糕	华顿氏胶
scrotum	肾囊	阴囊
veins	迴管	静脉
mucous membrane	涕膜	黏膜
muscular fibres	肌线	肌纤维
aorta	总脉	主动脉
peritoneal	统膜	腹膜
muscular coat	肌衣	肌层
decidua	坠衣	蜕膜
cavity	穴	腔

表 1-3　　　　《胎产举要》生理功能术语比较表

英文名	《胎产举要》译名	今译名
ovulation	生泡蛋	排卵
pulsations	脉	脉搏
reflex	反触	反射
development	舒长	发育

表 1-4　　　　《胎产举要》疾病与药物术语比较表

英文名	《胎产举要》译名	今译名
asphyxia neonatorum	闷脐生	胎儿窘迫
varicose veins	迴管胀结	静脉曲张
salivation	口多生津	流涎
myxomatous degeneration of the placenta	胎盘坏变如涕	胎盘粘液变性
polyhydramnios	胎浆过多	羊水过多

续表

英文名	《胎产举要》译名	今译名
ectopic development of the ovum	论孕蛋舒长之非常所在	异位妊娠
eclampsia	产搐症	子痫
puerperal septicemia	产后血毒症	败血症
albuminuria	溺含精质	蛋白尿
anemia	血薄	贫血
neoplasms	瘤圔奸杀	赘生物
gonorrhoea	白浊	淋病
sulphuric ether	强磺伊打	硫酸醚
ergot	丫葛	麦角碱
iodoform	埃多方	碘仿
corrosive sublimate	汞绿	升汞
chloroform	哥洛方	氯仿
ether	伊打	乙醚

表1-5　　　　　　　　《胎产举要》产科学技术术语

英文名	《胎产举要》译名	今译名
anaesthesia	蒙没知觉	麻醉
antiseptic	辟毒	消毒/无菌
episiotomy	割开会阴	会阴侧切
embryotomy	碎小胎儿	毁胎术
The cesarean section	剖腹取儿法	剖腹产

　　由表1-2和表1-3可以看出，《胎产举要》中解剖学以及生理功能的术语翻译很少被沿用，尤其是对组织学、胚胎学术语的翻译。可能是由于这是2门新兴学科，西方学界也处于研究之中，尚无统一认识，1904年，高似兰在翻译《哈氏生理学》时，依旧将胚胎学和实验生理学看作是"过于玄奥……及非有奥机不能窥察者"①，再加上译者自身知识的局限，导致这部分翻译多有歧误。

---

① 张大庆：《高似兰：医学名词翻译标准化的推动者》，《中国科技史料》2001年第4期。

从表1-4和表1-5可见，疾病名称和产科技术的翻译以短语居多，译者对此处理较为灵活，对 asphyxia neonatorum（闷脐生），anesthesia（蒙没知觉），antiseptic（辟毒）的翻译较为形象，译者在尽可能反映英文词义的同时，还结合上下语境，加入自己对一些概念的理解。episiotomy（割开会阴），embryotomy（碎小胎儿），the cesarean section（剖腹取儿法）已与今译名相近。但是 puerperal septicemia（产后血毒症），albuminuria（溺含精质）这些疾病的翻译还囿于传统中医的认识，无法让读者准确理解西医学知识，中医对"毒"的认识甚为模糊，一切可能致病的因素都可称为毒，这一翻译不能反映出西方微生物学对细菌的最新认识，同样"精质"也无法明确代指蛋白质这一营养成分。对于药物名称的翻译，多参考嘉约翰的《西药略释》及洪士提反的《万国药方》，主要采用音译法，沿袭合信等人的翻译原则。

整体上看，表1-2到1-5反映了译者对语言文化差异的初步认知以及为适应读者用语习惯所做的努力，译者在《医理略述》的《例言》中就曾提及其翻译的宗旨与不足："是书由西文转译汉文以至成书，俱经一手，并未请人润色，故行文之欠典雅，用字之觉生涩在所不免，盖亦难求乎兼长！要在乎不失原意，读者谅之！"[1] 念此，实不忍苛责书中译名的欠缺。但历史是进步的，知识也须推陈出新，书中术语保留至今者甚少，多数未被沿用，也是历史之必然。尽管如此，《胎产举要》确是首次将相关概念全面引介入华，其不甚完备的术语系统也可以为后期产科学名词的统一提供参照与借鉴。

四 《胎产举要》的影响与流传

《胎产举要》出版后，产生了一定的影响。时人对此书评价颇高，1894年《中西日报》载："（尹端模）为博济医局敦聘，襄办局务，教授医学，并精详医书，所著有……《儿科撮要》《胎产举

---

[1] 尹端模：《医理略述》，羊城博济医局藏本1892年版，例言。

要》等，皆不胫而走，早为海内所推重。"① 马大正在《中国妇产科发展史》一书中评价此书道："美国传教士医生嘉约翰翻译的《妇科精蕴》、博济医院的助理医师尹端模翻译的《胎产举要》等都是19世纪末较有影响的西方妇产科著作。"②

《胎产举要》还被用于教学和临床。时任博济医院医生赖马西曾写道："活人无算者，系惟此书是赖。"③《胎产举要》为博济医校授课专用，同时也被其他教会医院用于教学，促进了西医产科教育的发展。前人研究指出，嘉约翰的系列医学译著发行渠道多，影响很大，多数是在广州出版发行后，告知在上海出版的《教务杂志》，然后由《教务杂志》刊发相关的信息，通过这种方式，嘉约翰的医学著作传播到了全国各地。这些书作为医学教科书和参考书由博济医院出版，促进了中国医学教育的发展。④ 1908年博医会节选此书的1/4和《伊氏产科学》的3/4合并出版《产科学》一书作为产科教科书。书中的75幅插图也全部被收录于《产科学》中，在传播产科学知识方面发挥了积极的作用。

20世纪之后鉴于产科知识的快速更新，1908年博医会对《胎产举要》进行了增删修订，出版《产科学》一书。在《产科学》序中肯定了《胎产举要》作为产科开山译作对传播西医产科学的巨大作用，同时也以发展的观点指出："自西人之于科学，日异月新，锲而不舍，有前视为精诣，今则如同糟粕者。赖女医士度嘉氏之书久而将废也，于是更取美国伊氏所著产科学，重为订译，并将嘉氏旧本存其四之一，而去其四之三，并入兹卷，蔚成完书。"⑤ 医学传教士通过对产科学译著进行修订再版，确保近代传入的西医产科学知识与世界医学发展同步。

---

① 《杏林双帜》，《中西日报》，1894年1月25日。
② 马大正：《中国妇产科发展史》，山西科学教育出版社1991年版，第266页。
③ ［美］阿庶顿、伊大卫：《产科学》，尹端模译，博医会1908年版，序。
④ 张晓丽：《近代西医传播与社会变迁》，东南大学出版社2015年版，第57页。
⑤ ［美］阿庶顿、伊大卫：《产科学》，尹端模、赖马西译，博医会1908年版，序。

第二节 医学新知与江南制造局 翻译馆的产科学译著

1843 年上海开埠，依托长三角的地理和人文优势，上海取代广州、宁波成为西学传播的中心。19 世纪下半叶，以上海为中心的江南人士为追求新知掀起了西学传播的新高潮，空间上先后以传教士负责的墨海书馆和官办的江南制造局翻译馆为传播核心。①

江南制造局是 1865 年清政府以"自强""求富"为口号在上海虹口创办的以制造兵舰枪炮为主的兵工厂，1867 年迁至高仓庙，规模进一步加大。曾有造船经验的徐寿被曾国藩调往制造局，襄办局务，协助造船。徐氏对西学非常感兴趣，经常到墨海书馆访学购书，随着知识的增长，当时的译著越来越不能满足他的需求。徐氏为了"便与西士考证西学"，萌生了翻译西书以传播西学新知的想法，并向制造局提出了自己的建议和译书计划，"将西国要书译出，不独自增识见，并可刊印播传，以便国人尽知……于国家大有裨益"②。在徐氏的建议下，1868 年江南制造局专设翻译馆，成为近代中国第一家由政府出面设置机构、组织人员长期进行比较系统的翻译活动的译书机构③。

在翻译内容方面，早期为满足政府对"紧用之书"的需求，翻译门类以军事、工艺制造、工程、船政、矿冶等应用科技为主，不断输入西方先进的应用技术知识，为晚清的洋务运动提供了知识基础。后期随着时代演进以及清政府对西方认识由浅入深、由器用向制度的转变，译书内容也有所转变，呈现出阶段性特征，

---

① 邹振环：《晚明汉文西学经典——编译、诠释、流传与影响》，复旦大学出版社 2011 年版，第 171 页。
② 王扬宗：《江南制造局翻译馆史略》，《中国科技史料》1988 年第 3 期。
③ 邹振环：《江南制造局翻译馆与近代上海译才高地的构筑》，《东方翻译》2009 年。

早期偏重于自然科学知识，中期集中翻译了外交类译作，晚期集中出版了社会科学、医学、农学类书籍，这些阶段性特点反映出晚清政治演变的时代特征和知识界在输入西学时的侧重点的变化趋势。①

翻译馆延续"西译中述"的翻译方式。受销售途径的影响，初期销售量有限，1885 年傅兰雅在上海创立格致书室发售翻译馆译书后，销量有所提高。1886 年的《书室售书目录》列举中外书籍、地图、挂图等 371 种，两年后的目录中西学书增至 650 种。不久，北京、烟台、奉天、天津、杭州、汕头、福州、厦门、香港等地先后开设书室分店，销售书籍达 15 万册。② 翻译馆所译书籍的主要购买者属于精英阶层，"局内之书，为官绅文士购存者多"，另外同文馆、全国各地的教会学堂和书院中也有收藏。康有为、梁启超、蔡元培等近代著名学者都购买过翻译馆的译著，可以说这些译著代表了当时引进西学科技新知识的最高水平，促进了中国知识界对西方科技的认识，对近代思想界产生了重要影响。正如前人研究所指出的："中国近代先进的知识分子，从自强运动时代的先知先觉者，到维新运动中的康梁一辈人物，乃至 20 世纪初追求西学新知的人们，在他们求知和开眼看世界的过程之中，都曾经历过一个学习江南制造局译书的阶段。"③

医学方面，根据《近代译书目》的记载，翻译馆译出的 180 种西方书籍中，医学占 12 种。早期翻译的医学著作比较少，只有两种，分别是《儒门医学》与《西药大成》。后期集中出版了一批医学译著，内容逐渐从内科扩大到妇科、产科、伤科、急救、保健医学和法律医学，可称门类齐全。这些医学著作对近代西医知识的传

---

① 上海图书馆：《江南制造局翻译馆图志》，上海科学技术文献出版社 2011 年版，第 91 页。

② 上海图书馆：《江南制造局翻译馆图志》，上海科学技术文献出版社 2011 年版，第 93 页。

③ 王扬宗：《江南制造局翻译书目新考》，《中国科技史料》1995 年第 2 期。

播有重要的推动作用。

江南制造局翻译馆译介的《产科》一书，全面介绍了解剖生理学、诊断学、疾病药物学、产科手术、卫生统计等产科知识，知识体系完备新颖，具有文字图谱结合、富有实验思想、注重医患沟通、论述系统详尽、知识来源多元、富有社会文化内涵的特点。其"西译中述"的翻译方式未能完全传达西方医学的疾病理论和医学思想，但也不能就此抹杀其传播西医产科学的作用。《产科》译介以后，在沪上地区产生了一定的影响。本节对《产科》的作者译者、版本流变、主要内容、术语表达、知识特点和重要影响进行探讨。

一 《产科》的作者译者、底本与翻译情况

《产科》的作者是密尔（Milne，A.），英国爱丁堡产科协会副主席，柏林、波士顿妇科协会会员，英文底本是《产科学原理与实践》的第二版（*Principles and Practice of Midwifery*：*With Some of the Disease of Women*）。此书首次出版于 1871 年，出版地有爱丁堡、格拉斯哥和伦敦。1884 年由伯明翰出版公司（Bermingham&company）再版。再版时删掉了第 72 章"产后狂犬病的多样性"（Varieties on Hydrophobia Coming on after Labour）。作者还著有《本草与治疗学》（*Materia Medica and Therapeutics*）等书。《产科学原理与实践》第一版序中就指出此书具有知识新颖的特点："比起妇科疾病，此书更重视孕期和产褥期。结合产科最新发现，论述产科中比较重要的问题……学生和产科医师均可以从这本书中受益。"① 第二版序中描述了《产科》第一版在国外受欢迎的盛况以及第二版所做的一些调整："第一版《产科》已经售罄，应出版社要求，着手准备第二版……这一版中，努力添加了第一版后产科学取得的一些新进展。

---

① Milne，A.，*Principles and practice of midwifery*：*With some of the disease of women*. Glasgow：John Pryde. 1871，preface.

《产科》第一版受到了国内外顶级杂志以及很多产科专家和医学生的欢迎，我对此感到荣幸。"①

《产科》一书由舒高第口译，郑昌棪笔述，1904 年刊行。舒高第（1844—1919），浙江慈溪县人，1859 年进入美国学习，在哥伦比亚学院医学院获得医学博士学位②。1877 年，在上海广方言馆担任英语教习。同年在当时中国最著名的科普杂志《格致汇编》上发表多篇医学译文，如《论呼吸气》《论脉》《论舌》等，其中《论脉》颇有影响，1924 年在《医学杂志》第 16、18—23 期上连续刊载。次年舒氏开始在江南制造局翻译馆任翻译员，是主要的口译人员之一，任职长达 34 年，共翻译书籍 23 部，学科涉及医学、军事、矿冶、军工、政史等多个领域。郑昌棪，浙江海盐人，是江南制造局翻译馆主要的笔述人员之一，1877—1902 年在翻译馆工作，精通洋务，译著达 18 种，其中与舒高第合译的就有 10 种，除《产科》《妇科》这些医学著作外，还有《炮乘新法》《铁甲丛谈》《炼金新语》等译著。

对比《产科》及其英文底本，可知两者结构框架吻合，各章编排对应，但在具体翻译过程中，却有一些增减。删节部分主要集中于西方产科学史上的一些争论，比如是否应该使用产钳、是否应该对患有歇斯底里的女性实施阴蒂切除术等。译者这样处理，笔者推断一方面是因为其认为这些异质文化中的争论不会出现在本土文化中，不适合译介；另一方面这些存在争议的内容，不能反映西方医学的先进性；再者，在译者看来，删去这些内容也不妨碍产科知识体系的完整性。这种做法在当时比较常见，合信在翻译《妇婴新说》时也删去了西方学界尚在争论中的内容。

另外，译者也增加了一些内容，其中有些是考虑到读者可能没

---

① Milne, A., *Principles and practice of midwifery：With some of the disease of women.* Glasgow：John Pryde. 1871, preface.

② 关于舒高弟生平和求学经历，详见汪常明《中国近代第一位留美医学博士舒高第》，《中国科技史杂志》2018 年第 2 期。

有医学基础，为方便理解进行的注解。如对胎重落操作方法的注解："以食指一抬，胎上升后，仍重落原处。"① 对化学性的注解："过酸或过碱。"② 对反射作用的注解："假如人熟睡时，有人微触其脚底，脚即自缩，而其人尚未醒也，此即脑线自主回复动静也。"还有一些内容，带着明显的中医色彩。如西医让产妇产后休息只是为了补充体力，译者添加了"睡以养气血矣"这种中医认识。对药物服用方法的翻译也带有中医的理解，如"黄花郎连根叶煎浓汤服"。③ 还有一些译介是对西方医学的片面理解，底本指出堕胎时，相比于器械取胎，用手取胎因为便于控制，所以更为安全，译者根据自己理解进行了注解，与原文意思有些出入："按西医喜用金类器具以治妇女子宫等病，往往伤损，贻害非浅，易戒慎之。"④

二 《产科》的主要内容与特点

《产科》封面注有：江南机器制造总局藏板，《产科》。

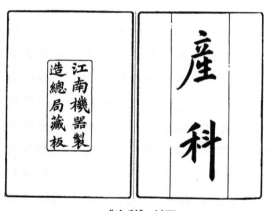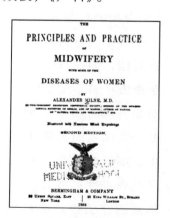

a 《产科》封面　　　　b 底本封面

图1-7 《产科》及其底本书影

① ［英］密尔：《产科》，舒高第、郑昌棪译，江南制造局1904年版，第781页。
② ［英］密尔：《产科》，舒高第、郑昌棪译，江南制造局1904年版，第790页。
③ ［英］密尔：《产科》，舒高第、郑昌棪译，江南制造局1904年版，第778页。
④ ［英］密尔：《产科》，舒高第、郑昌棪译，江南制造局1904年版，第789页。

《产科》全面介绍了产科学知识，包括解剖生理学知识、诊断学知识、疾病知识、药物学知识、产科手术和卫生统计学知识，其中不乏对西方医学最新进展的介绍。

解剖生理学知识：梁其姿指出"19 世纪西方生物医学强调其解剖学知识的优势，其中妇产科最具代表性"①。《产科》一书也十分强调解剖知识，开篇即指出："学者欲明晓产妇之产法，须查察关涉养育各具，兹先论骨盆，择与生产最相关者详之。"② 随后详细介绍了与分娩关系比较密切的一些解剖结构，如骨盆平面、骨盆轴线、真骨盆等，同时强调要熟悉这些解剖位置的作用，论述内容与现代产科学相差无几。如其强调医生熟悉骨盆轴线的位置可以避免损伤产妇："医生熟暗此轴线方向，接生时可顺产妇位置，倘产难要用接生器具，明晓其轴线方向，而不致有所损伤"。③

诊断学知识：《产科》一书非常重视妊娠诊断，强调误诊非但会造成患者家庭关系紧张，还会导致原本需要治疗的疾病得不到诊治，原本不该用药的患者流产："怀孕证据，医家关系甚重，非独虑其有病，应作如何医治，且妊娠有无，每请医生决断，有求子者得指为胎喜，而本人喜不自胜。不应怀孕者，医指为有胎，而其家皆羞怒非常。若有病如水鼓胀，应用药而或不用。无病而有胎，妄投药饵，致令小产。"④ 所列举的可能怀孕的证据多达 18 种，涉及的诊断方式除了普通的视触扣听外，还有实验室诊断，并按照可信度进行了分级："其一定怀孕者：一、胎婴心脉跳动声；二、胎重落；三、胎之动静；其略有疑惑者：一、经水不至；二、乳头有乳，其处有红圈，乳头胀大；三、子宫有闷声；四、早晨不快，有呕吐。总计各证据可消息互参：胎婴心脉跳动声、经水不至、早晨

① 梁其姿：《面对疾病：传统中国社会的医疗观念与组织》，中国人民大学出版社 2012 年版，第 105 页。
② ［英］密尔：《产科》，舒高第、郑昌棪译，江南制造局 1904 年版，第 753 页。
③ ［英］密尔：《产科》，舒高第、郑昌棪译，江南制造局 1904 年版，第 756 页。
④ ［英］密尔：《产科》，舒高第、郑昌棪译，江南制造局 1904 年版，第 777 页。

恶心、胎活动、乳头处变动、乳头有乳、腹胀大、胎重落、子宫闷声、阴道阴户青莲色、小便内有扣斯丹（kiesteine）、脐带脉息跳动、阴道发血脉跳动、多口涎、身体变胖、性情改变、爱吃异物、皮肤变色、胎动有声。"①

药物治疗学知识：19世纪西方世界对药物的认识方法和途径发生了革命性的变化。19世纪之前基本上是根据经验利用天然药物，19世纪上半叶化学家开始研究天然药物的有效成分，下半叶开始合成天然药物成分或干脆合成原本在自然界不存在的物质。② 1887年，傅兰雅译介的《西药大成》经由江南制造局出版后，影响颇大，促使时人思考中西方药物的区别。程祖植在《西药大成》序中有言："（西方）论药，多兼化学……中力弱，西力强；中性柔，西性刚……又，中以多胜，西以少胜。此中西异同之大略也。"③ 这一时期西药的分类也和中药大不相同，中药多以自然形态为标准，而西药以其所惹起的症状为标准，如解毒药、逐胎药等。《产科》一书著录的就有安神药（钾溴即溴化钾）、泻药（硼砂）、补药（含铁药铁二氯三即氯化铁）、逐胎药（欧高脱即麦角碱）、解毒药（钾养二锰养七即高锰酸钾）等。另外，《产科》一书还介绍了氯仿、乙醚、笑气等产科止痛药物的优缺点和使用禁忌。

事实上，在科学化初期西方合成的药物非常有限，主要仍是天然植物的浸出液和少数无机盐类药物。《产科》中草木类药品依旧占据很大比例，如芥子、木鳖子、番木鳖、藤黄、印度麻、鸦片、颠茄、蒲公英、大黄、阿魏、毛地黄、樟脑、姜、豆蔻等。

尽管这一时期已经有化学家和医学家在临床研究和动物药理实验的基础上认真寻找合理的治疗方法，一些传统疗法如放血术依旧大行其道，新的治疗方法如电疗法，与一些效古之法如水疗法并存。《产科》一书也体现出19世纪欧洲治疗学发展的状况：英国有

---

① ［英］密尔：《产科》，舒高第、郑昌棪译，江南制造局1904年版，第782页。

② 李彦昌、张大庆：《西方制药之术与药物认知之途》，《医学与哲学》2016年第3期。

③ 王扬宗编校：《近代科学在中国的传播》，山东教育出版社2009年版，第265页。

医生"用湿电帮助生产，然用者每无大效。有在钩骨处用打火罐法、有用水浇法。余曾见用芥末敷腹有效。有时用热水手巾敷法。有以一大块先搽以颠茄膏或鸦片酒，浸于热水敷于腹面……如子宫血盛、妇女肥胖，用放血法"①。

疾病知识：19世纪，对妊娠期子痫这一疾病的认识增加是产科的另一大进步。"英国的利弗（Lever，J. C. W.）在1843年首先看到有惊厥或惊厥前期症状的孕妇尿中经常有蛋白质；辛普森（Simpson，J.）在1859年著文称蛋白尿、水肿和惊厥源于一个共同的中心即血液病理情况，这是由妊娠时特殊体质引起的。"②《产科》中专门介绍了辛普森对小便中有蛋白质的看法："一、近产时有小便蛋白质，产后将有惊痫；二、临盆前后有小便蛋白质，脑腺将受其累，虽不至害极重惊痫，将害出有限处之脑腺不灵，如无眼光等，或脑腺痛，或半边瘫痪、半截瘫痪；三、面与手浮肿或全身水胀，此为孕妇小便蛋白质最多证据；四、有浮肿者必疑小便有蛋白质，如将小便试验查有蛋白质，须用治发炎法免其惊痫；五、初次生产妇女小便蛋白质征验更多；六、第二胎产，临盆时有惊痫者，其小便蛋白质，因内肾有微细努肉发炎证。若然，产后其证不得遂退。"③

意大利著名医学史家卡斯蒂廖尼指出19世纪产科学的一个重要进步就是发现产褥热的接触传染本质及其控制方法，认为这一发现不仅迅速降低了分娩死亡率，也将接生工作从助产士手中转到训练有素的外科和产科医生手中。④《产科》一书详细地介绍了产褥热的症状、死亡率、病因、病理解剖、诊断、治疗和预防方法。指出产褥热传染性强，危害大："产后发热……征验不同、剖验亦各

① ［英］密尔：《产科》，舒高第、郑昌棪译，江南制造局1904年版，第808页。
② ［意］阿尔图罗·卡斯蒂廖尼：《医学史》，程之范等译，译林出版社2014年版，第921页。
③ ［英］密尔：《产科》，舒高第、郑昌棪译，江南制造局1904年版，第853—854页。
④ ［意］阿尔图罗·卡斯蒂廖尼：《医学史》，程之范等译，译林出版社2014年版，第766页。

异，病名亦屡改，如产后发热、腹包膜发热、腹包膜发炎、子宫兼腹包膜发炎、产后子宫发炎、蓐热产妇特病、子宫迴血管发炎。有传染性者，伤命甚多。近时产务医院尚伤十分之一，民间产家亦多波及。总之，医院中最易传染。惟有将传染房间撤空，以药水解其毒气。"①

另外，在这一时期狭窄骨盆在产科实际工作中的重要性被更充分地认识了。《产科》著录了德国著名产科学家内格勒（Naegele，F. K.）对倾斜性骨盆狭窄的描述，另外还指出骨盆狭窄与骨软化病和软骨症有关。

手术知识：手术方面主要介绍了产钳助产、碎颅术和剖腹产的手术方法。

到19世纪下半叶，产钳的正确使用方法被研究出来。《产科》倡导使用产钳，强调尽早干预，以降低母婴死亡率："近今医生欲早帮助产务而用抱钳，可减母子伤命之数。凡熟谙产务者，以早用钳为极有益之事。"② 详细介绍了使用产钳的作用、风险、适应症和使用方法。作用在于"助子宫逐力之不足，免产母久延产务之险，并免胎婴破颅之惨，如是加添婴孩生路"③；风险在于"因其地位促狭，婴头活动，难以抱定，或子宫内皮肉因惊痫而起稜，易于挤阻，或将子宫口并子宫本体为所擦伤……或婴头受挤力太重，致伤其命"④；适应症有"产务阻滞，产妇力不能胜之。或子宫无力收缩，而自主呼吸之力又不足。或用欧高脱无济。于此时用抱钳，母子不致损伤。又产务第二阵迟缓，婴头并未梗阻，而产妇无力送者，用钳以拖之。如婴头梗阻于骨盆上口内，钳可入而抱之"⑤；使用方法："医将钳片浸于热水之内，以蒙汗药令产妇嗅，即令横卧

---

① ［英］密尔：《产科》，舒高第、郑昌棪译，江南制造局1904年版，第873—874页。
② ［英］密尔：《产科》，舒高第、郑昌棪译，江南制造局1904年版，第818页。
③ ［英］密尔：《产科》，舒高第、郑昌棪译，江南制造局1904年版，第818页。
④ ［英］密尔：《产科》，舒高第、郑昌棪译，江南制造局1904年版，第818页。
⑤ ［英］密尔：《产科》，舒高第、郑昌棪译，江南制造局1904年版，第819页。

于床，仍侧左，臀搁传沿，将腿膝蜷贴于腹，令侍女将右腿抬起，而直肠膀胱须早令撤空，子宫颈口业已张大，与阴道成一统，取抱钳抹以油，先以三四指缓缓入阴道，乃以钳片依傍掌心缓缓探入子宫。"①

对于碎颅术和剖腹产术，由于风险极大，术后很有可能出现出血、发炎等不良反应，危及生命，因此作者态度十分谨慎，强调施行这两种手术时，务必小心抉择，"割胎法，事关重大，不可鲁莽从事，须延请有本领医生，会同商议，不得专主，以重生命"，"剖腹之险以其易伤母命也"②。

卫生统计学知识：19世纪的英国工业化、城市化加剧，人口密集使公共卫生问题逐渐进入政府和公众视野。1848年英国设立了中央公共卫生机构，各种医院也相继成立。在抗生素出现之前，产褥热缺乏有效的治疗药物，卫生学知识以及预防观念在传染病控制上的重要性就凸显出来了。《产科》一书多次强调保持清洁以防止传染的重要性。强调医者诊治时双手应该保持清洁，以免传染："医生视病，先须洗手用解毒药水，令其清洁。往往同在一方，未经医生诊治，而无此证。此表明毒由医生带至。"③ 要与患者隔离，免相传染："其证甚易传染，收生医生往往带往毒气，须出门游息数时，乃可绝其传染。"④ 认为预防比治疗收效更大："产务等院既有此种病，设法医治固不可缓，而预防尤属紧要。治法中得功者少，预防则有多法。"⑤ 并介绍了具体的预防方法，包括：1. 保持双手、器具清洁。"产妇体虚，易于受外邪之攻。医生格外留意，如其时其地有疹子或他发酵之病，务各样清洁"⑥；2. 与患者隔离。

① ［英］密尔：《产科》，舒高第、郑昌棪译，江南制造局1904年版，第819页。
② ［英］密尔：《产科》，舒高第、郑昌棪译，江南制造局1904年版，第820、826页。
③ ［英］密尔：《产科》，舒高第、郑昌棪译，江南制造局1904年版，第875页。
④ ［英］密尔：《产科》，舒高第、郑昌棪译，江南制造局1904年版，第874页。
⑤ ［英］密尔：《产科》，舒高第、郑昌棪译，江南制造局1904年版，第877页。
⑥ ［英］密尔：《产科》，舒高第、郑昌棪译，江南制造局1904年版，第878页。

"医生行医曾遇有此症，须往他处隐避数时，或将手指用肥皂洗净，再洗以解毒药水，身上衣服尽脱换晾晒，收生器具洗以解毒药水，在空气内吹晒数时"①；3. 医生尽可能最后医治发热患者，解剖尸体后尽量不要接生。"医生遇有发热证，不先往诊治，俟医治产妇他证后而乃往视发热之人，亦有辞却不诊者，此虽不便，然保全产妇多矣。医生剖验尸后，切勿收生，否则尸毒传至活人，造孽不浅"②；4. 保证病房卫生良好。"医房须在空地中间，四面通风，房屋宽大，明亮通气，衣服物件格外清洁，一房住一人，外间有清气通行。另设一院为收生之用。房间各通清气，打扫清洁，乃关紧烧硫磺，令硫气腾足以解毒气，而后开通。"③

1801 年，英国首先应用统计学进行国事调查，使统计学更为人们接受。④《产科》一书著录了各个国家各种产科疾患的发病率和死亡率，这些数据都让其论证更具有说服力。以剖腹产为例："余查英国医册……产母剖腹一百人有八十三人伤命，美国亦然。"⑤

整体上看，《产科》具有：文字图谱结合、富有实验思想、注重医患沟通、论述系统详尽、知识来源多元、富有社会文化内涵的特点。

文字图谱结合：《产科》一书著录了 65 幅插图，直观形象，与文字结合，便于读者理解。关于调头法、产钳使用、割胎法的图示数量最多，也最为详细。兹选取部分展示。

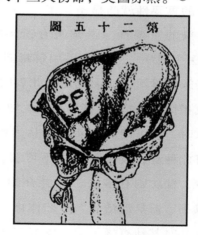

图 1-8 《产科》调头手法图

① ［英］密尔：《产科》，舒高第、郑昌棪译，江南制造局 1904 年版，第 878 页。
② ［英］密尔：《产科》，舒高第、郑昌棪译，江南制造局 1904 年版，第 878 页。
③ ［英］密尔：《产科》，舒高第、郑昌棪译，江南制造局 1904 年版，第 878 页。
④ 张大庆、和中浚：《中外医学史》，中国中医药出版社 2005 年版，第 164 页。
⑤ ［英］密尔：《产科》，舒高第、郑昌棪译，江南制造局 1904 年版，第 827 页。

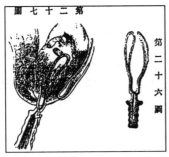

图1-9 《产科》产钳助产图　　图1-10 《产科》割胎器械图

富有实验思想：19世纪，科学家们不再依靠哲学的推论，而是通过客观的、可以人为控制的实验观察，解决了一些极其复杂的生物学问题。① 《产科》一书中也体现了实验观察的思想。如在讲述男精时提及："成孕势力在精不在液，曾有人试验将雄精筛出，但将液送入雌物而不生育。"② 在讲述母胎循环时描述了薄衣进出法（渗透法）的实验方法："以茜草根红或他物如以脱樟脑香物置于母血或胎血内，可以吸入吸出，彼此沾染色臭……譬之鸡肫薄衣内置食盐水，浸于清水中，则清水可渐入，盐水可渐出，此为薄衣进出法。"③

注重医患沟通：书中深知产科沟通的艺术，强调知情同意，"医用钳时先问白产妇得允许而后用，医须以保全母子为言，产妇无不允"④。指出若医者和患者及其家属之间没有良好的沟通，就可能造成误会，影响医者行医，妨碍患者的家庭关系，甚至会影响产妇的情绪造成难产。影响医者行医的论述："如痛阵果真，需探查……可于阴道以手指探之，如产妇不肯任查，告以查察之产顺否，如是乃可任查。"⑤ 影响家庭关系的论述："液核所生内皮汁甚

---

① ［意］阿尔图罗·卡斯蒂廖尼：《医学史》，程之范等译，译林出版社2014年版，第698页。
② ［英］密尔：《产科》，舒高第、郑昌棪译，江南制造局1904年版，第772页。
③ ［英］密尔：《产科》，舒高第、郑昌棪译，江南制造局1904年版，第768页。
④ ［英］密尔：《产科》，舒高第、郑昌棪译，江南制造局1904年版，第819页。
⑤ ［英］密尔：《产科》，舒高第、郑昌棪译，江南制造局1904年版，第799页。

腌痛，多则大唇变红肿，交姤男子即害白浊，医因其有白浊而疑毒。医宜说明白其与本妻交姤而得，男或不自知，反疑其妻有毒。医宜说明白浊不必由疔毒，以液核内皮汁腌痛红肿所致也。"① 影响产妇情绪的论述："探查后，产妇问产能顺否？应须若干功夫？医即以产顺答之，痛如久延，医必以产快慰之。若过久不产，致另失望，子宫不肯出力收缩，反致有累。"②

论述系统详尽：其在论述产科相关疾病时，均按照症状、病因、诊断、治疗的顺序进行书写，逻辑性强，易于理解。对具体的产科手法也叙述的十分详细，读者可以依照其描述进行操作。如在讲解会阴保护法时，详尽地讲述了保护会阴的作用、时机和方法："抵托合法，即免会阴崩碎之弊。但抵托不可过早，早反致子宫收缩或令子宫逐痛加剧，婴孩冲出有力，反易扯碎。抵托方向，依照交骨环向前向上，如是婴头压力著重于医手，而不著重于会阴。手抵之法，手不可高于会阴旁，而掩阴户下旁。当婴头迅下，须轻轻御其急疾急之势，而不可阻子宫逐力……初次生产者，难免会阴碎损，若产妇侧卧而产，则其险可免。"③

知识来源多元：《产科》一书不仅参考英国学者的最新文章，还关注整个欧洲乃至世界新出现的产科进展，知识来源多元而又新颖，并且讲述了不同地域的医学传统和医家争论，充分反映了医学的地域特征。

在讲解阴道分泌液呈酸性、具有杀菌作用时，特别提到法国巴斯德和英国李斯特对细菌学的贡献。介绍脐带结扎法时提到美国结扎的手法："美国缚法，先于近肚脐处扎缚一道，再于距一寸半许扎缚一道，乃于扎缚两道之外用剪断之。"④

在介绍分娩体位、麻醉药物、碎颅法时，提及不同地区的医学

---

① ［英］密尔：《产科》，舒高第、郑昌棪译，江南制造局1904年版，第759页。
② ［英］密尔：《产科》，舒高第、郑昌棪译，江南制造局1904年版，第799页。
③ ［英］密尔：《产科》，舒高第、郑昌棪译，江南制造局1904年版，第800页。
④ ［英］密尔：《产科》，舒高第、郑昌棪译，江南制造局1904年版，第801页。

传统和生育习俗。分娩体位的不同体现了不同国家的生育习俗，"第二阵起时……英国产妇眠在左侧，法国德国均仰卧，德之乡间产妇，喜立而产，有时跪而产，阿尔兰人亦然。中国产妇跪产居多。英之北边坐而产，或坐于两椅间"①；"以脱之蒙性略次于哥罗芳，其受迷较缓，其退醒亦缓，美国医生常用之"②，反映了美国人对麻醉药物的偏好；"英国医生用剖腹法，每多伤命，欧洲他国不尽然，英医生谓破颅法较妥，于剖腹在他国以为可救二人，英人则以保全产母为先"③，反映了19世纪英国人对"相比于胎儿，母亲的生命更为重要"④ 这一医学准则的墨守，也表明了英国产科学领域长期存在的保守传统和谨慎的医疗干预态度。

富有社会文化内涵：《产科》一书不仅有产科知识和技术的引介，也渗透着西方世界对月经、贞洁、产痛和母婴关联的理解，借此可以管窥西方世界的思想文化观念，这也是中西医学交汇碰撞中最值得思考的地方。正如何小莲所说"西医除去明显的工具性特点以及同数学物理等学科一样精深的知识体系外，作为一种区域医学，更具有极其深刻的人文传统"⑤。

中西方文化均认为母亲在孕期的思想行为会对胎儿造成影响。中国传统产科认为女性怀孕期间所看、所思、所想都会对胎儿造成影响，因此十分重视胎教。流传甚广的中医妇产科经典著作《妇人大全良方》就专门著录了胎教门，强调胎教的重要性，"凡受胎三月，逐物变化。故古人立胎教，能令子生良善、长寿、忠孝、仁义、聪明、无疾，盖须十月之内常见好景象。毋近邪僻，真良教也"⑥。西方世界也认为"孕妇的想象会影响到腹中的胎儿，形成胎记或者导致畸形……这是一个长期存在的民间信仰，而且还被整

① ［英］密尔：《产科》，舒高第、郑昌棪译，江南制造局1904年版，第800页。
② ［英］密尔：《产科》，舒高第、郑昌棪译，江南制造局1904年版，第907页。
③ ［英］密尔：《产科》，舒高第、郑昌棪译，江南制造局1904年版，第827页。
④ ［英］克莱尔·汉森：《怀孕文化史》，章梅芳译，北京大学出版社2010年版。
⑤ 何小莲：《西医东渐与文化调适》，上海古籍出版社2006年版，第4页。
⑥ 陈自明：《妇人良方大全》，刘洋校，中国医药科技出版社2011年版，第313页。

合进 18 世纪的医学话语中"①。《产科》一书也传达了这种观点："胎婴出世，异样残废，因其母怀孕时，有奇闻怪见。"② 并著录了三则案例支持母性印记（maternal impression）的观点。

三 《产科》的文本表达与术语处理

局译著作延续明末清初耶稣会士入华所采用的"西译中述"的翻译方式，翻译原则有三：一、华文已有之名，继续沿用。二、对汉语中无名者设立新名。三、作中西名目字汇。③ 这种翻译方式有很大的弊端："转请西人之稍通华语者为之口述，而旁听者乃为仿佛摹写其词中所达之意，其未能达者，则又参以已意而武断其问。盖通洋文者不达汉文，通汉文者又不达洋文，亦何怪夫所译之书皆驳杂迂讹，为天下识者所鄙夷而讪笑也。"④ 但不得不说这是中国知识分子在不通外文的情况下必须依赖的一种翻译手段。兹选取《产科》中部分术语，列表（表 1－6 至表 1－8）予以说明，以考察局译医书的术语翻译情况。

表 1－6　　　　　　　　《产科》解剖术语比较表

英文名	《产科》译名	今译名
ovum	卵珠	卵
coccyx	尾闾骨	尾骨
sacrum	钩骨	骶骨
pubis	交骨	耻骨
symphysis pubis	盆中节	耻骨联合
cartilage	脆骨	软骨

---

① ［英］克莱尔·汉森：《怀孕文化史》，章梅芳译，北京大学出版社 2010 年版，第 37 页。
② ［英］密尔：《产科》，舒高第、郑昌棪译，江南制造局 1904 年版，第 905 页。
③ 元青等：《过渡时代的译才：江南制造局翻译馆的中国译员群体探析》，《安徽史学》2016 年第 2 期。
④ 马建忠：《拟投翻译书院议》，张静庐辑：《中国近现代出版史料初编》，群联出版社 1951 年版，第 30 页。

续表

英文名	《产科》译名	今译名
villi	绒管	绒毛
testicles	外肾	睾丸
ovaries	卵核	卵巢
fallopian tubes	卵管/喇叭管	输卵管
clitoris	阴茎	阴蒂
hymen	阴膜/含苞	处女膜
nerve	脑细线/脑线	神经
gland	生液核	腺体
urethra	溺管	尿道
ligament	筋	韧带
scrotum	肾囊	阴囊
veins	迴血管	静脉
mucous membrane	内皮衣	黏膜
fasciculus	肌丝	纤维束
follicles	液核/卵珠	小囊/卵泡
membrane	衬衫	膜
arteries	发血管	动脉
valves	扇门袋	瓣膜
lymphatics	精液核管	淋巴
zona pellucida	明衣	透明带
germinal vesicle	发生点	生发泡
embryo-cell	胎珠	胚胎
amnion	胞衣	羊膜
decidua	胎毛衣	蜕膜
liquor amnii	胞浆水	羊水
urachus	提膀胱筋	脐尿管
allantois	阿兰叩斯	尿囊
muscle	肉筋条	肌肉
polypus	努肉块	息肉
cavity	膣	腔

表1－7 《产科》生理术语比较表

英文名	《产科》译名	今译名
ovulation	生卵珠法	排卵
osmotic	薄衣进出	渗透
endosmosis/exosmosis	薄衣法	内渗/外渗
quickening	胎婴初次活动	胎动
reflex	回信	反射
foetal heart	胎婴心脉跳声	胎心音
development	生发	发育
pubty	发身	青春期
pregnancy	养胎	妊娠

表1－6和表1－7可见，解剖学名词延续了合信等传教士的一些译法，如将静脉译为迴血管、动脉译为发血管、细胞译为珠、腺体译为生液核、尿道译为溺管、肌肉译为肉筋条等。此外，《产科》还吸纳了传教士短语意译及音译的翻译方法。如将胎心音译为胎婴心脉跳声、胎动译为胎婴初次活动。

表1－8 《产科》疾病与药物术语比较表

英文名	《产科》译名	今译名
rickets	挛脊症	佝偻病
malacosteon	骨软	骨软化
neuralgia	脑线多痛	神经痛
epilepsy	羊癫症	癫痫
catalepsy	全身僵硬症	止动症
calculi	石淋	结石
germs	微细虫	微生物
syphilis	疔毒/杨梅毒疮	梅毒
ulcer	疮疖	溃疡

续表

英文名	《产科》译名	今译名
phthisis	痨病	肺结核
dropsy	水鼓胀	水肿
polypus	努肉块	息肉
abortion	致令小产	堕胎
dyspepsia	胃不消化/胃气痛	消化不良
gouty	骨骱肿痛/酒风	痛风
placenta previa	当路胎盘	前置胎盘
convulsion	产母发狂/惊痫	惊厥
albuminuria	小便有蛋白质	蛋白尿
uterine inertia	子宫不肯出力	子宫乏力
molar pregnancy	肉痣假胎	葡萄胎
cancer	痈疽/疳毒	癌症
caries	骨蛀	骨疡
necrosis	骨枯	骨疽
measles	瘄诊	麻疹
anemia	身内缺血	贫血
strumous	瘰疬	甲状腺肿
congestion	血聚	充血
trismus	惊风	破伤风
typhus	发热神昏之时气症/时疫气	斑疹伤寒
infected/disinfect	毒气/解毒药水	感染/消毒
ergot	欧高脱	麦角碱
corrosive sublimate	汞绿	升汞
chloroform	啰仿	氯仿
nux vomica	木鳖子酒	马钱子
gallic acid	加里克酸	没食子酸
soda water	荷兰水	苏打水
stimulant	行血气物	刺激物
oxytoxic	减少氧气	催产素
ether	以脱	乙醚

表 1 – 9　　　　　《产科》产科器械与技术术语比较表

英文名	《产科》译名	今译名
calipers	开立泼斯/比径规	测径器
catheter	通溺管	导尿管
microscope	显微镜	显微镜
stethoscope	闻证筒	听诊器
speculum	照镜	窥镜
forceps	抱钳	产钳
filter	筛	过滤
anaesthesia	以蒙汗药令嗅	麻醉
antiseptic	解毒	消毒/无菌
accoucheur	收生医生	产科医生
nurse	侍女	护士
transfusion	借血法	输血法

由表 1 – 8 可见，《产科》对疾病名称的翻译尽可能借用中医已有之名，如将破伤风译为惊风、充血译为血聚、水肿译为水鼓胀、斑疹伤寒译为时疫气、痛风译为酒风、甲状腺肿译为瘰疬、肺结核译为痨病等。除此之外，译本中还有大量中医理论的表述，如元气、胎气、气厥、毒气、外邪、胃与子宫相表里、血气充足、睡以养血气等。这种翻译虽然有助于读者理解，拉近中西医学的距离，但也会造成误解，让人囿于中医的解释，无法准确了解西方医学的疾病理论和医学思想。以对"毒"的认识为例，中医对毒的认识包含复杂而广泛的含义，包括："一病因之毒，泛指一切致病因素；二病症之毒，主要涉及传染性或感染性疾病，包括许多直接以'毒'命名的病症，如湿毒、温毒、丹毒等；三病理产物，也称内生之毒；四药物之毒。"[1] 在这种情况下，将 antiseptic 译为解毒、

---

① 岳丽媛、刘兵：《关于中药"毒"性争论的科学传播及其问题》，《科普研究》2018年第 5 期。

infected 译为毒气，就不能反映出西方医学对细菌致病的理解，而细菌学无疑是 19 世纪西方医学最具标志性的贡献。

产科器械与技术的翻译中值得玩味的是将过滤译为筛、护士译为侍女、产科医生译为收生医生。虽然不够准确，也未能沿用下来，但这可能是译者在当时中文语境里可以找到的意思最为接近的词汇了。

四　《产科》的影响

熊月之指出局译医书学术性强，被许多医院采纳为必备书①。王扬宗认为局译著作在晚清科技传播中有着十分重要的地位，是很多知识分子的西学思想的启蒙："该馆翻译出版的译著，数量之多、质量之高、影响之大，当时罕有其匹……通过译书，有一些译者成为当时的'格致名家'，更多的读者则由阅读译著而受到西学的熏陶，其中一部分人成长为新式人才。"②《产科》作为江南制造局的代表性医学译著，在当时产生了一定的影响，出现在多种目录学著作之中。

但是随着"师西"转向"师日"的时代潮流转变和日文书籍翻译人才的崛起，以及翻译馆地位下降、人事变动以及翻译方法的局限性，局译著作在经过短暂的辉煌后，开始走向没落。《产科》于 1904 年刊出，是翻译馆后期的译著，影响力已大不如前。另外中国传统礼俗的禁锢，也在一定程度上妨碍了《产科》一书的传播，1928 年西医黄胜白在为《生理胎产学》一书作序时，就有此感慨："清之中叶，有英国医密尔译其国胎产学为华文，并图为四册，是为产科学译本之滥觞，惜世俗拘于忌讳，因呈化醇之理，搢绅罕言，妇女隐私之事，从不谒医，医亦去之若浼，故虽有他山之错而攻者阒然，此书遂同归沦弃。"③

---

① 熊月之：《西学东渐与晚清社会》，上海人民出版社 1994 年版，第 514 页。
② 王扬宗：《江南制造局翻译馆史略》，《中国科技史料》1988 年第 3 期。
③ 杨元吉：《生理胎产学》，杨元吉医师诊所 1927 年版，黄胜白序。

第三节　医学救国与日文产科学著作的翻译

甲午中日战争以后，变法图强思潮涌起，梁启超、严复等维新之士力倡医学维新以强身保种。1897 年，梁启超在其《医学善会叙》中提出"不求保种之道则无以存中国……保种之道有二，一曰学以保其心灵，二曰医以保其身躯"，强调"强国必先强种，强种必先强身，强身必先强医"①，主张设学堂、开医会、办医报，通海内外之见闻，甄中西法之美善，求其提高国民体质②。

医学救国论力倡医学维新以强身保种，将医学改革上升到关系民族存亡的高度，认为西医可以强壮国人身体，因此可以作为保种保国的基础。保种强身方能保存中国的观念，随着进化论的推广愈演愈烈，知识分子鼓吹保种救国的进化论观。1897 年，康广仁主办刊物《知新报》，提倡医学维新论，倡导西医科学为保种之根本。"泰西医学日盛。其审病也，通过格致，其用药也，必须分化。故卫生之道，日精一日。英国之强，始于强种。善哉此举，本原之道矣。……欲治天下，必自治国始；欲治国，必自强民始；欲强民，必自强体始；强体之法，西人医学大昌，近且骎骎乎进于道矣。"③这些改革人士将西医作为强国强种、促进维新变法的策略进行宣传，促进了西医科学的传播。

在此浪潮下，鉴于日本医学发展迅速，地理位置便利且知识背景更为相近，中国医学界掀起了一股向日本学习的浪潮。至 20 世纪上半叶，中国在引进日本科学技术与学习日本现代医学的过程中，以译述日文书籍为风尚。张之洞在《劝学篇·广译》中就指出："各西学书之要者，日本皆已译之，我取经于东洋，力省效

---

① 梁启超：《梁启超全集 第 1 卷·变法通议》，北京出版社 1999 年版，第 141—142 页。
② 马伯英：《中国医学文化史 下卷》，上海人民出版社 2010 年版，第 80 页。
③ 康广仁：《富强始于卫生论》，《知新报》1897 年 11 月 11 日。

速……译西书不如译东书。"①

　　其中丁福保的贡献尤为突出。可以说丁福保开启了假道日本翻译医书的先河，也掀起了学习日本医学知识的浪潮。在产科学方面，1908 年，丁福保译介的《竹氏产婆学》是近代首部汉译日文产科学著作，收录于《丁氏医学丛书》中，1909 年再版，到 1940 年已经有 6 个版本。此书也被中西医学会附设的函授新医学讲习社采纳作为产科参考书，具有极大的知识传播价值，是积极学习日本科学技术和文化的产物。《竹氏产婆学》涉及知识广泛，包括解剖、生理、诊断、疾病、药物、手术、营养等，内容浅显易懂，主要针对平产，虽列举了诸多应对难产的手术，其秉承的观点还是"产科之手术颇多，虽皆医师之事，在产婆不必实地行之，然苟知其名称及大体，则当医师施手术时亦可相助为理也"②。该书在传播西医产科学知识方面发挥了重要的作用，书后附录的新医书出版广告对此书给予了极高评价："凡妊娠之摄生，分娩时行事之秩序，产妇之摄生，初生儿之养育法，小儿之营养，产妇及初生儿之疾病，难产及手术等皆言之甚详，为吾人普通智识中所不可缺者。中国之产婆学，当推此书为鼻祖矣。"③

　　另外一部比较有影响的汉译日文产科学书籍是《产科学》，1931 年由留日学生张方庆翻译，汤尔和校正，日本在华医学团体同仁会发行。该书底本为日本东京帝国大学妇产科教授磐濑雄一所著的《新撰产科学》，由南山堂书店发行。《新撰产科学》1915 年初版，之后基本上每隔两年再版一次，到 1927 年已有 7 个版本④，此后依然被不断地修订发行，在日本是比较受欢迎的产科学教科书。《新撰产科学》由磐濑雄一参考各国先进的产科书籍，并结合自己的经验编著，最初是其上课时所用的讲义，"产科之学，不易

---

① 李经纬：《中外医学交流史》，湖南教育出版社 1998 年版，第 276 页。
② ［日］竹中成宪：《竹氏产婆学》，丁福保译，文明书局 1909 年版，第 94 页。
③ ［日］竹中成宪：《竹氏产婆学》，丁福保译，文明书局 1909 年版，附录。
④ ［日］磐濑雄一：《新撰产科学》，南山堂书店 1927 年版。

学习而且不易讲解者也。余编是书之意，不过欲将艰难者阐明之，而使之近于易晓之域耳。故余取余之所信以为经，并采东西诸家之卓说以为纬。说述务使平易，更插入多数图书，以为理解之助"①。译者张方庆②曾到日本东京帝国大学留学，应同仁会的嘱托翻译这本书，对此书评价非常高："盘濑博士在东京帝国大学教授产科时，常取教材于是书，书中几已网罗世界之精粹，紧要者皆引载靡遗。著者更以数十年教授及临床之经验，加以评论，俾学者有所取舍，故学产科者，若备置此书，可无须他求矣。博士甚重诊断及治疗，是以对于该两项，尤为精详。故此书不仅初学者可据以学习，临床医家作为参考，亦必不少便利也。"③

《产科学》一书非常重视插图和术语表达。书中凡例指出："本书注力于插图，俾读者易于理解，其中生理篇之插图主要由 Bumm 氏及 Rurge 氏之产科书引用，盖其图鲜明且大，最易于理解也，病理篇则多取自东京帝国大学产科教室所藏宝贵之标本及图书……本书病名皆附以罗甸语，药名除通用者外，皆用原名，人名亦用原名，解剖名词均据第三次医学名词审查会所决定者。"④ 1932年中、英文版《中华医学杂志》对此书均有简要介绍，评价此书为中文产科破天荒之书籍："书中网罗世界之精粹紧要者，如关于产科各期产妇之生理、病理及看护，接生时之各种重要减菌手续以及产后产妇与婴孩各种之疾病及调护等，皆详载靡遗，足供高级医学校学生之课本，而临床医学家亦可以引为参考，诚中文产科破天荒之书籍也。张医学士方庆翻译是书为华文，文句清晰，兼之是书注

---

① ［日］磐濑雄一:《产科学》，张方庆译，同仁会1931年版，著者序。

② 张方庆，徐州医学院外科学教授，浙江宁波人。1927年毕业于日本东京帝国大学，1943年获东京帝国大学博士学位。曾任南京医学院教授、徐州医学院外科主任。长期从事外科学的教学、研究工作。见《江苏省高等学校教授录》编委会编《江苏省高等学校教授录》，南京大学出版社1989年版，第322页。

③ ［日］磐濑雄一:《产科学》，张方庆译，同仁会1931年版，译者序。

④ ［日］磐濑雄一:《产科学》，张方庆译，同仁会1931年版，凡例。

力于插图，俾读者易于理解，书中关于病名、药名、生理及解剖名词，皆附以拉丁或原文，以便读者。"①

《产科学》按照妊娠、分娩、产褥的顺序，对产前、产中、产后各期的生理病理情况分别进行了介绍，产科知识体系完备。今日大部分产科教科书依旧按照这一结构顺序编排。书中第一章主要关于妊娠生理和处置，既有详细的理论探讨又有实际建议；第二章关于分娩生理和处置，展示了骨盆和产道的图片。特别讲述了分娩时必要的消毒措施；第三章关于产褥期生理和处置，也有关于新生儿护理的建议；第四章关于妊娠病理和处置；第五章关于分娩病理和处置，列举了不同的难产案例；第六章关于产褥病理和处置。附录列举了新生儿常见疾病，并给出必要的预防和治疗方法。书中强调分娩是生理事件，不能妄用手术"妄用人工补助，实为最忌，必先听诸自然，盖自然常比人工巧妙也"②。特别强调消毒法的应用："正规分娩中，尤宜注意者，为消毒法。内诊手之消毒法虽如次述，然完全无菌，今日尚不可期，故医师产婆平素宜使其手清洁，若触接传染性物时，譬如诊察白喉猩红热产褥热有腐败性分泌物之患者，或行病体解剖，或参与尸体检查时，至少三日间，不可接近产妇。然不得已须介助分娩时，宜全身温浴，头颅、毛发、须髯等尤宜洗净，手指则宜洗至全无臭气，更行严重之药液消毒法，次换全身衣服，盖温浴不但可去尘埃且能使皮肤表层柔软，消毒药易于侵入故也，又如检诊有腐败分泌物如子宫癌肿者，宜用橡皮手套，或于诊察手指著橡皮指囊为佳。"③

本节以《竹氏产婆学》为中心，对此书的作者译者、版本流变、主要内容、术语表达、知识特点和重要影响进行探讨。

---

① 《产科学》，《中华医学杂志》1932 年第 1 期；P. S. E. , "Obstetrics", *Chin. Med. J.*, Vol. 46, No. 4, 1932, pp. 445 – 446.

② ［日］磐濑雄一：《产科学》，张方庆译，同仁会 1931 年版，第 201 页。

③ ［日］磐濑雄一：《产科学》，张方庆译，同仁会 1931 年版，第 202 页。

一 《竹氏产婆学》的作者、底本与翻译情况

《竹氏产婆学》的作者竹中成宪，医学士，是日本青森县公立病院医师、桧山郡北海道听公认公立产婆讲习所讲师、产婆试验委员，著有《日本小内科学》《新药效用区别》《药物学提纲》《传染病看病法》《赤痢必携》等医学专著。该书的日文底本是《简易产婆学》，有 1900、1904、1909 这 3 个版本，通过文本比对，发现丁福保所用的是 1900 年版本，由半田屋医籍出版，定价为金四拾钱。

原书在 1900 年版自序中指出编撰此书实为产科教学之用："我在接生婆训练所担任教职，在教学中随之记录的东西，现在汇成一本小册子，作为以后教学的标准，一方面方便学生阅读，另一方面也方便有需要的人查阅。"① 1904 年再版序中也指出产婆学作为一门学科，应该有专业的教材，但鉴于"从事这个行业的女性对产科没有深入的了解、受教育程度不高，所以为她们写的教材必须简单易懂、实用性强，现存的教材都过于复杂，难以应用，因此编写此《简易产婆学》，以咨学生使用"②。此书作为培训新式产婆的教材，其出版之际也正值日本助产事业变革之时，适应了日本助产事业变革的需要，有其特定的时代背景，"明治二十九年（1897），内务省卫生局长具意见书谓宜将产婆改良，并刊助产行世，同时绪方正清亦著有产婆改良论，各以文字为移风易俗之针砭，由时香川诸郡县亦相率筹集郡费、町村费创办产婆养成所，绪方又于东京立助产妇学会，于大阪立产婆组合会，举产婆有关之新方术、新实验等"③。

丁福保（1874—1952），字仲祜，号畴隐，江苏无锡人。1895 年考入江阴南菁书院，1898 年肄业，随后在无锡侯实学堂任算学教习 3 年。1901 年赴苏州东吴大学，肄业，又转上海江南制造局工艺学堂学化学。继而入东文学堂学日文、医学。1903 年应张之洞

---

① ［日］竹中成宪：《简易产婆学》，半田屋医籍 1900 年版，序。
② ［日］竹中成宪：《增补改订简易产婆学》，半田屋医籍 1904 年版，序。
③ 汪惕予：《产婆学讲义序》，《医学世界》1913 年第 18 期。

之聘赴京任京师大学堂算学、生理学教习。3 年后辞归上海，此后因病向赵元益学习医学。1909 年应两江总督端方医学考试，获最优等内科医士证书，被委派赴日本考察医学。后在上海设医学书局，办医院，建疗养院，为人诊病 20 余年。58 岁后，专心著述，刊印书籍，在医学、佛学、古钱收藏、数学等方面做了大量研究工作，编撰出版了数量惊人的著作，以其渊博的学识赢得世人的赞誉。① 中华医学会创始之时，丁福保是唯一一位受邀的没有完成正规西医医学教育的学者②，其在学界的声望和交友之广泛可见一斑。吴葆真在《丁氏医学丛书序》中即夸赞道："仲祜之学，非苟焉已也，经以培其根，史以沃其华，管旬壮列，史汉六朝，诸家聘其义，旁及天算地理化医药兵河漕各门以求其实，用目睇手攫几忘晷夕，如是者十余年。"③

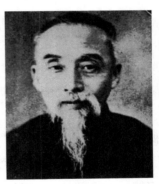

图 1-11　丁福保肖像（自 1911 年《华安》杂志）

丁福保开启了假道日本翻译医书的先河，也掀起了学习日本医学知识的浪潮。其认识到在日本调查彼国之为汉医者，其论病之原因、症候、病理诊断等皆已科学化④。而中医在生理解剖学、诊断、药物等方面，依旧受阴阳五行学说的干扰"谬种流传，以迄今日，不能生人而适以杀人"⑤。鉴于"日本与我国同种……明治维新以后，医学为之一变，现已有登峰造极之势；我国要改良医学，设假道于

---

① 伊广谦：《丁福保生平及其著作述略》，《中医药文化》2003 年第 20 卷第 1 期。
② 何小莲：《近代上海医生生活》，上海辞书出版社 2017 年版，第 206 页。
③ ［日］竹中成宪：《竹氏产婆学》，丁福保译，文明书局 1909 年版，序。
④ 赵璞珊：《赵元益和他的笔述医书》，《中国科技史杂志》1991 年第 1 期。
⑤ 丁福保：《西洋医学史》，东方出版社 2007 年版，第 1 页。

日本，当较欧美为便利"①，主张取法日本，改良传统中医，编译
《丁氏医学丛书》，"所译述的日文西医书籍范围广而且系统，既包
含解剖、生理、卫生学、病理学、诊断学及免疫学等西医基础理论
方面的著作，也涉及内外妇儿等临床各科。这些西医书籍内容较以
前翻译的书籍在知识的广度和系统性等方面均提高了一大步"②。
1910 年，丁福保在上海创立中西医学研究会，设立《中西医学
报》，以期"研究中西医药学，交流知识，振兴医学"③。丁福保还
开展函授教育，在中西医学会中附设函授新医学讲习社，讲习社函
授期限定为 1 年，举行通信试验，及格者给予证书，全年 12 期为
一届，其中第 12 期为产科，以《妊娠生理篇》《分娩产褥生理篇合
编》为讲义，参考书用《产科学初步》《竹氏产婆学》《生殖谭》
《不妊症及治法》《妊妇诊查法》。④

《竹氏产婆学》1908 年初版，1909 年再版，由上海中新书局印
刷，上海文明书局发行，随后上海科学书局、汉口文明书局、北京
文明书局、奉天文明书局、广东文明书局等地相继发行，发行量相
当之大，且价格低廉，每册 6 角大洋。有学者总结丁福保医学译著
有"内容浅近，通俗易懂，容易被大众接受，社会普及性较强，价
格低廉，出版发行量较大"⑤ 的特征。

笔者通过对比分析《竹氏产婆学》中、日文版本，发现两者体
例相符，为全译本，中译本正文未做删减，书前增加了《丁氏医学
丛书总序》《论今日宜办速成产婆讲习所》《医学卫生报记事二
则》，另外将底本书末附录的《产婆试验规则》和《产婆试验受验
人应知之法规》放在了前言部分，删掉了附录中的《产婆试验

---

① 陈邦贤：《中国医学史》，团结出版社 2009 年版，第 189 页。
② 李经纬：《中外医学交流史》，湖南教育出版社 1998 年版，第 271 页。
③ 萧惠英等：《中西医百年期刊民国间医事实录：纪念丁福保创办〈中西医学报〉100
周年》，《中医药文化》2010 年第 3 期。
④ 中国科学技术协会：《中国中医药学科史》，中国科学技术出版社 2014 年版，第
131 页。
⑤ 张晓丽：《近代西医传播与社会变迁》，东南大学出版社 2015 年版，第 101 页。

愿》、《修业履历书》和《产婆报酬规定》（见表 1 - 10）。此外经比对发现中译本中的 6 幅插图在《竹氏产婆学》的 1900、1904、1909 三个日文版中均未收录，系丁福保翻译时所增补。6 幅插图分别是脏腑图、胎儿与胎盘运血图、双胎足月图、妊娠六个月之胎儿、妊卵图、横生图。其中胎儿与胎盘运血图、双胎足月图、横生图这 3 幅插图来自于合信的《全体新论》一书。

表 1 - 10　《竹氏产婆学》与其底本《简易产婆学》目录对照表

简易产婆学	竹氏产婆学
自序，本书引用书目，读者参考书目	丁氏医学丛书总序
	导言：书竹氏产婆学，包括《产婆试验规则》、《产婆试验受验人应知之法规》
	《论今日宜办速成产婆讲习所》、《医学卫生报记事二则》
目次	目次
产婆ノ职务	产婆之职务
产婆学	产婆学
解剖学	解剖学
生理学	生理学
容体ニ用コル医语	用于容体之医语
生殖	生殖
正规的妊娠	正规的妊娠
分娩期测定法	分娩期测定法
妊妇诊察法	妊妇诊察法
内诊ニ就テ注意	内诊注意
消毒法	消毒法
手ノ消毒法	手之消毒法
双合诊断	双合诊断
正规的分娩经过	正规的分娩经过
分娩ノ时间	分娩之时间
胎儿ノ位置	胎儿之位置
十则	十则（产婆之格言德国名医所作）

简易产婆学	竹氏产婆学
生理的分娩ニ临ンデ着手顺序	生理的分娩践行事之秩序
产妇摄生法	产妇摄生法
育儿法	育儿法
小儿营养	小儿营养
牛乳稀释表	牛乳稀释表
コンデンストミルク 稀释表	炼乳稀释表
成长	成长
睡眠	睡眠
排泄	排泄
初生儿ノ疾病	初生儿之疾病
乳儿ノ疾病	乳儿之疾病
产妇ノ疾病	产妇之疾病（目录无，正文中有）
产蓐热（又单ニ蓐热トイフ）	产蓐热（又单日蓐热）
分娩时ノ异常	分娩时之异常
手术篇	手术篇
第一 堕胎术（アボルト）	第一 堕胎术
第二 早产术（フリユトゲブルト）	第二 早产术
第三 回转术（ウエンドング）	第三 回转术
第四 娩出术（エキストラクチオレン）	第四 娩出术
第五 压娩术（エキスプレッシオレン）	第五 压娩术
第六 钳子手术（ツアンゲレ）	第六 钳子手术
第七 穿颅术（クラニオトミレ）	第七 穿颅术
第八 截胎术（エンブリオトミレ）	第八 截胎术
第九 腹壁切开术（ラパロトミレ）	第九 腹壁切开术
第十 帝王术（ラパロヒステロトミレ　又カイゼルシユニット）	第十 帝王术
第十一 腹壁切开及子宫摘出术（ラパロヒステレクトミレ一名ポルロレ氏手术）	第十一 腹壁切开及子宫摘出术
第十二 耻骨缝际切开术（ジンフイゼオトミレ又シセレムフレゲンシユニット）	第十二 耻骨缝际切开术

续表

简易产婆学	竹氏产婆学
第十三 腹壁腔切开术（ラパルエリロトミレ	第十三 腹壁腔切开术
附录 包括《产婆试验规则》、《产婆试验受验人心得》、《产婆试验愿》、《修业履历书》、《产婆报酬规定》	
半田屋发兑书目	新医书出版广告

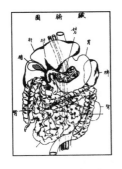
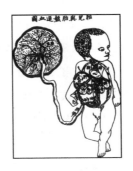
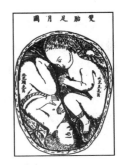
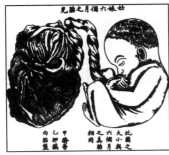
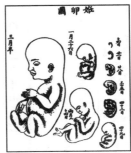
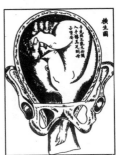

图 1-12　中译本《竹氏产婆学》增补的 6 幅插图

二　《竹氏产婆学》的主要内容和特点

《竹氏产婆学》中文译本封面注有：日本医学士竹中成宪原本，《竹氏产婆学》，总发行所上海文明书局。

《竹氏产婆学》涵盖的产科学知识比较广泛，先是解剖生理学知识，文中指出"产婆必要之学问曰产婆学，欲修产婆学当先学解剖学及生理之大意"①。其简要介绍了人体骨骼、皮肤、血管、韧带以及各个脏器在内的组织构造以及生理功能。对生殖系统解剖生理的介绍则比较详细，包括解剖学知识，如女性骨盆和内外生殖器、女性生理周期变化原理、受孕原理以及胎儿生理和各月发育情况等；诊断学知识，包括外诊、内诊、双合诊断，实际上包括视、触、听三种诊断方式。"外诊者观妊妇之容貌、乳腺之状态，腹部白线部之模样等，再以两手检查腹部及用听诊器听子宫内杂音是也。触诊腹部分为三期，第一触诊子宫底（两手）；第二触诊胎儿之背及其他部分（同上）；第三触诊儿头（双手）。内诊者以手纳入妊娠之膣内而触诊子宫是也。检察左之诸项：（一）子宫口之行、（二）子宫颈之硬软（软则为妊娠）、（三）子宫之位置。以右手纳入膣内左手自外诊视腹部谓之双合诊断。"② 疾病药物学知识，包括脚气、乳腺炎、产褥热、新生儿假死等疾病以及一些麻醉和消毒药物。

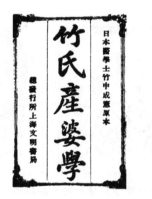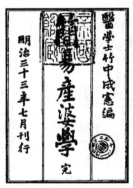

图 1-13　中译本《竹氏产婆学》与日文本《简易产婆学》书影

《竹氏产婆学》还开创性的介绍了西方营养学知识。列举了常见食物中含蛋白质、脂肪、糖类等各营养成分的比例，指出产妇应

---

① ［日］竹中成宪：《竹氏产婆学》，丁福保译，文明书局 1909 年版，第 2 页。
② ［日］竹中成宪：《竹氏产婆学》，丁福保译，文明书局 1909 年版，第 31—32 页。

食用易消化的食物，已经认识到"新鲜野菜之可食者宜间食之，若永久不食，易起齿龈出血之病，谓之坏血病，且大便亦燥结不通"①。另外还指出"脚气病在女子甚少，然妊妇及产妇则每有此病，其原因在吾人所食之米。而麦则为善良之谷类，常食之可免此病，又麦酒于此病亦最有益"②。此外，还详细介绍了人工喂养法，即小儿在各月需要的牛奶量及相应配比。对于母乳喂养者，介绍了每天哺乳的间隔时间、辅食添加时间以及断奶时间。可见日本十分重视营养学知识，以增进国民体格。民国时期营养学教师何静安就有此论断："日人素以矮小见称于世，惟其人民之习性，善取他人之所长，追随模仿。鉴于西人种族之强由于营养之佳良，故力事提倡，膳食乃科学化。加之以体育之请求，卫生之注重，人民体格遂日见魁硕，学术及工业尤见进展，营养之具有改变种族之力，于斯可见一斑。"③

产科技术：《竹氏产婆学》已准确地译介出"消毒法"，提出细菌致病的概念："宇宙间细微之有机体所在，皆是多为疾病之原因。此活物名微生物（细菌微菌），附着于空气中，衣服寝具人体之皮肤就中以两手为最多……今如以手或指纳入阴部，必须将附着之细菌洗除净，盖此杀菌之法谓之杀菌法，又名消毒法，此杀菌之药品谓之消毒药。"④列举出适宜产妇使用的诸如升汞、石炭酸、硼酸类消毒药物以及注意事项，指出在没有消毒药品时，应该选择煮沸法："若无前记各药品则用煮沸之水洗之亦可，沸水能杀菌物，入其中，细菌皆死，谓之杀菌水。罐头食物之能不腐败即因煮沸（杀菌）之故，煮沸者，即消毒法也。"⑤详细叙述了手之消毒法："宜先剪短指爪，置温汤中以石硷及刷子洗涤其手后再以消毒药洗

---

① ［日］竹中成宪：《竹氏产婆学》，丁福保译，文明书局1909年版，第13页。
② ［日］竹中成宪：《竹氏产婆学》，丁福保译，文明书局1909年版，第14页。
③ 何静安：《营养学》，商务印书馆1937年版，第2页。
④ ［日］竹中成宪：《竹氏产婆学》，丁福保译，文明书局1909年版，第34页。
⑤ ［日］竹中成宪：《竹氏产婆学》，丁福保译，文明书局1909年版，第37页。

之。"① 强调做内诊时应该选择胡麻油、甘油、花士林中某一种涂于手上以做消毒润滑之用。明确指出违背消毒法会导致产褥热，危及产妇生命："行内诊时，苟背右列之各法，妊妇必罹生殖器之传染病，产妇有发热者，谓之产褥热，常有因此病而死者，产科之所最可危也。"② 简明扼要地介绍了产褥热的概念、病因、分类、症状及应对方法："蓐热为葡萄球菌及脓连锁球菌所起之热病，产科中最危者也，原因自消毒法不完全而来。此症有二种，甲败血症，乙脓毒症，其症候俱恶寒发热，惟甲种于产后二三日即发，乙种于产后一周间始发，于产妇生命均甚危险，故当力避为要。避之之法即预防法，产前勿与不洁物相接触，产时行严重之消毒是也。故产妇若于产后恶寒而体温升腾者则当速乞医师诊视。"③ 另外强调新生儿眼病也多是因为产婆不注意消毒、不讲卫生所致："产妇罹淋症者颇多，又初生儿多有因患眼病而致盲者，皆由产婆轻忽故也。"④

《竹氏产婆学》之"手术篇"，包括堕胎术、早产术、回转术、挽出术、压娩术、钳子手术、穿颅术、截颅术、腹壁切开术、帝王术、腹壁切开子宫摘出术、耻骨缝际切开术、腹壁腔切开术等，共13篇，对近代西医学中的产科技术进行了介绍。同时指出产科手术只有医师可以实施，产婆只能使用回转术："产科之手术颇多，虽皆医师之事，在产婆不必实地行之，然苟知其名称及大体，则当医师施手术时亦可相助为理也。"⑤ 因此虽列举了以上13种产科手术，但详细介绍的惟有回转术："惟回转术于不得已时（例如近邻无医师或即有医师而来甚迟等）产婆可自行之。"⑥ 由此可见，日本产科医和产婆之间的职责划分。详细介绍了回转术的概念、种类、实施方法、适用范围及注意事项。"回转术者以胎儿自然的位

---

① ［日］竹中成宪：《竹氏产婆学》，丁福保译，文明书局1909年版，第36页。
② ［日］竹中成宪：《竹氏产婆学》，丁福保译，文明书局1909年版，第83—84页。
③ ［日］竹中成宪：《竹氏产婆学》，丁福保译，文明书局1909年版，第83—84页。
④ ［日］竹中成宪：《竹氏产婆学》，丁福保译，文明书局1909年版，第37页。
⑤ ［日］竹中成宪：《竹氏产婆学》，丁福保译，文明书局1909年版，第94页。
⑥ ［日］竹中成宪：《竹氏产婆学》，丁福保译，文明书局1909年版，第95页。

置为人工的变换而令其易于分娩也，欲达此目的须令胎儿之身体于子宫内回转乃可。"① 种类分为"外回转术""内回转术""双合回转术"，产婆需要了解的是"外回转术"，因为"行此术时不用麻醉药，但自腹壁外变换胎儿之位置"。外回转术包括"头位外回转术"和"足位外回转术"，前者为"变横位及骨盆端位为头位之法"②，术式为"令产妇卧于头部之侧，若于背卧时行之，则当高其骶骨部，术者使用两手以一手引胎儿之头，令向子宫口，他手押臀部于其反对方向，令入子宫底部"③。"足位外回转术"由于产婆不必行之，故未做介绍。

《竹氏产婆学》的特点：1. 主要针对平产，内容浅显易知。《丁氏医学丛书总序》中有言："生殖器之解剖生理，妇人与男子不同，关于生殖器之疾病又极繁多，于是设妇人科学，妇科中分别为一类专论妊娠生产等事者曰产科学，于产科中择浅显易知老媪都解之学以应民间普通生产之用者曰产婆学。"④《竹氏产婆学》主要为产婆所用，应对普通生产，内容浅显易知。

2. 消毒、卫生意识浓厚，文中对消毒方法的介绍不厌其详，在前后多处强调消毒的重要性。除了上文所述的消毒法、内诊、产褥热等相关叙述，还特地将德国有名学者所作的十则产婆格言单独列出："第一外诊当屡行之，内诊宜少；第二心音当频频察听有剧急变化之事；第三胎胞无故不可破，不可以指尖入子宫口；第四外诊既行，慎弗内诊，凡头部背部臀部胎盘多自外部触诊；第五手指及指甲宜清洁不可有臭恶之气；第六设有不能明了之事及母子危险之时当速乞医师诊视；第七后产当忍耐守候，若卵膜有残留必为产婆之罪；第八检查会阴慎弗少懈，设有破裂当速乞医师疗治；第九当

① ［日］竹中成宪：《竹氏产婆学》，丁福保译，文明书局 1909 年版，第 95 页。
② ［日］竹中成宪：《竹氏产婆学》，丁福保译，文明书局 1909 年版，第 96 页。
③ ［日］竹中成宪：《竹氏产婆学》，丁福保译，文明书局 1909 年版，第 96 页。
④ 丁福保：《丁氏医学丛书总序》，《医学世界》1908 年第 3 期。

始终清洁；第十产婆两手不洁则有害产妇之健康必为产婆之罪。"①除第二条、第六条、第七条之外，其他七条均直接或间接与消毒清洁、保持良好的卫生习惯有关。可见此书不仅在于介绍产科知识，也希望借此唤醒国民的消毒卫生意识。

3. 重视孕产妇及新生儿的卫生和保健。文中强调"产婆当注意于妊妇平日之摄生，在分娩时若为正规而平易者，可自己处置之，如或有异常，则当聘西法医师以佐助。在分娩后当司产妇及初生儿之看护，在村落无医师之处，设遇不正规之分娩，亦不可不善为处置"②。单独介绍了"产妇摄生法"和"育儿法"，强调产婆在产褥的前九天应注意产妇的体温、脉搏、大小便、食欲、外阴状体态和乳汁分泌量等，介绍了这一时期产妇在饮食、居住、衣着、休息等各方面的注意事项。对小儿护理和营养知识的介绍也甚为详尽，如初次入浴的水温、时长、入浴时对脐带和眼睛的特殊护理等。这些实为西方孕产期保健知识传入之开端。

二 《竹氏产婆学》的文本表达与术语处理

《竹氏产婆学》规范了各种产婆学名词概念及术语的使用，详细地规定了各种概念名称。如产婆学："产婆必要之学问，曰产婆学"③；解剖学："研究人体构造之学，曰解剖学"④；生理学"研究活物体诸现象之学曰生理学"⑤；消化："消化者变食物为便溺，其目的在输入食物中之滋养分于血液"⑥；细菌："宇宙间细微之有机体所在，皆是多为疾病之原因，此活物名微生物（细菌微菌）"⑦；消毒："今如以手或指纳入阴部，必须将附着之细菌洗除净，盖此

① ［日］竹中成宪：《竹氏产婆学》，丁福保译，文明书局 1909 年版，第 52 页。
② ［日］竹中成宪：《竹氏产婆学》，丁福保译，文明书局 1909 年版，第 1 页。
③ ［日］竹中成宪：《竹氏产婆学》，丁福保译，文明书局 1909 年版，第 2 页。
④ ［日］竹中成宪：《竹氏产婆学》，丁福保译，文明书局 1909 年版，第 2 页。
⑤ ［日］竹中成宪：《竹氏产婆学》，丁福保译，文明书局 1909 年版，第 9 页。
⑥ ［日］竹中成宪：《竹氏产婆学》，丁福保译，文明书局 1909 年版，第 11 页。
⑦ ［日］竹中成宪：《竹氏产婆学》，丁福保译，文明书局 1909 年版，第 34 页。

杀菌之法谓之杀菌法，又名消毒法。"① 营养："取人乳以外之物养
小儿者谓之人工营养法。"②

《竹氏产婆学》中所用解剖、生理、消化、细菌、消毒、营养
等这些名词都是从日本传入的。在这些沿用的日本名词中，实际上
可以分为两类，一类是日本将中国古典词的原义加以改造，以对译
西洋的概念，如解剖一词，杉田玄白等人译的《解体新书》凡例中
指出："唯灵枢中有解剖而视之语，则汉人古必有其法焉"，这是最
早将古代汉语"解剖"与现代"解剖学"联系起来的实例，明治
以后，日本正式将 anatomy 译为"解剖学"③；另外还有一类是日本
在翻译西洋概念时运用汉字造词法创造的新词。有学者对民国时期
国立编译馆出版的科技名词统一译名词典所收词汇进行了统计，其
中，中译和日译相同的科学名词共 2777 个之多，中国借用日译名
词占大部分。可见中国在翻译日本科技书籍、引进日本科技教科书
的同时，日本科技名词也被介绍到中国，当时传入中国的许多科技
词汇一直沿用至今，成为现代汉语中的一个重要组成部分。④ 产科
学名词也不例外。

《竹氏产婆学》注重中西医结合的术语表达。该书在译介时，
也使用了一些中医术语。由于日本皇汉医学和中国传统医学在术语
表达方面极为一致，故丁福保在翻译时采用了一些中医术语来表达
相应的内容。近代著名医学史家马伯英就指出："丁福保兼擅中西
医学，因此在他的丛书中体现出强烈的中西医汇通思想，这是无法
回避的。"⑤ 丁氏自身在《丁氏医学丛书总序》中也指出学习西医
目的在于求中西医学之会通。《竹氏产婆学》一书中所用术语也体
现了这一点，如"妊娠之征候""产妇摄生法""小儿下痢时则略

① ［日］竹中成宪：《竹氏产婆学》，丁福保译，文明书局 1909 年版，第 34 页。
② ［日］竹中成宪：《竹氏产婆学》，丁福保译，文明书局 1909 年版，第 72 页。
③ 关捷：《日本与中国近代历史事件》，社会科学文献出版社 2006 年版，第 761 页。
④ 关捷：《日本与中国近代历史事件》，社会科学文献出版社 2006 年版，第 760—763 页。
⑤ 马伯英：《中国医学文化史》，上海人民出版社 2010 年版，第 496 页。

浓之"，此处之征候、摄生、下痢，皆为中医学专用术语。

三 《竹氏产婆学》的影响

丁福保译介的医书在中国医学界产生了重要的影响，《丁氏医学丛书》在德国都郎万国赛会及罗马万国卫生赛会皆列入最优等，得文证奖牌等物，又得内务部状证二纸，可见此丛书质量之高，影响之大。① 医史学家李涛在《关于医学教科书》一文中就明确指出中国新医书的印行当自宣统元年丁福保译书刊行作始②。马伯英在《中国医学文化史》一书中称赞道："丁福保先生所开创的翻译日文医学书籍，揭开了汉译西医文献在华普及推广的新篇章，它对中国人的影响远远超出欧美传教医师半个世纪的努力。西医文献的翻译自此由中国人自己选择、独立承担了。留日学生在西医词汇统一问题上做出了相当的贡献，疏通了翻译文字的关隘。"③

首先，《竹氏产婆学》是中国首部近代汉译日文产科学著作，也是"丁氏医学丛书"中收录最早的产科学著作，1908 年初版，1909 年再版，到 1940 年已经有 6 个版本，发行量相当之大，且价格低廉，从其再版的速度、次数以及发行量可以看出其受欢迎程度，正如后人所说丁福保医学译著具有"大众接受度高，社会普及性较强"的特点。

其次，此书也被中西医学会附设的函授新医学讲习社采纳作为产科参考书，具有极大的知识传播和应用价值。民国时期中华医学会编译部的鲁德馨就指出："丁氏书……大部分译自东籍，篇幅简短，行文流畅，虽不合医学校之用，但颇为中医及一般普通社会所欢迎……其于新医学知识之播散，却不无相当之功绩。"④

---

① 牛亚华、冯立昇：《丁福保与近代中日医学交流》，《中国科技史杂志》2004 年第 4 期。

② 李涛：《关于医学教科书》，《中华医学杂志》1932 年第 6 期。

③ 马伯英：《中国医学文化史》，上海人民出版社 2010 年版，第 499 页。

④ 鲁德馨等：《新医来华后之医学文献》，《中华医学杂志》1936 年第 11 期。

再者,《竹氏产婆学》除了译介日本产科学知识外,还是国人消毒卫生意识和孕产期保健意识的启蒙。除此之外,此书还将日本先进的产婆管理理念和制度介绍至中国,唤醒了世人变革中国助产事业的意识。

最后,日译产科名词的大量传入,并且沿用至今,对于中国进一步接受和传播西医产科学知识与文化起到了十分重要的作用。

第四节　西医产科学发展与国人
自编的产科学著作

20 世纪上半叶,西医产科学取得了一些新的进展,包括产前保健、妊娠诊断、对子痫的认识、产科止痛这些方面。这一时期随着留学生归国,本土西医人才逐渐增多,编著产科书籍的任务开始由国人自己承担,并且多由妇产科专业人士负责。国人自编的作为教学之用的产科学著作主要有瞿绍衡的《产科学讲义》,杨元吉的《生理胎产学》和《病理胎产学》。产科科普类著作也十分之多,如姚昶绪的《胎产须知》《胎产病防护法》《妊娠与娩产》,俞松筠的《科学的达生编》等。这些书籍是西医产科学知识传播的重要媒介,也是产科学教育和医疗的知识载体。

《产科学讲义》由留日妇产科学家瞿绍衡参考"医学先进各国之产科书籍,撮其要义,存其精华,删其繁琐不切之理论,参以我国之旧说及个人临床之经验"① 自编而成,1928 年初版,1939 年增订再版。书中很多地方均参考日本东京帝国大学妇产科教授磬濑雄一所著的《新撰产科学》,是瞿氏担任慈惠学校产科学讲师时所用的讲义。书中涵盖的产科学知识全面系统,包括解剖生理学、诊断学、疾病药物学、妇婴保健、手术学等知识,具有兼顾中国本土特

---

① 瞿绍衡:《产科学讲义》,瞿氏夫妇医院 1928 年版,序。

点、破除传统产科迷信的特点。该书作为助产学校教科书，深得医界精英的推崇，一经推出，不久便售罄，是西医产科学传播的重要载体。

《生理胎产学》由杨元吉编著，是其在同德产科学校任教时所用的讲义，1928 年初版，1930、1933 年分别再版。杨氏"在中学时即有志医学，后毕业同济大学医科，于胎产学尤具精深之研究，刻任教上海同德产科学校，著《生理胎产学》一书，采摭西医学理者半，根据一己经验者半，条理详明，叙述周到，更有图表多种，俾能一目了然，可作学校教课，可供自修参考，直接影响国民身体之健康，间接培养国民科学之头脑，其有裨于国家社会，诚非浅鲜也"①。书中例言指出"是书乃采德国名医所著之产科专书多种，删繁取简，译著而成……作学校之教科书固可，即自修者得此亦可藉供研究……泰西人名、地名、药名及术语有意可译者译之，无意可译者，概录原文，其有为科学名词审查会所译定者，悉依其审定本采用"②。此书被同德③、中德④、大德⑤等多所德式助产学校采纳作为教学用书，借助德医的社交圈在上海甚为流行。这三所助产学校均属于德式助产教育模式，其历任

---

① 杨元吉：《生理胎产学》，杨元吉医师诊所 1933 年版，程时煃序。

② 杨元吉：《生理胎产学》，杨元吉医师诊所 1933 年版，例言。

③ 1924 年由德国医学会郑邦彦等十人发起创办，定名为"同德产科学校"，校址设于麦根路（今石门二路），1930 年迁至山海关路。以同德妇孺产科医院为实习医院。历任校长为李元善、郑邦彦、周君常、杜克明、金问淇等。见赵婧《近代上海的分娩卫生研究 1927—1949》，上海辞书出版社 2014 年版，第 108 页。

④ 1923 年，俞松筠在静安寺路张家浜（今南京西路新昌路）创办中德医院，后附设平民产科医院。1925 年又设立"中德产科女医学校"。1930 年更名为"中德助产学校"。后因学生日渐增多，原址不敷应用，遂于 1934 年 2 月租赁中正中路（今延安中路）一处房屋，并自建新屋作为教室、宿舍及免费病房使用，校长谢筠寿。至 1945 年建校 20 周年时，已有毕业生 35 届，计 1000 余人。见赵婧《近代上海的分娩卫生研究 1927—1949》，上海辞书出版社 2014 年版，第 109 页。

⑤ 大德助产学校 1928 年由太仓人唐庆岳创办，校址在戈登路（今江宁路）。杨元吉被聘为校长，朱仰高为教务长。创始之初学生人数有 30 名，10 年后增至 250 名左右。有大德医院可供学生实习并收治产妇。见赵婧《近代上海的分娩卫生研究 1927—1949》，上海辞书出版社 2014 年版，第 109 页。

校长如李元善①、金问淇②、俞松筠③、谢筱寿④、杨元吉等几乎都毕业于上海同济医学院，或者有留德经历。学校招收学生均要求通过英语或德语水平测试，开设德语课程，使用译自德国的教材或者德文原版教材，聘用德式医学教育人才担任教员，所用医疗器械和药品大多也是来自德国，在注重实习、课程安排密集方面也与德国助产学校类似。⑤

本节以《产科学讲义》为中心，对此书的作者、内容、特点和影响进行探讨。

一 作者瞿绍衡

瞿绍衡亦名瞿钧，上海市川沙县人。早年就读于南洋中学，后赴日本学医，就读于大阪医科大学。求学期间，鉴于"中国数千年来，人类之接生，专委其重任于无知的产婆，而凡为男子者，目为秽亵而不为，致岁杀妇婴无算"⑥，已志在妇产科，但"当时吾国

---

① 李元善，1915 年进入同济大学德语预科班，1921 年去德国继续深造，1926 年从德国弗莱堡大学获得医学博士学位，在该校医院妇科工作，1927 年返回中国，先后在母校同济医学院任教，然后成为同德妇孺产科医院主任和同德助产学校校长。见［德］卢娟立《新女性与现代医学：民国上海助产士培养中的德国因素》，乔洋敏译，《医疗社会史研究》2019 年第八辑。

② 金问淇，1919 年就学于上海同济医学院，1920 年赴德国格丁根大学和弗莱堡大学医学院深造，获医学博士学位。1925 年回国后，在上海开业行医，并先后任上海同济大学医学院妇产科主任、教授。见浙江省平湖市委员会文史资料委员会编《平湖文史资料·第 3 辑人物专辑》，第 67 页。

③ 俞松筠，字养元，浙江省吴兴县人。1915 年毕业于上海圣约翰中学。后考入上海同济大学医学院，1922 年毕业，后以妇产科专科医师在沪悬壶执业，并开办医院、助产学校。见刘绍唐编《民国人物小传 第 18 册》，生活·读书·新知三联书店 2016 年版，第 123 页。

④ 谢筱寿，1913 年毕业于浙江公立医药专门学校（浙江大学医学院前身），先后就职于上海红十字医院和济生医院。1927 年获得日本东京帝国大学医学硕士学位后，再次留学德国，获汉堡医科大学博士学位。1933 年，与人合作创办《家庭医学》杂志，同时在上海生生、大德、人和等助产学校任教。抗日战争胜利后任上海市立第五医院院长，兼上海中德助产学校校长，上海医学会、医师公会理事。见何小莲《近代上海医生生活》，上海辞书出版社 2017 年版，第 279 页。

⑤ ［德］卢娟立：《新女性与现代医学：民国上海助产士培养中的德国因素》，乔洋敏译，《医疗社会史研究》2019 年第八辑。

⑥ 瞿绍衡：《增订产科学讲义》，上海生生医院 1939 年版，夏慎初序。

习尚于旧礼教，所谓男女授受不亲者也。胎产而请男医者，决无之事也，故友好之间，有以将来难于发展相劝阻者"①，瞿氏并未因此改变自己的志向，而是坚定的从事妇产科："人俱此心，则吾国妇产科将永无造就之望矣，宁愿牺牲一己之私，而以改进妇产科学为己任。"② 1916年毕业归国，到北京与方石珊合创慈惠学校于首善医院，任产科讲师。1922年，创办瞿氏夫妇医院于北京西长安街，专治妇产科，1923年奉教育部之命赴瑞士、德国访学。1924年归国时，慈惠学校已停办。于是在瞿氏夫妇医院内附设女子产科学校，继续致力于培养助产士。1932年，迁瞿氏夫妇医院到沪创设生生助产学校。1933年为学生增加实习起见，扩充瞿氏夫妇医院房舍及设备，更名生生医院。1937年"八·一三"抗战起，在院内设立难民产妇病房，造福难胞，颇受称誉。同时还在中德助产学校、大德助产学校执教妇产科。③

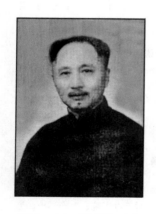

图1-14 瞿绍衡（自《增订产科学讲义》）

瞿氏一生致力于改进中国产科事业，创办产科医院，开设助产学校，编撰产科教材。除此之外，还关注助产相关的政策法规，希望为政府建言献策。对产科医患关系也极为注重，不断为之发声，希望不要因此影响中国产科事业的发展。

《产科学讲义》中附有《拟请更换助产妇名称及增高助产妇程度扩大助产妇权限并编订国定助产学教范之意见书》一文。文中瞿氏表达了自己对更换产婆名称、助产士是否可以实施产科手术以及编订助产学教科书的意见。此文同时刊载于1928年

① 瞿绍衡：《增订产科学讲义》，上海生生医院1939年版，夏慎初序。
② 瞿绍衡：《增订产科学讲义》，上海生生医院1939年版，夏慎初序。
③ 政协川沙县委员会文史资料委员会：《川沙文史资料 第3辑》1991年版，第120页。

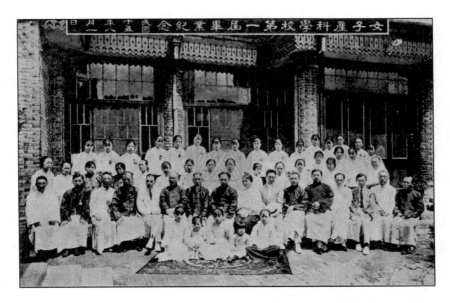

图 1-15 女子产科学校第一届毕业纪念（自《女子产科学校毕业纪念册》）

的《医药学》杂志上。其实这篇文章是瞿绍衡、全绍清、焦鼎聘、沈维城、张汉光等医界人士受委托审查中央卫生会第四次会议出台的第四案助产妇管理规则、第五案管理旧式产婆暂行规则及施行细则时给出的一些建议。①

瞿氏梳理了关于产婆和助产士一词的历史变迁及争论："我国对于处理生产事物之人旧时称之为稳婆或曰收生婆、看生婆、媪婆、坐婆、产婆，各从其习惯，初无定义。西历 1809 年时，日本贺川有斋氏著产术论，其坐草术条下始沿用我国产婆字样。1890 年绪方正清倡议产婆名称之不当而主张更换为助产妇之新名词。其时台湾及朝鲜总督府即采用之，今其国内大都市及各府县亦都采用矣。我国内务部初定为产婆盖皆仿效日本也。此项名称是否适于我国，近来颇成争点。广州以助产妇为不当改之为产科师，上海则欲

---

① 瞿绍衡：《医药杂识：拟请编订国定助产学教范及增高助产妇程度扩大助产妇权限并更换助产妇名称之意见书》，《医药学》1928 年第 5 期。

改助产妇为产科女医生，说者各其一理，莫衷一是。"①

瞿氏认为在中国国情下应该更改助产妇名称，并根据受训程度高低分别称为产科女医与产科女医士："著者以为所谓产婆、所谓助产妇、所谓医师者，要皆不过区别其学术程度之深浅耳。盖因其无科学之根底也而名之为产婆，因其无产科手术之技能及其他治疗之本领也，而名之为助产妇，因其曾习医学各科及治疗诸法也，而名之为医师。换言之，即产婆、助产妇及医师之名称不应以其人而区别，应依其所入学程度之高下而定之，方为得当……查产科之名义，德文为 Geburtschife。Geburt 者，产也，Schife 者，助也。产科即 Geburtschife，亦即助产之意也。助产与产科字义上本无程度不同之可言，既得谓之助产妇，即得谓之为产科妇，然妇为女子已嫁之称。今之执行助产业务者，未必尽为已嫁者，妇字实属不妥，不如改为女士之较为适当。也既当改为助产女士则即得谓之产科女士，故著者以为助产妇之名称可以依其学校之程度而别为产科女士与产科女医士二种。如此区别则一切无谓之争议或可以此解决矣。"②

关于助产士是否可以实施手术。1928 年内政部出台《助产士条例》规定助产士只能接平产，不能实施手术，瞿氏指出这一规定"于法于理，均不可通"③，中西情况不同，不能照搬国外法律规定："查东西先进各国，取缔助产妇之规则，莫不有助产妇除消毒灌肠及剪脐带等外，不得施行外科手术及使用产科器械与药品等之明文。盖以为以此规则，限制助产妇，可以免除意外之危害也……在彼医学发达而医师随地皆有之国，固可如是辩理……在医学幼稚之我国，而亦欲动辄曰速请医师，则在穷乡僻壤固无论矣，即在比较繁盛之区，恐亦不易觅医，纵使可向邻市觅医，然遇时机危急而

① 瞿绍衡：《医药杂识：拟请编订国定助产学教范及增高助产妇程度扩大助产妇权限并更换助产妇名称之意见书》，《医药学》1928 年第 5 期。

② 瞿绍衡：《医药杂识：拟请编订国定助产学教范及增高助产妇程度扩大助产妇权限并更换助产妇名称之意见书》，《医药学》1928 年第 5 期。

③ 瞿绍衡：《医药杂识：拟请编订国定助产学教范及增高助产妇程度扩大助产妇权限并更换助产妇名称之意见书》，《医药学》1928 年第 5 期。

迫不及待之际，为之助产者，岂亦将谨守法规，坐视彼可救之命而听其自毙耶？"① 指出解决办法在于提高助产教育程度，让助产士接受难产训练，进而增加其权限。

鉴于"人人之主张不同，处处之办法各殊，则程度分歧统一尤难"②，瞿氏建议分等级开办助产学校："凡在官公立或私立医学校及病院设立之助产学校，期在二年以上三年以下毕业。经教育部或内务部核准备案者为高等助产妇或产科女医，得施医师所有一切产科手术。其他设立之助产学校，期在一年以上二年以下毕业，经官厅考试及格者，为普通助产妇。各省区地方长官，如因该地助产人才缺乏，而准许之半年以上一年以下之助产学讲习所毕业者，为简易助产妇。普通助产妇与简易助产妇遇有难产及其他异常时，除救急需置外，须请医师或高等助产妇（产科女医），不得自行手术。"③

但这一分等级开办助产学校和扩大助产妇权限的建议并未被政府采纳，不能应对难产成为助产士面临的现实困境。很多助产士特别是在农村行医的助产士难免会遇上难产，无法及时转送医院或者请医师过来，此时若依照法律坐视不管固然可以明哲保身，但是违背自己治病救人的医学信仰，势必会心有不安；若是以挽救母婴生命为先，一旦发生意外，势必面临产科诉讼。不管如何，都是一种两难的选择。

1943 年，国民政府公布《助产士法》，对助产士权限的限制依旧，瞿氏对此再次发声，指出我国助产教育程度一再提高，现在助产士的接生水平已经超过一些普通医师，完全可以处理难产，建议政府扩大助产士权限："我国助产教育程度近卅年来，已一再提高，向时入学资格限于高小毕业者，今改为初中毕业，向时修学期限定为二年者，今增为三年，且产科学程，在第二第三学期，每星期各

① 瞿绍衡：《医药杂识：拟请编订国定助产学教范及增高助产妇程度扩大助产妇权限并更换助产妇名称之意见书》，《医药学》1928 年第 5 期。
② 瞿绍衡：《医药杂识：拟请编订国定助产学教范及增高助产妇程度扩大助产妇权限并更换助产妇名称之意见书》，《医药学》1928 年第 5 期。
③ 瞿绍衡：《医药杂识：拟请编订国定助产学教范及增高助产妇程度扩大助产妇权限并更换助产妇名称之意见书》，《医药学》1928 年第 5 期。

三小时，第三第四学期每星期产科模型各一小时，此外更有产科实地练习一年。及观教育部规定医学校院产科学程，不过一年，每星期仅二小时，总计授课时间，已不及高级助产学校远甚，且国内医学校院，类多缺少产科实习机会，是助产士对于产科之学问经验，以及临诊之技能，当无不及普通医师之理……大率高级助产士，具有实地导产一年之经验，至少有一般医师普通产科之技能。对于产科手术，自不必取缔过严。"①

关于产科医患关系，《产科学讲义》中附录了《著者对于严某因妻严李氏难产伤胎与北平某医院发生纠葛之评断书》一文，指出"此篇本非讲义，但于产科学术及经验上极有关系，尝为本校学生讲演"②，可以看出瞿氏非常关注产科医患关系。瞿氏也对其他产科诉讼案例发表了自己的观点，发表了《对于沈文达控告葛朱二女医案之我见》《田俞讼案之意见（就学理上立论）》等文章。

瞿氏对产科诉讼屡发的现状表示担忧："医界涉讼事件数见，尤以产科新医被控者，接踵而起，殊不能不具临深履薄之感。"③ 认为分娩期间极易发生变故，接生者动辄得咎，对于产科的发展极为不利，希望司法、媒体、社会各界加以重视："顾人生本无不死，且无时不可死，俗视生产为妇女之生死关头，欧洲亦有女子比男子多一死之成语，良以生产期间，每有种种意外之急变，我辈既不易前知，又颇难预防，仓卒之间，常有乏术回天之憾，此个中人类能道也。因不能挽救，而即归罪于接生者，是真难乎其为产科医矣。此点不得不有望于贤有司注意及之也……所冀社会人士、我界同人，以及司法诸公，秉笔记者，慨放公正眼光，加以研究，产科前途，实利赖之。"④

---

① 瞿绍衡：《对于助产士法第九条第十条应予修正之建议》，《助星医药刊》1945年第6/7期。

② 瞿绍衡：《产科学讲义》，《瞿氏夫妇医院》，1928年版，第305页。

③ 瞿绍衡：《对于沈文达控告葛朱二女医案之我见》，《医药评论》1934年第115期。

④ 瞿绍衡：《对于沈文达控告葛朱二女医案之我见》，《医药评论》1934年第115期。

从医患权利的角度总结了近代西医在华发展缓慢的原因。一方面在于民众对新医缺乏信仰，就医时屡屡更换医者，出现意外便对医者吹毛求疵："国人对于医者之信仰心，素甚薄弱，而尤以对于新医为然。常见其初就医也，谁不歌功颂德，神仙不啻，及药下而不即见效，则疑心参半。若症状正在进行期，而稍加沉重，则二三其德，屡易他医矣。迨不幸病卒，则不察病体如何，病毒如何，为之医者，一若名落孙山之外，文章处处皆疵也"①；另一方面在于政府缺乏对医生权利的保障："产科医之责任，较任何一科为重，实关系母儿两命，故医药涉讼事件，关于产科者特多，尤以政府无保障，社会无是非之我国，为医师者其不蹈虎履冰者几希。"② 颇值得深思的是，瞿氏指出的影响近代西医产科发展的两个因素，即国人屡换医者的求医习惯，医生权利无法得到保障，至今仍是医学发展的不和谐因素。

二　《产科学讲义》的主要内容

《产科学讲义》封面注有：上海瞿绍衡著，《产科学讲义》，发行者瞿氏夫妇医院，印刷者财政部印刷局。其内容包括以下 4 部分。

（一）产科学基础知识

《产科学讲义》按照妊娠生理、分娩生理、产褥生理、妊娠病理、分娩病理、产褥病理的顺序进行书写，涵盖了最新的产科学进展，产科知识体系全面系统，先是生殖系统解剖生理相关的介绍，包括女性内外生殖器、女性生理周期变化原理、受孕原理以及胎儿生理和各月发育情况等解剖生理学知识；诊断学知识，特别是妊娠诊断的方法，将相应症状分为不确征、半确征、确征，并着重介绍了新近比较权威的妊娠血清诊断法及其原理，指出 "Abderhalden 氏发明妊娠血清诊断法以来，世之研究产妇科者莫不奉为圭臬而试

---

① 瞿绍衡：《田俞讼案之意见（就学理上立论）》，《民众医药汇刊》1935 年第 2 期。
② 瞿绍衡：《田俞讼案之意见（就学理上立论）》，《民众医药汇刊》1935 年第 2 期。

之"①；疾病药物学知识，全面介绍了妊娠、分娩、产褥期各类疾病的原因、症状、诊断、分类和治疗，对某些少见的疾病如脐带附着异常、妄想妊娠、胎儿畸形还有详细的病案记录。指出产科医应携带的药物种类包括消毒、麻醉、催产等，具体如升汞、石炭酸、酒精、来苏尔、硼酸、橄榄油、葡萄酒、樟脑油、催产素、硝酸银等。另外也介绍了一些中药的作用，比如半夏、茯苓、乾姜可以治疗妊娠恶阻，蓖麻籽油和大黄有促进排便的作用。极为详细地介绍了催产药物的种类、使用时期和禁忌："麦角剂虽有诱起阵痛之确效，然于胎儿排出以前不宜使用。松果腺浸出液是为理想的阵痛催进之佳剂。"②

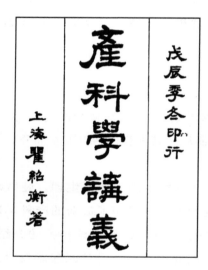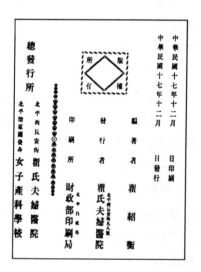

图 1-16 《产科学讲义》书影

（二）妇婴保健知识

《产科学讲义》详细介绍了经期、妊娠期、产褥期的注意事项以及新生儿看护和喂养法。

---

① 瞿绍衡：《产科学讲义》，瞿氏夫妇医院 1928 年版，第 45 页。

② 瞿绍衡：《产科学讲义》，瞿氏夫妇医院 1928 年版，第 68 页。

经期身体和精神均不能过度劳累，饮食需容易消化，注意清洁，不能行房："妇人月经时其摄生保护之法，应较平日注意，而严寒酷暑之际，尤当格外慎重，精神肉体不可过事劳动，长途旅行种种激动身体之举亦当禁忌，盖月经时抵抗薄弱，神经敏锐，易受杂病也。月经时务宜清洁其外阴部之粘液血液，当以温水洗净，毋使堆集而妨卫生。月经带以每月更迭为善，不然恐有不洁物传染之虞也。月经时之饮食物以滋养而消化者为宜，经中行房为害尤大，不特激动神经，祸及血行，且有输送病菌进攻子宫以酿重症之虞。"①

妊娠期间要注意饮食、运动、毋行房事："饮食以冲和澹泊为正，节厚味禁腥浊，毋饮醇酒，毋食异味要之，向之所好恶者，不必变更……朱丹溪曰世之难产者，往往见于郁闷安佚之人，富贵豢养之家，贫贱辛苦者，无有也。诚哉，朱氏之言也。盖妊娠远非疾病，何必坐卧不动，不动则消化不良、大便秘结、痔疾不眠等症相继并起，而分娩经过之中，每多发生障碍……妊娠中交接为害事，则古今所见一也。"②

瞿氏特别强调流产后摄生的重要性："薛立斋曰小产重于大产，大产如栗熟自脱，小产如生采，破其壳，断其根蒂。诚哉，薛氏之言也。盖世之以流产后摄生不慎而殇于非命者，不可以数计矣。"③

产褥期摄生要注意以下事项：居室应"广阔幽静，空气流畅，室温摄氏十八度内外者为宜，日光换气以间接为佳，俗尚暗房者，陋习也"④；分娩后"褥妇至少就褥一二周间，初二三日专取仰卧位以防空气窜入子宫……一周以内其饮食授乳大小便等均以不离床褥为善，盖起立过早，则因此时子宫重大且各韧带尚迟缓柔软而有子宫转位或下垂脱出及出血之虞也。褥妇之离床期，循子宫之收缩

① 瞿绍衡：《产科学讲义》，瞿氏夫妇医院1928年版，第16页。
② 瞿绍衡：《产科学讲义》，瞿氏夫妇医院1928年版，第79—81页。
③ 瞿绍衡：《产科学讲义》，瞿氏夫妇医院1928年版，第248页。
④ 瞿绍衡：《产科学讲义》，瞿氏夫妇医院1928年版，第187页。

状态及恶露之性量如何而定之，即恶露量少，色淡，子宫收入骨盆内于耻骨缝上不能按摸者，可以离床"[1]；衣衾应"清洁温暖"；由于褥妇精神极易感动，"凡足感触褥妇精神者无论喜怒哀乐概当禁避"[2]；饮食"总以消化不过量为善"[3]；要注意通便："褥妇每以肠蠕动机缓慢与腹腔内压下降而起便结，分娩后三日无便，虽无大妨，然秘结过久有害心身，不可不设法以使之通也，其通之之法，宜缓和不宜峻剧，先施灌肠（微温水胰子水甘油等）若无效则投以……蓖麻籽油等缓下之剂，大黄有移行于乳汁之弊，故当禁忌"[4]；阴部之处置："以清洁阴部为首要……分娩后一周间内须每日用消毒温水或稀释消毒液拭之"[5]；乳房之处置："褥妇如无特别事故，总以自行授乳为善，盖母乳实为小儿之最良营养品也，授乳不特有益小儿且利产褥复旧机能。"[6]

初生儿看护要注意"皮肤清洁、沐浴、勤换衣物、湿润局部撒亚铅华淀粉等剂，若已糜烂则涂以 lanolin 或 vaselin"[7]；注意"脐带断痕之处置"[8]；初生儿黄疸"几属生理，毋需特别疗治，惟注意其大便足矣"[9]。

初生儿应尽量用母乳喂养："小儿之营养品实无驾乎母乳以上者也，欲得健康小儿，非用母乳营养不可，盖母乳之性质与母体血液同，故有白色血液之称，在胎内以母血营养小儿，出生后忽以牛乳等他种食物与之，则安得不使弱儿蒙其害哉，母乳为哺乳儿之最良营养品"[10]，并且"人乳通常无病原菌混杂，然于牛乳则因采取

① 瞿绍衡：《产科学讲义》，瞿氏夫妇医院 1928 年版，第 187 页。
② 瞿绍衡：《产科学讲义》，瞿氏夫妇医院 1928 年版，第 188 页。
③ 瞿绍衡：《产科学讲义》，瞿氏夫妇医院 1928 年版，第 188 页。
④ 瞿绍衡：《产科学讲义》，瞿氏夫妇医院 1928 年版，第 189 页。
⑤ 瞿绍衡：《产科学讲义》，瞿氏夫妇医院 1928 年版，第 189 页。
⑥ 瞿绍衡：《产科学讲义》，瞿氏夫妇医院 1928 年版，第 189 页。
⑦ 瞿绍衡：《产科学讲义》，瞿氏夫妇医院 1928 年版，第 190 页。
⑧ 瞿绍衡：《产科学讲义》，瞿氏夫妇医院 1928 年版，第 190 页。
⑨ 瞿绍衡：《产科学讲义》，瞿氏夫妇医院 1928 年版，第 191 页。
⑩ 瞿绍衡：《产科学讲义》，瞿氏夫妇医院 1928 年版，第 193 页。

及其他种种处置而混入之故，能酿成小儿胃肠疾患"①。母乳喂养对产妇也有好处，可以"藉以增进食欲而多营养，且促子宫收缩以使恶露早净，产褥经过佳良"②。促进乳汁分泌的最好办法是让乳儿多吸："分娩之后，母乳分泌无多，有至三日乃至十日而犹不见分泌者，亦不可速断其为无乳者也，盖乳之分泌非吸不增，若以小儿温暖之口吸之则除母体不健外，乳汁必见增多，若因初期不足即以牛乳或他种营养物补之，而不令再吸，则母乳之分泌不特永无增加之希望，并且有减少之不利。"③ 喂养孩子要注意每日哺乳次数和间隔时间："世之育儿者，偶尔啼泣即行授乳以致积食过多，伤及胃肠发生下痢、吐乳等症者比比皆是，夏期口渴，尤易犯此积弊。" 另外要注意保持乳房清洁，用温水、酒精、硼酸水清拭之"防止小儿口腔炎及胃肠症"④。

（三）产科技术

《产科学讲义》详细介绍了各类产科手术的适应症、实施条件、手术准备方法和式式。包括人工妊娠中绝术、器械的子宫颈管扩大法、子宫颈管及子宫口扩大术、骨盆扩大术、人工破水术、回转术、胎儿体势匡正术、脐带还纳术、胎儿压出法、头位胎儿娩出术、骨盆端位娩出术、胎儿缩小术、帝王切开术等。

三 《产科学讲义》的特点

（一）兼顾中国本土特点

《产科学讲义》十分注重中国本土的特点，注意到月经周期、骨盆径线等生理参数各国均有不同，试图统计中国本土数据。

瞿氏指出初潮年龄受气候、地理位置等诸多因素影响，因此各地均有所不同，我国却没有相应的统计，"世界文明各国莫不有女

① 瞿绍衡：《产科学讲义》，瞿氏夫妇医院1928年版，第193页。
② 瞿绍衡：《产科学讲义》，瞿氏夫妇医院1928年版，第194页。
③ 瞿绍衡：《产科学讲义》，瞿氏夫妇医院1928年版，第194页。
④ 瞿绍衡：《产科学讲义》，瞿氏夫妇医院1928年版，第196页。

子月经调查之统计，不仅国然也，一乡有一乡之统计，一村有一村之统计，取其平均以为标准，故医者有所把握，而治疗得其准，即地方卫生行政之方针亦可得此以为参考而定趋向，诚至大至急之务而不可须臾缓者也。我国则不然，除黄帝素问有女子二七而天癸至之外，别无可靠之统计矣。"① 瞿氏自己进行了统计，得出我国月经初潮平均年龄为十三岁："余当日本留学时代，夙有憾于此事，尝刊表式分送宇内，然而数千年习惯致然，卒无相告而愿未偿。虽然历年宿志不苟遗忘，丙辰毕业后，问世京师，随时叩记，迄今十有二载，其得数不过一万九千八百四十五，虽为数不多，不足云我国女子月经初潮之标准，然亦未始不可为后人之参考也。兹据余一万九千八百四十五人之数统计之，则最早者六年一个月，次为十年八个月，最迟者十九年七个月，平均凡十三年八个月。"②

瞿氏也注意到"骨盆各径线之长短不但各国妇女不同，即同一国之妇女亦各互有参差，故医学精进之国，一国有一国之统计，一乡有一乡之统计，我国则尚未致意于是也"③，其在留学日本时就关注到骨盆问题，认为骨盆测量是产科的一项重要工作。"骨盆为分娩时胎儿经过之要道。其大小之计测，实产科上惟一之要点，盖骨盆之大小，不特依人种而不同，即同一人种亦依其体格而异也。是以欧美各国，均早有统计，立定比准。我国医学上则无此法……当余留学日本之际，即专注于是，回国后对于产妇两科，一心提倡，不遗余力。惟初接病人时，往往不知所措，盖一切未有比准也。在我国之英美德法各外国医，以其本国平均为标准，实则事属推测，不无贻误也。"④ 瞿氏回国后，在北京开展产科教育和医学实践，在1916—1923 年这七年间测量了 1236 例女性骨盆，通过与德国和日

① 瞿绍衡：《产科学讲义》，瞿氏夫妇医院 1928 年版，第 10—11 页。
② 瞿绍衡：《产科学讲义》，瞿氏夫妇医院 1928 年版，第 11 页。
③ 瞿绍衡：《产科学讲义》，瞿氏夫妇医院 1928 年版，第 90 页。
④ 瞿绍衡：《产科学讲义》，瞿氏夫妇医院 1928 年版，第 91—92 页。

本的骨盆数值相比较，显示比德国小，与日本接近。① 除了关注骨盆的测量常数，瞿氏也关注缠足这一陋习对骨盆倾斜角的影响，认为缠足会导致女性骨盆倾斜角度增大，进而影响分娩："缠足妇人之平均度大，天然足妇人之平均度小，其弊固不特身体的健康障害，尤有影响于分娩机转者，不待言而喻矣，幸自民国以来明令申禁而不再有蹈其覆辙者。"②

宋国宾在为《产科学讲义》增订版作序时即指出现在医校所用课本大多是国外原著，与中国本土情形不相符："余观今日中国之医校，有可悲之现象在焉……至于课本，悉用原著，按其内容，每有与吾国情形不相吻合者。"③ 事实上"世界各国，因种族之不同，气候之各异，发生之病症，亦不能完全相同，故有世界所同有之病，更有同为一病而中西症状不同之病"④。可悲的是"吾国教者，瞢焉不察，祇知人云亦云。依傍外人书籍为金科玉律，据而授之学生，而一无所增损，此非尤可悲之事耶"⑤。其认为理想的医学课本要"以中国病症为主体，以中国文字著述之，收集材料，加以研究，用科学方法记录其病状，观察其症结，远溯其病因，研究其疗法，而为中国病症之写真"⑥。而这样的著作十分少见，只有《产科学讲义》符合这一要求："环顾国内，殊鲜此作。近乃得瞿绍衡氏增订产科学讲义而读之，方知余之理想，不终为理想之谈也。"⑦

（二）破除传统产科迷信

《产科学讲义》充分肯定了传统中医产科中的一些正确理论，如妊娠期应该合理运动、小产后亦要注意调养等孕期指导建议，同

---

① 瞿绍衡：《产科学讲义》，瞿氏夫妇医院 1928 年版，第 92 页。
② 瞿绍衡：《产科学讲义》，瞿氏夫妇医院 1928 年版，第 94 页。
③ 瞿绍衡：《增订产科学讲义》，上海生生医院 1939 年版，宋国宾序。
④ 瞿绍衡：《增订产科学讲义》，上海生生医院 1939 年版，宋国宾序。
⑤ 瞿绍衡：《增订产科学讲义》，上海生生医院 1939 年版，宋国宾序。
⑥ 瞿绍衡：《增订产科学讲义》，上海生生医院 1939 年版，宋国宾序。
⑦ 瞿绍衡：《增订产科学讲义》，上海生生医院 1939 年版，宋国宾序。

时也力求用科学知识破除传统中医产科中的迷信思想。

瞿氏指出月经并非不洁,而是一种生理代谢机能:"上古之人无论东西各国均以女子月事为不洁,经潮时,家人不与共寝食,群集之地,不许插足,倘有秘而图混者,处以极刑……盖以今日生理学言之,月经为女子之生理的代谢机能,除混有粘液及上皮外,与其他体部之血液无所分别,何不洁之有哉。"①

瞿氏认为预知胎儿男女的相关说辞均不可信:"无论东西今古,俗尚男尊女卑,故关于男女两性发生原因之研究,早成一大问题,纷纷臆说,无足凭信。"② 指出双胎是正常现象,无需惊奇:"我侪人类以单胎妊娠为常有,一产二胎三胎者,俗谓之畜生腹,故人皆羞恶之,然以产科学上妊娠之原理言之,毋谓双胎,即四胎、五胎亦无足奇异也。不过以其实例无多,少见多怪耳。"③ 批判传统中医关于妊娠的饮食禁忌:"至于妊妇食雀肉令子多淫……食蟹横生,食兔缺唇……等俗说,迷信之谈,不足信也,然则食牛鹿者生角,食野猪者生牙,食章鱼者生八足乎,愚惑无稽不通殊甚。"④ 强调初乳并无毒,并且对新生儿来说营养价值极高:"初乳不特有浚下作用,抑且为分娩后数月内哺乳力仅少之乳儿之最良营养料,盖其营养料较永久乳多,而可以少量乳汁足充其营养之资也。我国俗习常以初乳为有毒,而另投种种浚下之剂以谋泄除胎毒,而致诱发胃肠疾患者,可谓谬且愚矣。"⑤ 指出畸胎是胎儿发育障碍所致,并非鬼神报复,无需羞愧:"畸形儿俗云怪胎,以为神鬼之所祟,而成人皆羞而恶之,然以科学的胎生学证之,实因胎生时发育之障碍过剩结果之所致,何羞,有何恶为。"⑥

瞿氏在《增订产科学讲义》自序中指出应该以进步的观点看待

① 瞿绍衡:《产科学讲义》,瞿氏夫妇医院 1928 年版,第 16 页。
② 瞿绍衡:《增订产科学讲义》,上海生生医院 1939 年版,第 29 页。
③ 瞿绍衡:《增订产科学讲义》,上海生生医院 1939 年版,第 75 页。
④ 瞿绍衡:《增订产科学讲义》,上海生生医院 1939 年版,第 79 页。
⑤ 瞿绍衡:《增订产科学讲义》,上海生生医院 1939 年版,第 194 页。
⑥ 瞿绍衡:《增订产科学讲义》,上海生生医院 1939 年版,第 288 页。

学术理论，批驳传统产科中的谬论："科学日新，医为尤甚，盖医学论据之是非，往往随科学研究之进步而变迁，研究愈精，真理愈出，故各国医学书籍，咸以愈新为愈贵。我国旧医学则不然，尊金匮之言，为不可改，崇肘后之方，为不可易，将错就错，以讹传讹。千百年来，无丝毫之进步者。职是之故，精虫之大，不过0.05cm，卵子之大，为 0.2cm，明知精虫小于卵子四倍，故受胎时，祇有精虫窜入卵子，而旧医书则曰'阳精先入，阴血（卵也）后参，横气来助，精开裹血'，精小血大，安得而裹。葡萄胎初亦普通之妊娠，后因绒毛细胞发生病变而成胞囊，状如葡萄，故遂以名。旧医书则曰'鬼交梦孕'。胎在腹中，如人浮水，多则易动，故体位无一定，旧医书则曰'在左为男，在右为女'，既定之男女，岂能一日而数易。显属无稽之谈，而名医引为口禅。诸如此类，不遑枚举。"①

余云岫在为《增订产科学讲义》作序时也指出中国传统产科中有很多不科学的内容，流毒当世："金元以来之医学空想相尚，复古相高，产科之著作极富，所本者金匮、病源、千金……诸书。因革损益，以空想为左右，凭己意而去取，佐之以幸中偶合之术，纬之以穿凿附会之议论，以是而戕产妇，杀胎儿者，不知凡几。至于今日科学昌明，而空虚诬罔之学，犹传习人间，蛊惑青年。"② 认为瞿氏一书可谓"力辟谬种以破迷信，其功盖不下于禹之治洪水，周公之驱猛兽也"③。

四　《产科学讲义》的影响

《产科学讲义》出版后，不久便售罄，可见其受欢迎程度："十七年付刊，谬承各方采用，未浹岁而书罄。"④ 有读者在看到

---

① 瞿绍衡：《增订产科学讲义》，上海生生医院1939年版，自序。
② 瞿绍衡：《增订产科学讲义》，上海生生医院1939年版，余云岫序。
③ 瞿绍衡：《增订产科学讲义》，上海生生医院1939年版，余云岫序。
④ 瞿绍衡：《增订产科学讲义》，上海生生医院1939年版，自序。

《产科学讲义》一书后专门给瞿氏写信询问预产期计算相关问题：
"绍衡大医师，顷在友人家，得读先生大著产科学讲义（十七年
版），欣佩莫名。其中妊娠时间一节，仍未解决我之疑问。"① 可见
《产科学讲义》在知识阶层颇具影响。此外，《产科学讲义》一书
作为助产学校教材，受到诸多医界精英的夸赞，庞京周、余云岫、
夏慎初、俞松筠、汪企张等医界知名人士纷纷为其作序，其影响力
可见一斑。

第五节　近代西医产科学著作的传播、发展与影响

　　近代西医产科学传播过程中，产科书籍的译介和编撰大体经历
了由医学传教士到早期知识精英的译介，再到本土妇产科人才自行
编撰三个阶段，产科学著作的本土化程度不断深入。传教士在翻译
产科学著作时结合国人的接受情况和自身翻译旨趣，对底本和具体
翻译内容均有所选择，借用传统中医产科学术语，以便国人理解，
其翻译的产科学著作基本具有现代产科学知识体系，反映了当时西
医产科学的发展水平；随着本土知识精英和妇产科专业人才开始主
动承担起翻译西医产科学书籍的任务，以及本土医学名词统一活动
的推进，产科学知识和术语体系进一步完善。本土妇产科人才开展
专业研究和调查，结合本土情况编撰含有国人生理数据（骨盆和月
经）的产科学著作，成为"以中国病症为主体，以中国文字著述
之……为中国病症之写真"的理想产科学课本，产科学著作进一步
本土化。

　　近代西医产科学的知识来源是多元化的，早期来自欧美，如博
济医局译介的《胎产举要》、江南制造局翻译馆译介的《产科》和

① 瞿绍衡：《瞿绍衡覆王平书》，《大声》1933年第1期。

博医会译介的《伊氏产科学》。甲午中日战争后，经由日本翻译了大量的产科学著作，由于日本医学多模仿德国，因此这些源自日本的产科学著作，不管是竹中成宪的《简易产婆学》，还是磐濑雄一的《新撰产科学》都参考了大量的德文产科书籍，因此可以说间接反映了德国新近的产科学知识。多元化的产科学知识来源让近代中国处于世界产科学发展的知识网络之中，得以紧跟产科学的发展步伐。

随着西医产科学的发展，译介至国内的产科学知识也不断调整、更新、完善。《胎产举要》按照骨盆结构、正常妊娠、异常妊娠、正常分娩、异常分娩、正常产褥、异常产褥、产科手术的顺序进行书写，基本具备了现代产科学知识体系。《伊氏产科学》将骨盆结构移到正常分娩部分进行介绍，不同的版本均按照正常妊娠、正常分娩、正常产褥，异常妊娠、异常分娩、异常产褥、产科手术的次第顺序进行书写，框架体系基本保持不变，具体知识内容和详略程度则根据西医产科学研究的最新进展，随时进行增删修订。比如《伊氏产科学》1912年再版时，卵子植入、胚胎发育、毒血症这部分内容随着英文底本发生了较大的变化，介绍了新的产科手术，对已被弃用的耻骨联合切除术仅稍作提及，用新的插图替换了陈旧的插图。后来的产科学著作基本也延续妊娠、分娩、产褥这一框架体系依次对产前产中产后的生理病理情况进行介绍。随着营养学知识的进步，一些产科学著作增加了新生儿喂养相关论述。另外，随着西医产科学知识快速进展和积累，为了方便编排，一些产科学著作进行了更为细致地划分，出现了生理产科学、病理产科学、产科手术学、产前保健相关的专门著作。

西医产科学著作的翻译过程中，产科学术语不断完善，最初的产科学著作所用术语因为没有统一的规则，多有歧误，未被沿用。随着日本医学名词的传入和应用以及医学名词审查工作的开展，后面译介的以及国人自编的产科学著作比较注重统一术语，名词歧误的现象有了很大的改观。

不同时期的产科著作在传播西医产科学知识上发挥了重要作用，这些著作不仅是临床参考用书，大部分还被学校采纳作为教学用书，是产科教育和医疗实践的知识载体，影响深远。博医会译介的《胎产举要》和《伊氏产科学》不仅"活人无算"，而且被很多教会学校采纳作为教科书，不胫而走，流传广泛；江南制造局译介的《产科》是一代知识分子的科学启蒙；丁福保的《竹氏产婆学》《妊娠生理篇》《分娩产褥生理篇合编》《产科学初步》等产科译著作颇为中医及一般普通社会所欢迎，于新医学知识之播散，有相当之功绩；杨元吉的《生理胎产学》《病理胎产学》，瞿绍衡的《产科学讲义》被助产学校用于教学之用，受到很多德日派医学精英的推崇；张方庆译介的《产科学》在学界评价颇高，被誉为"高级医学校学生之课本，而临床医学家亦可以引为参考，诚中文产科破天荒之书籍也"；中华医学会鲁德馨翻译的《伊何二世近世产科学》对底本进行了精心选择，内容"包括最广而不繁复，其于顺产难产之处理，以及孕时产后疾病之消弭与疗救，皆莫不切中肯綮，适合实用"，颇有影响，"可谓巨制矣"。

第二章

中国近代西医产科技术的
引入与传播

　　张大庆指出医学诊疗技术不仅塑造了医生的科学家形象、确立了医院的中心位置、重构了医患关系，还在一定程度上改变了医生、病人对于疾病的认知和态度。[①] 可以说，医学技术在推动医学进步的同时，也对社会文化进行了重塑。产科作为兼具实践性质的一门学科，产科技术随着医疗实践的开展对传播西医产科学起着十分重要的作用，与抽象地知识宣传相比，产科技术的实施具有更加直观的宣传效果，更容易吸引大众，改变国人对西医产科学的固有观念。本章主要探讨近代西医产科技术引入与传播的历史过程、影响因素及其带来的社会文化影响。

第一节　应对难产：产科手术与产前
保健技术的引入与传播

　　教会医院和传教士医生是西医产科手术实施的先行地和先行者。早期在手术方面，教会医院因为在眼科和外科治疗上疗效颇佳获得了一定的声誉。在产科方面，由于传统性别规范的原因，去教会医院寻求产科服务的比较少。医学传教士雒魏林（Lockhart，

---

　　① 张大庆、陈琦等：《近代西医技术的引入和传播》，广东人民出版社 2019 年版，前言。

W.）指出："中国的产科完全由女人主导。"① 1854 年开始来华行医传教的嘉约翰医生撰文总结了中国的产科情况："虽然我来之前，已经有外国医生在广州行医接近二十年，但几乎从未有人找他们处理难产。我到广州后，有垂死的产妇来寻求帮助，但只在极少数的情况下，一年只有 2—3 个这样的案例。"② 传教士医生们目睹了很多中国产妇的悲惨遭遇，意识到华人不肯求助于西医产科，除了对西医感到陌生之外，比较重要的在于"男女有别"的性别规范。哈里斯（Harris R.）指出解决这一问题的办法在于："训练助产士，呼吁受过教育的女医传教士进入中国，因为中国妇女更喜欢由女医生负责接生。"③ 嘉约翰也尝试通过招收女医助手突破西医产科在中国遇到的性别和文化障碍。1879 年博济医院开始训练女学生。1882 年，教会派遣女医传教士赖马西来华帮助嘉约翰管理博济医院产科部门④。1884 年，女医生富马利加入博济医院。随后，各地教会医院提供产科服务逐渐增多，如杭州广济医院、北京道济医院、广州柔济医院等。专门的妇孺医院也越来越多，如上海西门妇孺医院、北京妇婴医院、苏州妇孺医院等。

我国传统产科认为分娩是自然事件，加之缺乏应对难产的办法以及男女授受不亲的性别规范，造成了产妇在求助西医时一般已到了垂死阶段，除了产科手术已经别无他法。1893 年《申报》载："沪上虽有西医院之设，苟不至命悬如缕，谁肯送往生孩。"⑤ 这也导致近代西医产科传入时，展现较多的是通过手术应对难产，展现起死回生的神奇效果。

① Lockhart W., *The Medical Missionary in China: A Narrative of Twenty Years' Experience.* London: Hurst and Blackett, p. 160.

② Kerr J. G., "Obstetrics and Gynaecology in China", *New York Journal of Gynecology and Obstetrics*, Vol. 4, No. 89, 1894, pp. 615–616.

③ Harris R, "The Practice of Obstetrics among the Chinese", *The American Journal of Obstetrics and Diseases of Women and Children*, Vol. 14, No. 3, 1881, p. 581.

④ ［美］嘉惠霖：《博济医院百年（1835—1935）》，沈正邦译，广东人民出版社 2009 版，第 149 页。Thompson B. G., *Earthen Vessels and Transcendent Power: American Presbyterians in China, 1837–1952*, Maryknoll, NY: Orbis Books, 1997, p. 88.

⑤ 《沪滨琐事内第三节所记》，《申报》第 7255 号，1893 年 7 月 3 日。

20 世纪初，为了降低难产的发生，更好地保障母婴健康，西方国家开始建立产前保健体系，通过测量骨盆、检查胎位和孕妇尿液等措施提前预测可能出现的意外，并尽早进行矫正以预防难产。随着西医产科学在中国的传播与发展，中国产科学界也认识到通过产前保健可以避免难产的发生，可以更便捷、更有效、更经济地应对难产。北京协和医学院（下文简称"协和"）从 1920 年起开始设立产前门诊，提供产前检查服务。1927 年协和妇产科医师杨崇瑞进修回国后从协和妇产科转到公共卫生系担任讲师，兼任北京第一卫生事务所保健科主任，在其倡议和推行下，产前保健成为公共卫生机关和医疗机构的常规工作。

一 产科手术

随着医学传教士进入中国，西医产科学早期展示的是其救治难产的神奇功效。广州博济医院是西方医学传入的先行地，早期博济医院史料记载中，与产科相关的几乎都是通过产钳、碎胎术、剖腹产等产科手术以应对难产。兹摘录如下：

"1860 年，黄宽医生为一个中国妇女施行了第一例碎胎术。嘉约翰医生曾找他一起商量此事。这是医院记录的第二个生小孩的病例。"[①]

"1883 年使用器械接生的病例据报告有四起，其中有三例是由赖马西医生施行的。其中最后一例的孩子得救，母亲开始阵痛仅二十四小时，嘉约翰医生就赶到了。其余三例中，有一例痛了四天，一例是三天，还有一例两天。"[②]

"我（嘉约翰医生）在（1883 年）11 月 8 日被召去看一名在产前阵痛中的妇女，这是她第一个孩子，她痛了已经有八天……她体内胎儿的头骨已经被接生婆弄破，而钳子滑脱了，我因此不得不打开头部，去掉脑子，用钩子把胎儿拔出来……几乎每一年都有上

---

① ［美］嘉惠霖：《博济医院百年（1835—1935）》，沈正邦译，广东人民出版社 2009 版，第 121 页。

② ［美］嘉惠霖：《博济医院百年（1835—1935）》，沈正邦译，广东人民出版社 2009 版，第 147 页。

述这样的病例发生，我被召去的时候已经太迟，做手术的唯一作用是向人们展示，我们有一套方法能够解决问题，如果及时来找我们的话，很多时候可以保住母亲的生命，有时候母子都可以保平安。"①

"（1892 年）第三胎经产妇，骨盆出口生长一实性软骨瘤，阻塞骨盆出口。足月临产后，在氯仿麻醉下，在脐至耻连间行腹壁及子宫切口，顺利取出活婴儿，丝线缝合子宫切口。术后有发烧，盆腔脓肿，术后 5 周坚持出院。未能随诊，产妇可能死亡。"②

最后这条记载是中国第一例剖腹产手术，在当时引起了很大的轰动。1892 年 8 月 13 日，颇有影响的《申报》对其进行了报导：

"西医治病颇著神术，近数年来华人见其应手奏效，亦多信之。粤坦筑横沙某蛋妇，身怀六甲，至临盆时，腹震动而胎不能下，阅一昼夜，稳婆无能为计，气息奄奄，濒于危矣。其夫曰：'是宜求西医治之。'其夫遂驾舟载妇至博济医院。适女医富氏因事他出，男医关君见其危在旦夕，恻然动念，为之诊视。谓儿已抵产门，只因交骨不开，故碍而不下。若剖腹出之，幸则犹可望生；不幸而死，亦自安于命而已。其夫遂为侥幸万一计，听其剖视。医士乃施以蒙药，举刀剖腹，穿其肠，出其儿，则女也，呱呱而啼，居然生也。随缝其肠，理而纳之腹中；复缝其腹，敷以药，抚之安卧。数日寻愈，妇乃将儿哺乳以归。如关君者真神乎其技矣。"③

报道中的关君是博济医院的关约翰医生④（Swan, J. M.）。8 月 27 日，《点石斋画报》也对这一手术进行了图文并茂的宣传，当日《申报》头版宣传《点石斋画报》时也特别强调该期画报中有《西

① ［美］嘉惠霖：《博济医院百年（1835—1935）》，沈正邦译，广东人民出版社 2009 版，第 147 页。

② 肖温温：《中国近代西医妇科学史》，《中华医史杂志》1995 年第 3 期。

③ 广州市人民政府地方志办公室编：《地方史志与广州城市发展研究》，广州出版社 2013 年版，第 290 页；明甫：《剖腹出儿配文》，《点石斋画报（影印本）·第 3 集·竹九》，广东人民出版社 1983 年版，第 71 页；《申报》第 41 册（影印本），上海书店 1987 年版，第 773 页。

④ 关约翰，1860 年出生于美国俄亥俄州，1885 接受美国长老会海外传教委员会派遣，到达广州担任嘉约翰助手，开始行医传教。

医则剖腹出儿》①。9月，关约翰在《博医会报》上发表《剖腹产》
（The Caesarean Section）一文，与报纸宣传不同的是其并没有说产
妇痊愈，而是推断可能死亡。

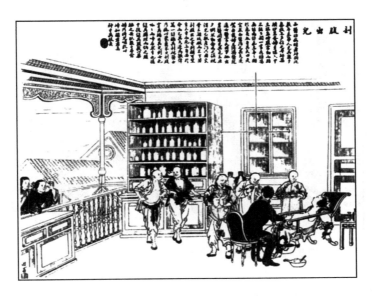

图 2 - 1　剖腹出儿（自 1892 年《点石斋画报》）

1896 年 1 月 10 日，《点石斋画报》又刊登了一则《剖割怪胎》
的新闻，当日《申报》头版也宣传了画报有《怪胎也开以刀》的
内容，手术是在上海同仁医院实施的。大概意思是产妇临产，产婆
无法救治，求助西医，剖腹之后发现是怪胎②。

1904 年《警钟日报》刊登了“康女士之神技”一文：“周藩台
之媳临产时，身患重病，子久不下，遍求名医，无能为力，女士投
药一剂，登时病愈，子下，神乎其技矣。”③

从这些报道中我们可以看出产妇及家属是在产婆无能为力，已

---

① 明甫：《剖腹出儿配文》，《点石斋画报（影印本）·第 3 集·竹九》，广东人民出版
社 1983 年版，第 71 页；《申报》第 41 册（影印本），上海书店 1987 年版，第 773 页。

② 何元尤：《剖割怪胎配文》，《点石斋画报（影印本）·第 5 集·文二》，广东人民出
版社 1983 年版，第 15 页；《申报》第 41 册（影印本），上海书店 1987 年版，第 593 页。

③ 《康女士之神技》，《警钟日报》1904 年 10 月 22 日。

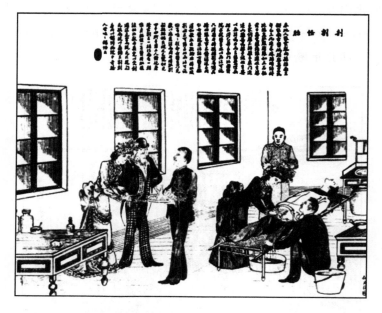

图 2-2　剖割怪胎（自 1896 年《点石斋画报》）

经"气息奄奄，濒于危矣"的状态下求医的，抱着"侥幸万一计，听其剖视"的心态，手术成功后，产科手术在患者心中留下了"神乎其技"的印象。

早期产科偏重于救治难产，并不是博济医院的个例，而是西医产科学传入中国的普遍现象。原因一方面在于产科手术是西医先进的象征，是其与中医产科相比的优势所在。1893 年 3 月《博医会报》上有文章记录了传教士对中国产科学的看法："从内科医生的角度看，中国的产科学十分有趣，内容十分丰富，但是手术学知识几乎没有。助产全交由无知村妇处理，为害不浅，一旦发生难产，母婴几乎难逃一死。产婆接生导致的外阴、阴道、宫颈严重撕裂随处可见。子宫破裂亦非罕见，更有甚者，胎儿手臂、肩膀被折断。遇到骨盆畸形的案例，产婆更是束手无策，并且隐瞒不说，直至产妇生命危在旦夕。经常有医生在产程迁延一周甚至更长时才被请去帮忙。"① 传统产科对于难产无能为力，一旦发生难产只能听天由命，医学传教士德贞（Dudgeon，J）注意到中国产婆"只司接洽之劳，既不识生育之理，更不知脏腑之道"，若遇平安生育则无事，"遇难产之妇无策以就其生也"②。而西医产科应对难产则可以随症施治，屡有效验，神乎其技。

另一方面是由于"男女授受不亲"的性别规范，导致产妇在求助时，已经别无办法，只能通过产科手术进行救治，情况稍微好一点的还可以使用产钳，大部分情况下都只能通过风险极高的碎颅术和剖腹产作最后的尝试。1880年以前，早期来华传教士中女性极少，而在传统性别规范影响下的中国女性坚持"宁死不就男医"，这就导致向男医生寻求帮助的产妇，基本都是产程已经持续多时，本地产婆用尽所有办法依旧无能为力，已经性命攸关之时，抱着死马当活马医的心态被其家属送来的。嘉约翰在1870年设立了产科病房，到1876年，只有4个产科案例，嘉约翰对此深感痛心："在一个谬论盛行的国家，紧急情况下往往出现野蛮的医疗手法，而且很多时候是在不知所措的情况下推行。一年当中有几百个婴孩及母亲无辜牺牲……中国人口众多，如果能估计这一半年来的统计数字，在惨痛中死亡的人数会是多么惊人？"③ 1891年的《博医会报》也指出："众所周知，中国产妇不会在难产刚刚发生时就来寻求帮助，要等到所有办法都用尽了，产妇已有生命危险时才会找他们。这里所指的办法，包含去找那些毫无用处、不理性而无知的女人，她们的方法一点用处也没有。"④

---

① Thomson J. C.，"Surgery in China"，*CMMJ*，Vol. 7，No. 1，1893，p. 5.

② 高晞：《德贞传：一个英国传教士与晚清医学近代化》，复旦大学出版社2009年版，第247页。

③ 姜钟赫：《东亚"病妇"：清末西医产科在广州和香港的发展》，《"中央"研究院近代史研究所集刊》，2020年第107期。

④ 转引自王秀云《不就男医：清末民初的传道医学中的性别身体政治》，《"中央"研究院近代史研究所集刊》2008年第59期。

翻看早期的《博医会报》，也可以发现其关于难产救治的案例记载不在少数，且大多数手术都是在产程迁延多日之后才实施的，兹录如下：

1884年，女传教士伍德哈（Woodhull，K. C.）来到福州负责妇女儿童工作，1889年3月伍德哈在给《博医会报》编辑部的信中说："本地女医生有很大的施展空间，在福州少数提供西医服务的女医生业务越来越繁忙。在我被叫去处理的案例中，产科案例最多，并且通常是需要外科手术的难产案例。不久前，我连续三次被叫去处理胎儿手臂已经下降至阴道的横位难产，还有一次需要实施碎颅术。"①

1885年，赖马西成为博济医院女医师以后，博济医院接诊的产科案例迅速增加。1885年54次产科出诊，其中许多都太迟了。1886年赖马西医生出诊508次，上门为女病人看病，其中应有一半以上是生小孩的病例。②

1889年，在山东行医的聂会东（Neal，J. B.）用碎颅术治疗了一例胎儿因母亲妊娠后阴道闭锁未能娩出，宫内死亡3个月才被取出的案例："我立即准备进行碎颅术。3个小时后，我成功地把头颅一块一块取出来了，没有伤及母亲，将胎儿的手臂分离后取出，最后取出躯干和腿，在后续手术过程中，患者外阴严重撕裂，一直到大腿边缘，阴道和直肠间也有轻微的撕裂。"③

1893年传教士医生汤姆森（Thomson，J. C.）报告："1890年2月22日，我被叫去处理胎儿宫内脑水肿的一个案例，分娩已经持续超过4天了，产妇处于崩溃的边缘。我不时担心产妇会死在我的手中，但最终成功接生。之后用了补药（restoratives）和兴奋剂

---

① Woodhull K. C.，"Correspondence"，*CMMJ*，No. 2，1889，p. 79.

② ［美］嘉惠霖：《博济医院百年（1835—1935）》，沈正邦译，广东人民出版社2009年版，第149页。

③ Neal J. B.，"Imperforate Vagina-Craniotomy"，*CMMJ*，Vol. 3，No. 4，1889，pp. 155 - 157.

（stimulants）。第二天她就想起床，打算做家务！一周后开始四处走动，就如同英国女性在产褥期结束后一样健康，尽管她必须在黑暗、肮脏、没有窗户、无法呼吸新鲜空气的环境中渡过恢复期。"①

1891 年医学传教士达文波特（Davenport，C. J.）报告："一个多月前，我被当地女传教士请去帮助处理已经持续很久的一个难产案例。产妇是重庆江北地方首长的第三个太太，18 岁，分娩已经进行 3 天。我猜测本土技艺已经用尽，他们才来寻求帮助。"② 达文波特另外处理过两个难产案例。

1893 年，麦克林（Macklin，W. E.）报告："处理了 7 例产科案例，有两例是肩先露，一例进行了碎颅术，产妇最终因为子宫破裂而死，还有一例在到来之前已经去世。还有一例产婆已经将胎儿的身体扯下，头依旧卡在里面。阴道干燥损伤严重。用了产钳，没有效果，不得不停下来，改用钝角钩（blunk hook）将颅骨弄碎，十分困难的将颅骨碎片取出。"③

1896 年，蓝道（Horace，R. A.）报告："产婆已经将胎儿的脚拉出来，胎儿依然娩不出来，产妇的丈夫向他寻求帮助。"④

1897 年惠特尼（Whitney，H. T.）在《博医会报》上发表《7 年多的医学传教工作》一文总结了美国传教会在 1890—1897 这七年间在福州地区的医学传教工作，福州、邵武等三个地区共处理 200 例产科案例，其中大部分为难产。⑤

1901—1902 年菖蒲医学传教会报告了 7 个产科案例。其中 2 例阻塞性难产，孩子死亡，采用碎颅术；1 例枕后位，胎儿已经死亡，母亲濒临死亡，实施碎颅术将胎儿取出，20 分钟后母亲因震

① Thomson J. C., "Surgery in China", *CMMJ*, Vol. 7, No. 2, 1893, p. 72.
② Davenport C. J., "Correspondence", *CMMJ*, Vol. 5, No. 3, 1891, p. 186.
③ Macklin W. E., "Notes on cases", *CMMJ*, Vol. 7, No. 2, 1893, p. 186.
④ Horace R. A., "Chinese barbarity", *CMMJ*, Vol. 10, No. 2, 1896, p. 173.
⑤ Whitney H. T., "Seven more years of medical missionary work", *CMMJ*, Vol. 11, No. 2, 1897, p. 173.

惊和疲惫死亡。①

1902 年，伦敦会医院报告两例使用产钳的难产案例，其中有一个母亲在分娩迁延 6 天后才来寻求帮助，胎儿已经腐烂，结果母亲也死去。②

1908 年，杭州广济医院报告的产科案例共 159 例，其中在医院病房分娩的有 92 例，外出接生 67 例。难产 43 例，产钳分娩 27 例，转胎术 9 例，碎颅术 3 例，因产褥热死亡 2 例，婴儿死亡 27 例。③

1919 年，天津传教士医生皮克（Peake，E. C.）在产妇分娩第三天已经精疲力尽时，被叫去帮忙："检查后发现胎头依旧未进入盆腔。骨盆狭窄，最初认为可以通过产钳有力的牵引力让其阴道分娩，因此使出所有力气。产钳滑脱了，又重新调整了几次，在几次尝试之后，胎头仅仅下降了一点点。发现在当时使用产钳已经没有作用，于是快速将病人转往医院。到手术室后，发现患者已经十分危险。几乎失去意识，每次阴道检查均有出血，脸色苍白，脉搏无力且快，大约一分钟 160 次。依这种情形看，我判断还未严重到需要实施碎颅术的程度，再者碎颅术耗费时间太长，于是决定实施剖腹产。立即开始盐水灌洗。给予患者皮下注射吗啡（gr. 1/4）和莨菪碱（gr. 1/100），之后再给予少量的氯仿保持她的麻醉状态。像通常一样，从脐上一点到耻骨联合上 2.5 英寸内行腹中线切口。腹壁打开后，肠子突出，很难掌控，直到胎儿娩出，肠子才重新纳入腹腔。用剪刀剪开子宫，胎盘就在切口下方，剥离后，手进入子宫腔抓住胎儿的双腿，往外拉，但是胎头依旧被卡在盆腔，难以拉出。手进入盆腔，发现胎头因为之前产钳的牵引牢牢的卡在盆腔里，将手指放在胎头和盆腔之间，花费了很久（3 到 4 分钟）才将胎头弄出。随后将脐带剪断，胎儿缺乏活力，由护士抱往旁边的房

---

① "Hospital reports"，*CMMJ*，Vol. 17，No. 1，1903，p. 38.

② "Hospital reports"，*CMMJ*，Vol. 17，No. 2，1903，p. 124.

③ DeGruche K.，*Doctor Apricot of "Heaven Below"*，New York，Chiacago，Toronto：Fleming H. Revell Company，1910，appendix.

间迅速进行复苏，最终胎儿得救。通过按压和热毛巾给子宫切口止血，随后向切口两边的子宫肌层各注射一针垂体素，促进子宫收缩，防止出血。之后缝合子宫，并用热盐水冲洗腹腔，缝合好腹壁。手术后，脉搏比之前要好，慢了下来，更加有力。"①

……

从这些报告来看，产钳、碎颅术、剖腹产这些西医产科手术随着各地教会医院的建立逐渐开始实施，借助可以挽救难产的神奇效果，通过报刊的宣传，为西医产科学的传播打开局面，逐渐让国人认识到西医产科学的优势。

另外随着女医传教士的到来，因为分娩问题求助于西医产科手术的案例也越来越多。广州博济医院、杭州广济医院等很多教会医院专门设立了女病区，产科就诊人数逐渐增加。博济医院 1885 年产科就诊人数增长到 13 例，到 1888 年，赖医生所接触到的产科案例达到了 54 例，1892 年上升到 162 例。② 北京道济医院、广东柔济医院、上海西门妇孺医院等专门的女子医院也纷纷设立起来。女医传教士罗弗施奈德（Reifsnyder，E）在 1885 年开办的上海西门妇孺医院是上海最早的妇产科专科医院，在开办过程中，医院规模不断扩大，主要接收妇女和 12 岁以下的儿童，其中产科工作占 1/3，1929 年有 170 张病床，3500 例住院患者，25000 例门诊患者，接生了 1000 多名婴儿，一些是手术案例。③

除医院产科手术实践外，早期教会医院特别是博济医校和夏葛女子医学院在妇产科教育方面，也非常强调对学生进行妇产科手术的教授。其培养的学生尽管对妇产科理论知之甚少，但大多可以做

---

① Peake, E. C., "A Case of Caesarean Section Presenting Unusual Difficucties", *CMMJ*, Vol. 33, No. 1, 1919, pp. 30 – 31.

② [美] 嘉惠霖：《博济医院百年（1835—1935）》，沈正邦译，广东人民出版社 2009 版，第 149 页；G. Thompson Brown, *Earthen Vessels and Transcendent Power*：*American Presbyterians in China*, *1837 – 1952*, Maryknoll, NY：Orbis Books, 1997, p. 88。

③ Wells L. P. , *Stories from a Chinese Hospital*, Shanghai：American Church Mission, 1930, p. 55.

开腹手术，罗秀云就是一个案例。1914 年，女医传教士富马利、夏马大（Hacket，M）和罗秀云一起实施了一例妇科肿瘤手术，为患者切除了盆腔肿物，随后又将标本送到南京进行展览，引起了相当的轰动。正如马伯英所说："繁忙的医疗事务和传教责任迫使他们对中国青年只作技术的传授，以便能尽早担当起他们的助手，减轻医院的负担，同时也可扩大西医疗效在中国百姓中的影响。"①

尽管西医产科技术挽救了一些难产案例，但是死亡案例也不鲜见。当时的产科手术特别是剖腹产的风险依旧很高，"剖腹之险以其易伤母命也……剖腹之险伤命之原如下：一血流、一惊痫、一发炎"②。在消毒、输血以及剖腹产手术尚未完全成熟的时期，一些手术案例死于产后感染和大出血。关约翰在博济医院实施的第一例剖腹产手术就可能死于产后感染。

整体上看，尽管产钳、碎胎术、剖腹产等产科手术可以挽救难产，是西医产科的独特优势，也让国人领会到西医神技，慢慢开始信服西医。但产科手术风险高，对人力、器械、环境要求高，在近代中国未广泛传播与推广可能有三个方面原因：首先，学界认为"妊娠原系生理的机能，非属病理之范围"③，强调对正常分娩不能妄施手术，"妄用人工补助，实为最忌，必先听诸自然，盖自然常比人工巧妙也"④，将产科手术局限于少数的难产案例；再者，1928年内政部出台《助产士条例》规定助产士只能接平产，不能实施手术，导致民国时期"够格"实施产科手术的专业人士十分有限；另外，手术失败发生医患纠纷时，产科医生的权利得不到保障，也影响者产科手术的实践："产科医之责任，较任何一科为重，实关系母儿两命，故医药涉讼事件，关于产科者特多，尤以政府无保障，

---

① 马伯英：《中国医学文化史 下卷》，上海人民出版社 2010 年版，第 418 页。
② ［英］密尔：《产科》，舒高第、郑昌棪译，江南制造局 1904 年版，第 826、828 页。
③ 瞿绍衡：《产科学讲义》，瞿氏夫妇医院 1928 年版，第 79 页。
④ ［日］磐瀬雄一：《产科学》，张方庆译，同仁会 1931 年版，第 201 页。

社会无是非之我国，为医师者其不蹈虎履冰者几布。"① 1925 年，北京首善医院就发生了一则因产妇难产，助产士施以碎颅术进行挽救而引起的医患纠纷，其中施术者是否有实施碎颅术的权限颇被质疑。②

在西方国家，随着消毒技术的普及和手术方式的改进，剖腹产逐渐被看作是理性的，而非在绝望状态下的最后尝试。③ 1920 年代随着技术安全性增加，剖腹产死亡率下降，但剖腹产的实施依旧要遵守严格的手术指征，实施率并不高，因此在欧美晚至 1940 年代剖腹产才成为临床常规操作，中国则更晚。

（二）产前保健技术

20 世纪初，婴儿死亡率成为衡量国家文明程度和人口素质的重要依据，体现着一个国家或地区的医疗卫生条件、社会经济实力和人民生活水平。在此背景下，怀孕和分娩被强制纳入国家的整体规划之中。④ 1918 年，英国颁布《母婴福利法案》（Maternity and Child Welfare Act），授权政府出资设立产前诊所，为孕产妇提供产前咨询服务。⑤ 据统计到 1932 年，英国有 1060 个产前诊所。1930 年英国卫生部（MOH）指出产前保健的原理在于："确保尽早发现异常情况并进行治疗……进行骨盆测量判断是否可以正常分娩，实施腹部检查确定胎儿体位，通过检测血压和尿液判断是否会发生子痫。"⑥

近代中国在强国强种思潮的影响下，强调推行妇婴卫生以降低母婴死亡率，其中产前保健成为重要又易于实施，是妇婴卫生工作中的重中之重，"欲求死亡率之低减，平均寿数之增加，妇婴卫生

① 瞿绍衡：《田俞讼案之意见（就学理上立论）》，《民众医药汇刊》1935 年第 2 期。
② 瞿绍衡：《产科讼争之鉴定书》，《医药学》1927 年第 12 期。
③ Wolf, J. H., *Cesarean section: An American history of risk, technology, and consequence*, Baltimore: Johns Hopkins University Press, 2018, p. 46.
④ 唐文佩、吴苗：《分娩的医学干预与社会回应——医学化的视角》，《自然辩证法研究》2018 年第 3 期。
⑤ ［英］克莱尔·汉森：《怀孕文化史》，章梅芳译，北京大学出版社 2010 年版，第 132 页。
⑥ Oakley A., *The Captured Womb*, Oxford: Blackwell, 1984, p. 8.

实居要冲，而唯一补救之道，厥为推行新法接生，而产前产后之实施检查，尤为妇婴保健之策"①。

我国妇婴卫生奠基人杨崇瑞就特别强调重要的不是治疗难产，而是通过产前保健预防不必要的难产，降低难产的发生率。"我国产妇和婴儿死亡率逾格的高，并不是因为难产，或是产期料理失当。大原因还是孕妇在生理变化期间没有合理的照料。据统计生理的生产平均的95%以上，病理生产（即难产）不过5%弱。如若在孕娠期使孕妇得到适宜的护理，依生理顺序而自然变化，这样，仅就孕期生理照料的数量而论，难产还可希望降低到1%或2%，产母的死亡率也可由20减到10，如能孕期生理照料得当，自然还有再降低的可能。"② 具体来讲，胎位不正、骨盆狭窄等原因导致的难产，若能提前知道，是可以采取措施进行矫正的，避免临产紧急手术或者通过做有准备的手术减少不必要的死亡，"我国妊妇对于产育卫生及常识，鲜有能彻底明了者，故对于产前就医检查一事，多不注意，以致临期而发生种种反常现象，如惊产、骨盆狭窄等事，后悔已不及，徒死于非命，诚可叹也"③。

协和妇产科很早就认识到产前保健的重要性。1921—1922年协和妇产科报告指出产前检查工作（antenatal work）是妇产科目前最紧迫的一项工作，需要一名承担这项工作的护士，开展患者随访、家庭指导、提供帮助等服务④。1922—1925年，杨崇瑞在协和妇产科任职期间，曾提供产前检查服务，"这三年里，开头我每星期挪出半天工夫来在灯市口卫生部服务。它称作卫生部，实际只是个小

---

① 张研、孙燕京主编：《民国史料丛刊 社会·社会救济》，大象出版社2009年版，第290页。

② 杨崇瑞：《读王绪真医师的"充实助产士工作技术之商榷"后》，《实验卫生季刊》1943年妇婴卫生特辑。

③ 第一助产学校年刊编辑委员会：《第一助产学校年刊（第1卷）》，第一助产学校年刊编辑委员会1930年版，第96页。

④ Maxwell. J. P. , Report of PUMC Department of Obstetrics and Gynecology 1921 – 1922, Folder 453, box 64, China Medical Board, Inc. records （FA065）.

诊疗所。是由男女青年会及几个教会学校所组的地方社会服务团的卫生委员会主办的。通过这个小卫生部，我在慈商工厂做些有关孕妇产前检查及治疗等工作，并为介绍医院分娩。以后我又多拿出一个半天，到齐化门外的专为孕产妇开设的产前门诊，做孕妇检查及一般医疗工作"①。1930 年，协和首届妇产科主任马士敦（Maxwell J. P. ）指出"在中国孕产妇死亡率与孕期保健效果直接相关"②。1932 年，马士敦和他的同事王逸慧在《中华医学杂志》上发表《产后之死亡率及发病率》一文，通过统计协和医院 2150 例产妇产后死亡与发病的原因，得出重视产前检查可以降低产妇死亡率的结论："产后死亡率与发病率大多数皆易于预防；适宜之产前检查为预防之要素。"③ 其中尤其要注意以下四项内容："蛋白尿、血压升高、体重增加过度、乏色曼及康氏正反症"④，孕后期要注意测量骨盆大小，明确胎方位、胎儿大小和胎产式，以便"知其将来之临盆有无困难，或在家或住院皆可早为规定"⑤。

我国政府介入妇婴卫生始于 1925 年试办公共卫生事务所，主要负责产前检查、接生、婴儿及学龄前儿童及各项卫生措施。1927 年杨崇瑞进修

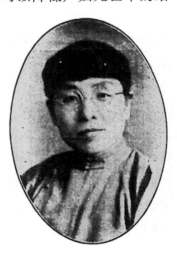

图 2 - 3 杨崇瑞（自 1929 年《国立第一助产学校年刊》）

① 严仁英等主编：《杨崇瑞博士诞辰百年纪念》，北京医科大学、中国协和医科大学联合出版社 1990 年版，第 145 页。

② Maxwell J. P. , "The Awakening of a World Conscience in Regard to Obstetrics and Gynecology", *The National Medical Association of China*, Vol. 16, No. 6, 1930, pp. 775 - 777.

③ ［英］马士敦、王逸慧：《产后之死亡率及发病率》，《中华医学杂志》1932 年第 1 期。

④ ［英］马士敦：《产前护理》，《医药学》1936 年第 12 期。

⑤ ［英］马士敦：《产前护理》，《医药学》1936 年第 12 期。

回国后担任协和公共卫生系讲师兼北京第一卫生事务所保健科主任,专门负责妇婴卫生工作的规划和开展。1929年北平市卫生局第三科特设保婴一股,由杨崇瑞担任股长。1930年成立保婴事务所,杨崇瑞任所长,其中一项重要工作就是"孕妇婴儿之检查",另外强调通过演讲、医学刊物、宣传标语图画、卫生影片、妇婴卫生展览会等方式进行妇婴卫生宣传,提高产前保健意识。在杨氏的倡议和推行下,各地妇婴卫生机关相继成立,通过编印分发母婴保健手册,宣传产前保健观念,逐步开展产前保健工作。

1929年,国立第一助产学校附属产院与卫生事务所、保婴事务所以及首善医院等,合作开展孕妇检查工作,强调产前检查可以预防妊娠合并症和临产意外的发生,"妊娠时期,多有意外之危险发生,如流产、早产、死胎、血中毒、蛋白尿及子痫等,倘有产前检查,则孕妇之疾病,可得早期诊断,施以预防方法与治疗。如流产及死胎,多系梅毒所致,若于孕期接受抗毒注射,则可免除危险。又如子痫或蛋白尿,应注意食物。其他如骨盆小或畸形,亦可随时诊断矫正施以适宜之手术,免临蓐危及母婴生命"①。助产学校附设产院为保障孕妇胎儿起见,"特重产前诊察,如有来院,亲就诊查者,本院当告以生理的常识,如胎位、骨盆之大小、产期之远近及孕妇一切应行预防事项"②,并且规定"凡欲延请本院接生者,须预先亲赴本院挂号,候经医师或助产士施以产前诊察"③。通过这些努力,产前检查工作取得很大的进步,"本校五年前孕妇来诊察而言,大多系在怀孕七月之后,鲜有初孕即来诊察者,自后以努力宣传之结果,早期诊察及诊察次数,逐年增加……其曾经产前诊查之统计观之,在十八年平均每一产妇诊察次数为百分之三、一至二十

---

① 第一助产学校年刊编辑委员会:《第一助产学校年刊(第6卷)》,第一助产学校年刊编辑委员会1935年版,第7页。

② 第一助产学校年刊编辑委员会:《第一助产学校年刊(第1卷)》,第一助产学校年刊编辑委员会1929年版,第47页。

③ 第一助产学校年刊编辑委员会:《第一助产学校年刊(第1卷)》,第一助产学校年刊编辑委员会1929年版,第47页。

四年则为百分之四、四一，足见平市妇女明了产前诊断之重要，及按时诊察之可靠，而能接受此种工作也"①。北平市第一卫生事务所专门设立了产前门诊，产前检查比例逐年上升：1927 年产前检查的孕妇占 52.4%，1929 年为 71.8%，1933 年为 80.9%，到 1935 年该所接生的所有孕妇都接受了产前检查。②

1933 年，南京市卫生事务所鉴于 "孕妇健康指导是促进民族健康的要径。未有三等体格之国民能造成一等国家者"③，编印产前保健宣传手册《孕妇必读》，书中强调孕期健康检查的意义在于"谋产妇产前产时产后之健康及胎儿之安全"④。指出孕期健康检查次数及时间要求为："怀孕后之前六个月，每月检查一次；怀孕至七八个月，每两星期检查一次；怀孕至九个月，每一星期检查一次；如遇患病，可随时就医诊查；经检查后，如有特别情形，医师嘱咐再来复查，且宜遵期复诊为要。"⑤ 产前检查不仅可以预防由骨盆狭窄、胎位不正、妊娠合并症所导致的临产危险，还可以指导孕妇日常生活中的注意事项，从而避免发生疾病影响母婴健康："经检查而发觉骨盆狭窄时，可预先设法早产，以免胎儿过大，有难产之危险；胎位不正，势成难产者，经检查而发觉，庶得从早矫正之，其不能矫正者，可于临产以前送入相当产院生产，以谋安全；孕妇身体柔弱，或心肺有病，则可由检查医师或助产士之指导，而免去临产危险；检查时检验小便及试量血压，可预测产妇有无发生血中毒如子痫等症之倾向，而予以治疗；孕妇日常起居饮食等，可由孕期健康检查，而得医师之指导，以免发生因受孕而起之种种疾病；孕妇乳及乳头之形状，及发育状态，可因产前检查而得到相当

① 第一助产学校年刊编辑委员会：《第一助产学校年刊（第 6 卷）》，第一助产学校年刊编辑委员会 1935 年版，第 24 页。

② 《北平市卫生局第一卫生区事务所第十一年年报》，《北平市卫生局第一卫生区事务所年报》1936 年第 11 期。

③ 南京市卫生事务所编印：《孕妇必读》，1933 年，第 4 页。

④ 南京市卫生事务所编印：《孕妇必读》，1933 年，第 3 页。

⑤ 南京市卫生事务所编印：《孕妇必读》，1933 年，第 4 页。

指导及护理方法，以促进母乳哺婴儿之幸福及安全。"①

1936 年，马士敦在《中华医学杂志》上发表《产前护理》一文，文中对产前护理的概念、主要内容进行了介绍。"产前护理者，乃监护将来之母亲的健康与生产问题之工作也"，主要内容："示以适当之饮食起居，释其希望恐惧与幻想，教以产前应有之预备等……包括产前检查、必要时应有会诊、看护之协助、医院之疗养、牙医、乳之供给、为贫困者应设民间助产部、实验室调查、适于产用之消毒器……"强调产科医生应该重视产前护理，引导民众接受产前护理："对于日常卫生不加注意，则虽有产前之护理亦无大用处，而无知之助产士更能使黑白颠倒，真相莫明，故对产科医师应善加训练，使此项工作能归诸产科专家，而产科专家亦复设法鼓励民众，使接受产前之护理。"②

在这些宣传下，部分女性逐渐认识到产前保健的好处。1937 年，王国栋在《中华医学杂志》上发表《中国北部的产科标准》（Obstetrical Criteria in North China）一文，指出："在过去的 10—15 年中国不同地区的产前保健运动表明部分中国女性愿意享受产前保健带来的好处。一旦让女性了解到产前保健的价值，她们在后面的孕期以及之后的怀孕中就愿意到产前诊所来就诊，提供产前保健是最好的促进产科服务增长的方式。"③ 强调产前保健带来的好处是显而易见的："1928 年英国皇家医学会产科分会报告指出，将病人分为'预约'和'急诊'两组进行比较，就能看出拒绝产前检查的患者会承担更大的风险。中国也是如此，并且更加明显。齐鲁大学附属医院产科也采取这种划分方式，结果显示，大部分死亡数据来源于'急诊'组。最近几年，由于政府支持产前检查，产科提前'预约'比例增加，超过了 76%。这些数据表明中国女性愿意接受

---

① 南京市卫生事务所编印：《孕妇必读》，1933 年，第 5—6 页。
② ［英］马士敦：《产前护理》，《医药学》1938 年第 12 期。
③ Gordon K., "Obstetrical Criteria in North China", *Chinese Medical Journal*, No. 52, 1937, pp. 639 – 650.

产前检查带来的好处。"①

在农村地区，因为民众卫生意识薄弱，产前检查工作的推行则颇为困难，如在河北省清河试验区"一般居民知识幼稚，积习难改，多不认识健康检查之重要，致前来就诊者为数无多"②，通过努力，"由助产士亲往各家施以一切健康检查并借机授以产前卫生、婴儿护理以及各种卫生常识"③，最终也取得了一些成果，1932—1935 年间共对 374 人实施了产前检查，产前护理 1080 次。④

第二节 确保安全：产科消毒技术的引入与传播

产科消毒技术是 19 世纪以来西医产科的重要成就，对保障母婴健康有十分重要的作用。随着近代西医东渐，西医产科消毒技术也传入中国，被广泛传播和推行。技术层面上，消毒技术简便、安全、易行；社会层面上，在"强国强种"思潮的影响下，消毒技术对于保障母婴健康，降低母婴死亡率这一关系人口健康的议题具有重要意义，政府和知识精英重视产科消毒技术的推行，将其纳入妇婴卫生行政之中，采取多种策略促使民众卫生观念觉醒，助推产科消毒技术的应用和推广。

一 西医产科消毒技术的进展

1795 年，苏格兰产科医生戈登（Gordon，A.）根据研究与实

---

① Gordon K.，"Obstetrical Criteria in North China"，*Chinese Medical Journal*，No. 52，1937，pp. 639–650.

② 第一助产学校年刊编辑委员会：《第一助产学校年刊（第 6 卷）》，第一助产学校年刊编辑委员会 1935 年版，第 46 页。

③ 第一助产学校年刊编辑委员会：《第一助产学校年刊（第 6 卷）》，第一助产学校年刊编辑委员会 1935 年版，第 46 页。

④ 第一助产学校年刊编辑委员会：《第一助产学校年刊（第 6 卷）》，第一助产学校年刊编辑委员会 1935 年版，第 46 页。

践，提出了自己对产褥热的观察：一是，产褥热在某种程度上与丹毒有关；二是，它会由医生和助产士传染给产妇。① 戈登在《论阿伯丁流行性产褥热》一文中，将医护人员接触尸体定义为可能的传染源，并提出以下预防策略："患者的衣服和被褥应燃烧或彻底清洁；接触过产褥期发热患者的护士和医生应彻底清洁。"② 戈登的研究最早让人们注意到产褥热的传染属性。

1842 年，美国医生霍姆斯（Holmes，O.）参加了波士顿医学改进协会（Boston Society for Medical Improvement）举办的一场关于产褥热的演讲，产褥热是当时妇女在分娩后死亡的重要原因之一，霍姆斯对这个课题产生了浓厚的兴趣，他花了一年的时间研究案例报告和其他关于这一疾病的医学文献，以确定其病因和可能的预防措施。1843 年，霍姆斯向协会提交了他的研究成果，随后发表《产褥热的传染性》（The Contagiousness of Puerperal Fever）一文，与当时流行的病原理论相反，霍姆斯指出产褥热病因在于患者与患者之间通过他们的医生进行接触传染。他认为，床单、毛巾和衣物也会造成传染，强调即使医生在实践中只发生了一例产褥热病例，也有道德义务清洁接生工具和衣物，并停止妇产科实践至少六个月。③

1847 年，奥地利维也纳第一产科医院的医生塞麦尔维斯（Semmelweis，O.）注意到在产科病房，医学生实习时产褥热死亡率为 9.92%，而助产妇实习时死亡率仅 3.3%。另外在做尸体解剖时，他的同事不慎将手割伤而得败血症死亡，其病理所见与产褥热相似。由此，他认为产褥热是通过医生的手传播的。他在自己负责

---

① Colebrook L., The story of Puerperal fever: 1800 to 1950, Br Med J., 1956, No. 4961, pp. 247 - 252.

② Gould I. M., Alexander Gordon, puerperal sepsis, and modern theories of infection control: Semmelweis in perspective, Lancet Infect Dis., 2010, No. 10, pp. 275 - 278.

③ 杨萍、陈代杰、朱慧：《从妇产科外科消毒理论与实践到"细菌致病理论"的形成和预防医学的诞生》，《中国抗生素杂志》2020 年第 4 期。

的病室中要求检查时，检查者必须用漂白粉消毒双手，随之产褥热死亡率由9.92％减少到3.8％。他因此更加肯定各种腐败性有机物都能引起具有传染性的发热性疾病，所以要求检查者的手、器械、敷料等均要事先消毒，并且要将病妇和健康产妇进行隔离。① 令人惋惜的是，塞麦尔维斯的这一发现在得到细菌学证实之前一直未被医学界承认，当时医学界主流认为引起产褥热的原因是复合性的，可能是医院里的某种瘴气所致，可能跟地球磁场有关，可能与产妇乳腺阻塞导致母乳在体内腐败等。②

英国外科医生李斯特（Lister，J.）深刻地认识到不解决伤口化脓和感染等问题就无法改变外科的面貌。受巴斯德（Pasteur，L.）关于可以用加热、过滤、化学药品3种方法杀灭细菌这一设想的启发，李斯特开始寻找有效的可以用于临床防治感染的杀菌剂。经过多年的临床实践，他发现用石炭酸消毒伤口，可以降低截肢术后死亡率。李斯特还精心设计了一套复杂的消毒系统，先是用气泵、后改用手工泵，最后采用酒精加热使石炭酸蒸发的喷雾器，将石炭酸喷洒在手术部位和空气中。此外还用石炭酸纱布覆盖伤口，将手术用具、缝线甚至医生的双手浸在石炭酸溶液中消毒。③ 1867年，他在《柳叶刀》杂志上发表了相关研究成果，公布了自己首创的消毒法和病例报告。④

19世纪七八十年代，法国科学家巴斯德和德国科学家科赫（Koch，R.）进一步完善细菌学说，揭示细菌在疾病发生与传播中的关键作用，进一步证实了塞麦尔维斯的观察，促使分娩时使用消毒技术可以避免产褥热这一观点被广泛接受，消毒技术在产科和外

---

① ［日］富川佐太郎、原晋林：《灭菌与消毒的发展历史》，《消毒与灭菌》1984年第1期。

② 谷晓阳、甄橙：《产科医生塞麦尔维斯的故事》，《中国卫生人才》2015年第2期。

③ 黄风：《外科消毒法之父——李斯特》，《知识就是力量》1999年第3期。

④ Lister J., "On a new method of treating compound fracture, abscess, etc.: With observations on the conditions of suppuration", *Lancet*, 1867, Vol. 89, No. 2272, pp. 326 – 329.

科成为固定操作和常规流程。

二 产科消毒技术的译介与实践

（一）产科消毒技术的译介

晚清以来，西医东传，伴随着西医传教士来华开设医院开展医疗实践，翻译出版医学书籍，产科消毒技术也传入中国。最早明确介绍产科消毒技术的是尹端模翻译的《胎产举要》一书，1893年由博济医局出版。书中将消毒法译作是"辟毒法"，强调洗手、器械消毒、产房通风、保持产妇身体和阴道清洁等各种消毒方法。医者双手必须"以温水胰子透洗，用刷将指甲擦净，后浸汞绿毒水内"，器具必须"放沸水内以杀生"，产房必须"风气四通，无毒小生物……一切粪溺与已污之衣服应立即移出室外"，产妇必须"以温水濯体，而用汞绿毒水透洗外阴"①。

1908年博医会在《胎产举要》的基础上出版了《产科学》一书作为教科书，将产科消毒翻译为"减秽法"。指出："产科士须小心洁其双手……扶产者身须洗浴更换衣服，洁净乃可作扶产之工，所穿之衣，以水能洗者为佳也，若曾扶侍过有秽病者，未作工之先须禀明医士，未理产妇阴门之前须用减秽法理手，每次洗阴必须再用减秽法。"②

1909年，丁福保翻译的日文产科学著作《竹氏产婆学》，准确地译介出"消毒法"，引入细菌致病的概念："宇宙间细微之有机体所在，皆是多为疾病之原因，此活物名微生物（细菌微菌），附着于空气中，衣服寝具人体之皮肤，就中以两手为最多。此活物非动物乃植物也，与菌同属于下等植物，故有菌之名称。盖此杀菌之

---

① ［美］阿庶顿：《胎产举要》，尹端模译，羊城博济医局刻本1893年版，第200页。
② ［美］阿庶顿、伊大卫：《产科学》，尹端模译，赖马西增撰，博医会1908年版，序，第86—92页。

法谓之杀菌法又名消毒法，此杀菌之药品谓之消毒药。"① 强调做内诊时应该严格消毒，违背的话会导致产褥热，危及产妇生命："宜先剪短指爪，置温汤中以石硷及刷子洗涤其手后再以消毒药洗之，以数分间为限……行内诊时，苟背右列之各法，妊妇必罹生殖器之传染病，产妇有发热者，谓之产褥热，常有因此病而死者，产科之所最可危也。"②

1910 年，丁福保又翻译了日文产科学著作《分娩生理篇》，其关于消毒法的介绍更为详细和全面，分为"手指消毒法""产妇之消毒法""器械之消毒法""绷带材料之消毒法"。书中十分强调消毒法的重要性，提出："正规分娩中最宜留意者，厥惟消毒法，盖产后疾病，大率由于分娩时消毒之不完全也。"③

1921 年，《伊氏产科学》第 4 版出版，产科消毒翻译为"防菌（秽）法"。指出："产妇所用之什物宜用水煮之，或浸于沸水内，女阴垫及各敷裹之料应先煮过，或用汽蒸之，封妥待用。器械须以百分之一小苏打水煮之，至少五分钟，然后置于已减菌之水内待用。产房内所用之水俱要煮沸，用盖封密，以备临时应用。盖欲保产后无身热，必须事事极端洁净，不只当分娩时，即产后两星期，亦须如是，方能免之。"④ 同时指出消毒方法必须简便易行，"医士所用之法须遵至简便者"⑤。

1928 年，产科医生瞿绍衡自编《产科学讲义》一书作为教学之用，书中亦强调消毒："凡接触于阴部之手指器械及绷带材料等均宜严密消毒"，否则会引起"产褥热之危险疾患而陷于死亡"⑥。1934 年，中华医学会编译部翻译发行《伊何二世近世产科学》一

① ［日］竹中成宪：《竹氏产婆学》，丁福保译，文明书局 1909 年版，第 34 页。
② ［日］竹中成宪：《竹氏产婆学》，丁福保译，文明书局 1909 年版，第 83—84 页。
③ ［日］今渊恒寿：《分娩生理篇》，丁福保译，文明书局 1908 年版，第 50 页。
④ ［美］伊大卫：《伊氏产科学》，赖马西译，博医会 1921 年版，第 84—85 页。
⑤ ［美］伊大卫：《伊氏产科学》，赖马西译，博医会 1921 年版，第 85 页。
⑥ 瞿绍衡：《产科学讲义》，瞿氏夫妇医院 1928 年版，第 146 页。

书。在"分娩处理法"部分首先介绍"分娩之防菌法",强调"处理分娩,莫有过于需用稳妥之外科消毒法之重要者,故首先论之。凡料理分娩者,应最审慎按外科清洁法行之。"[1] 总的来说,鉴于产褥热的病因日益明确,产科消毒成为关乎母婴安全的重要技术,在医学实践和医书译介中十分被强调和重视。

（二）产科消毒技术的实践

医学传教士和本土知识精英结合中国卫生状况和民众的认知情况对消毒技术和相关知识进行了本土化适应和宣传,消毒相关技术实践和知识传播日益广泛。

产科消毒技术最早由医学传教士进行实践。1880 年以前的来华医学传教士如嘉约翰等并未受到严格的消毒训练,他们在行医时观察和批判的主要是中国产婆妄用手术。80 年代后,来华的西医传教士、留学归国的产科从业者以及本土培养的产科医生逐渐了解产褥热的病因及产科消毒的重要性,开始重视产科消毒,对产婆的批判也集中到其不懂消毒常识,导致母婴死亡。在具体实践时也开始注重消毒技术的使用,所用消毒方法开始比较简单,主要包括要剪指甲,用沸水煮接生器械,产房通风等措施。后来比较严格,形成手指、外阴、器械、绷带材料消毒法等一整套的操作方法与规程。西式医院也逐渐开始强调产房环境的干净卫生,可以确保分娩安全,以此吸引患者住院分娩。

1889 年,在山东行医的医学传教士聂会东对患者实施碎颅术后,采取了严格的消毒措施,让患者得以免于术后感染:"用 1% 的石炭酸溶液彻底冲洗子宫,并用碳化棉保护创面,一天 2 次,后来改为 1 天 3 次,几天之后用煮沸的水代替石炭酸溶液进行彻底冲洗。患者出现轻微的发热,持续 9 天,第 10 天排出一块坏死组织

---

[1] 中华医学会编译部:《伊何二世近世产科学》,鲁德馨译,广协书局 1934 年版,第247 页。

后，体温恢复正常。2 周后，食欲恢复，子宫收缩良好，几乎没有异物排出，体力恢复。"①

1892 年，博济医院的关约翰医生实施了第一例剖腹产手术，其手术记录显示可能死于产褥感染："术后有发烧，盆腔脓肿……产妇可能死亡。"② 至于是手术过程消毒不严格所致还是产妇就诊太晚产程迁延已有感染所致，关约翰并没有进行详细的分析。但是从关约翰接受的医学教育和其在就职博济医院期间提倡严格的消毒来看，应该是后者所致。

关约翰受过严格消毒训练，在参与博济医院决策后，非常强调消毒的重要性。据其同事嘉惠林回忆："关约翰医生在医院决策会议上所占份量的增加，可以看出一些变化被引进了医院的日常工作、制度和设备，着眼于更好地适应西医，特别是外科治疗的需要，遵循卫生灭菌的方针。一个从屋顶隔着玻璃照明的手术室建成了。这个室的四壁和天花板都刷了油漆，以便经常清洗。施手术的医生和助手的双手都要彻底洗干净，并在防腐溶液中浸泡；使用的器械也经过仔细消毒……关约翰医生接受医学训练的时代，在西医学校中正开始强调细菌在传染疾病中的作用以及严格的消毒和卫生的必要。"③

传教士在实践过程中注意到中国产婆不懂消毒的重要性，将产婆的不讲卫生和母婴死亡相关联。湘雅医院的创办者胡美（Hume，E.）在自己的回忆录里记载了不讲消毒的旧式接生法带来的危害："一位母亲她有五个孩子都在出生一周内死亡，母亲将死亡归罪于接生婆，她认为是接生婆用的结扎脐带的绳子使孩子生病了，每个婴儿都发烧、痉挛。'她用的是什么？'我疑惑的问道。母亲说接生

---

① Neal J. B. ，"Imperforate Vagina-Craniotomy"，*CMMJ*，Vol. 3，No. 4，1889，pp. 155 – 157.

② 肖温温：《中国近代西医妇科学史》，《中华医史杂志》1995 年第 3 期。

③ ［美］嘉惠霖：《博济医院百年（1835—1935）》，沈正邦译，广东人民出版社 2009 年版，第 199 页。

婆从她家门外取土和一种白色粉末混合，再粘在绳子上，她家房子旁边有一个马槽，女人认为可能是这些土引起了麻烦，这位接生婆接生的许多孩子都死于相同的症状——痉挛。"胡美同时记录了自己外出接生时实施消毒的情景："带着褐色的产科包和一个长长的用来煮沸工具的鱼罐，几分钟后我就出发了……我带来了消过毒的床单和毛巾，我进来后，接生婆一直奇怪地盯着我看，她们的衣服不干净、邋遢的袖子拖到手掌中，我肯定她们没有洗手……显然，接生失败了，她们的表情里夹杂着对外国医生的愤怒，外国医生被请来替代她们。"①

1912 年，曾留学美国，归国后在九江建立丹福特纪念医院专门满足妇孺医疗需求的女医生石美玉，在《博医会报》上发表了《在中国外出接生所需要的装备》（Obstetrical Outfit in China）一文，专门列出了产科消毒需要用到的装备清单，并详细介绍了自己外出接生时的消毒措施。石氏指出当时中国普遍存在不讲卫生的接生习俗："不论是穷人还是富人家庭都十分缺乏卫生意识、对卫生原则一无所知，并且在传统习俗影响下，将产房紧闭，不见阳光和新鲜空气。"② 因此产科医生在上门接生时需要采取一些本土适应性措施，石氏采取的措施有："最开始一般携带少量消毒过的冷水，到产妇家中后，让其提供煮沸的水，混合冷却后再使用，但在实践过程中发现，产妇家中的烧水设备十分肮脏，不适合使用，就决定随身携带烧水设备和盛水容器以及一个负责提供清洁用水的得力助手，以节省时间、免去担忧。但是很快发现要携带一整套消毒过的产科设备，以确保清洁。"③ 为此，石氏专门列出了一个产科消毒需用的清单："两个消毒过的大盆，一个用来盛放器械，一个用来洗手；确保产床清洁的 Kelly 垫，用来铺在桌上以便放置消毒敷料的

① ［美］爱德华·胡美：《道一风同：一位美国医生在华 30 年》，杜丽红译，中华书局 2011 年版，第 89—90 页。

② Mary S. ， "Obstetrical Outfit in China" ， *CMJ* ， Vol. 26， No. 6， 1912， pp. 347 – 350.

③ Mary S. ， "Obstetrical Outfit in China" ， *CMJ* ， Vol. 26， No. 6， 1912， pp. 347 – 350.

清洁毛巾，小孩出生时需要的裹布，产妇需用的消毒过的裤子；两个瓷碗，一个用来盛放刷子，一个用来盛放帮助婴儿复苏的冷水；两个刷手的刷子、一块肥皂。"① 并且要求："产钳、导尿管、碎颅器、剪刀、手术刀、针、持针器等产科器械每次使用完后均需煮沸后，包在消毒过的毛巾中，便于下次使用。手术时，将器械拿出浸于热的二氯化钙溶液中。此外，还需携带二氯化物、来苏尔、酒精、碘仿、硼酸溶液等与消毒有关的药品。"② 以及一些消毒敷料："消毒过的毛巾、吸收棉、脐带绷带、用以留给产妇的一打消毒手巾。"③ 另外，除了接生时保持清洁，还要告知产妇家人清洁的重要性以及感染的危险，嘱咐她们要让产妇用煮沸过的水，并注意多洗手。

1920 年以后，西式医院常以清洁、卫生、安全等词作为宣传的手段，吸引产妇住院分娩。1924 年，《广济医刊》上刊登了广济产科医院的产科消毒室照片④。同德产科医院的创办者之一杨元吉就强调自家医院"分娩室光线充足、空气流通，妊娠临产则居是室，所以隔离防产褥热及其他各种危险也。手术室布置完备，光明洁净，备消毒室，纱布、绷带、衣件等均自备器消毒，极为可恃"⑤。中德助产医院用照片记录了安全接生的 9 个步骤，其中第 4—7 步均与清洁消毒有关："1. 孕妇产前必须经过核验血压；2. 孕妇产前，听测腹内胎儿心音的情形；3. 住院后的产妇，其大小便须经显微镜检查有否其他病菌的入侵；4. 助产士于接生前各项消毒工作；5. 接生之前，须用肥皂水将手洗净，再浸酒精十分钟，带上消毒手套及口罩头巾；6. 孕妇将分娩时，经洗涤消毒后，在待产室待产；7. 当产妇卧在临产床上时，一切消毒工作均已完竣，助产

① Mary S., "Obstetrical Outfit in China", *CMJ*, Vol. 26, No. 6, 1912, pp. 347-350.
② Mary S., "Obstetrical Outfit in China", *CMJ*, Vol. 26, No. 6, 1912, pp. 347-350.
③ Mary S., "Obstetrical Outfit in China", *CMJ*, Vol. 26, No. 6, 1912, pp. 347-350.
④ 《广济产科医院手术消毒室》，《广济医刊》1924 年第 1 期。
⑤ 杨元吉：《同德产科医院最近报告》，《医药学》1928 年第 1 期。

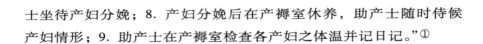

士坐待产妇分娩；8. 产妇分娩后在产褥室休养，助产士随时侍候产妇情形；9. 助产士在产褥室检查各产妇之体温并记日记。"①

三　产婆改造与产科消毒技术的推广

丁福保是较早宣传注重消毒以预防产褥热的知名人士之一。1908 年丁福保翻译的《竹氏产婆学》② 一书已准确译介出"消毒法"，并进行了详细介绍，强调产科消毒的重要性。1915 年，丁福保在《女子世界》杂志上发表《预防产褥热说》一文，指出产妇疾病中以产褥热最多，反对传统中医将产褥热看作是产褥逆上："余历诊产妇之疾病，产褥热实为最多，窃怪吾国人既知预防各种流行病、传染病，独不知预防产褥热，何其愚也。吾国产妇分娩时大都用褴褛之旧布及蒙尘之粗纸，细菌聚集不顾也。既起产褥热或以为产褥之逆上而不加治疗，或知为产褥热而因循迟误直至病笃乃乞医治，晚矣。"③ 实际上，产褥热是因为细菌感染，可以通过消毒进行预防："产褥热之原因为创伤传染，创伤传染之原因为细菌。分娩之际，产妇必有创伤（如胎盘剥离之痕迹）或产妇别有疾苦，细菌乘间侵入，则生殖器或全身遂生此有热之病症。其症轻重不同，重者必失生命，无医治之法，轻者贻害于后，永为其所苦⋯⋯细菌无处无之，若预防其侵入，则分娩时产妇之阴部，产婆医师等之手指与所用之器械等，必十分消毒。"④

1921 年，产科医生王恩覃在《同德医学》上发表《中国稳婆与产蓐热》一文，将产褥热与产婆的旧法接生相关联，将产婆的手称为"秽手"，将中国产妇死亡率高直接归因于"稳婆那双如泥的手爪"："我国妇人死于产蓐热一症的，要是如西方有详细统计每岁不知其几十百千，至可伤感。我们就此推想一下，当然是那些毫无智识的稳婆把一双秽手伸入产门的罪恶⋯⋯素不清洁的中国，稳婆

---

① 许久：《安全接生之步骤》，《特写》1937 年第 16 期。
② 关于《竹氏产婆学》对产科消毒的强调，参见第二章第三节。
③ 丁福保：《预防产褥热说》，《女子世界》1915 年第 6 期。
④ 丁福保：《预防产褥热说》，《女子世界》1915 年第 6 期。

那双如泥的手爪，来造成产妇死亡率，煞是可怕了。"① 强调现在国人因为家人的不幸遭遇，越来越多地认识到旧法接生的危害："所幸这种惨无人道的恶俗现在已有很多的人警觉了……近来每每有人说他一见稳婆二字，便不寒而栗，痛心之极，并说些稳婆不洁，收生之时可传染发寒热病症，这种病一经发作非常凶恶，性命难保了，大约他们总是因为家族或亲友曾受过这种大害，才有这样说话。"② 王氏还认为应该将产婆的恶行"和盘托出，尽情披露，使得家喻户晓，群起而攻之，光天化日之下，当不致再有这恶魔弄人"③。指出产婆固然有责任，但家庭不能慎重择医，国家未能严格取缔产婆也是导致产妇冤死的间接原因："我们抱持平主义想来，虽责在稳婆，而产妇之家大都也少知识，不能慎重将事，国家又向无律例，有以取缔，这也不能不算是造成或继令他害人原因之一，试想他今虽杀一人，固仍安之若素，已成惯技，产妇虽遭冤死，也不过委诸天命，别无异议。"④

王恩覃建议发展产科教育，培养专业助产人才替代旧式产婆，同时造就女医人才，呼吁政府尽快学习西方出台法令取缔旧式产婆。首先，培养正式助产士，并且"非有那在正式的产婆学校切切实实受过一番教育是不行的"，因为"现今那新法速成稳婆，则仍然不满人意。因为虽确较旧式者好多，而对于消毒一层，究少研究也，也属忽略的很，那能就可免掉这种危险呢，所以我们不能认他是新式的、较好的、就完全可以替代的"⑤；其次，造就女医人才，鉴于"我国社会上通常女子请医生诊病，尚觉蒙羞万分，生产时候，宁死恐终不去一请教男医生了。常有人说研究产科到风气稍为固蔽的地方去，断不适用，想他们必定是有感而发，非未无稽"，

① 王恩覃：《中国稳婆与产蓐热》，《同德医学》1921 年第 3 期。
② 王恩覃：《中国稳婆与产蓐热》，《同德医学》1921 年第 3 期。
③ 王恩覃：《中国稳婆与产蓐热》，《同德医学》1921 年第 3 期。
④ 王恩覃：《中国稳婆与产蓐热》，《同德医学》1921 年第 3 期。
⑤ 王恩覃：《中国稳婆与产蓐热》，《同德医学》1921 年第 3 期。

因此"造就女医人才，尤其急不容缓了"①。再者，尽快学习西方严格取缔稳婆："在西方本非常注意，一经有这类毛病发生，必定查究其原因，如果数产妇生这种病系属同一稳婆，此稳婆必受裁制，不得自由开业。然在我国法律失效，百端废弛，这产婆问题，律例固乌有，就是亲炙其祸的，也属茫然的狠唉！一则草菅人命，一则投身水火，仁者鉴此，可无念乎？"②

抨击旧法接生中最有影响力的当属杨崇瑞，她通过实际调查得出产婆旧法接生导致我国产妇死亡率高达千分之十五，婴儿死亡率高达千分之两百，这一数据成为旧法接生不安全的有力证据。最初一次调查是在河北三河的农村，杨崇瑞在调查中发现旧式产婆在接生时不注意消毒导致破伤风和产褥热高发。杨氏在《我的自传》中回忆了调查的起因和经过："一九二四年，一个三河县乡民写信给协和外科说，'你们外科治的好，不知要生产安全，使孩子不死，可吃什么药'。外科方面认为这属于公共卫生科的工作，便把信转给兰先生，兰先生觉得这与妇产科有关，便与妇产科商量。结果组了一个调查团，到三河县和遵化县作了一次四六风调查，我自己也参加了的。"③之后协和派医生到村里对接生婆进行训练，教授消毒、洗手、剪指甲和结扎脐带的正确方法，情况很快就得到了控制。④

1927 年，杨崇瑞从美国进修回来后，便从协和妇产科转到公共卫生科工作，并兼任北京第一卫生事务所保健科主任。据研究"杨崇瑞开始工作，即对特殊卫生事务所区域内母婴死亡率做了一次调查。调查结果与之前河北农村的调查相似，间接揭示了整个中国的情况：孕妇死亡率为 17.6：1000，而英国为 3：1000，日本为

① 王恩覃：《中国稳婆与产蓐热》，《同德医学》1921 年第 3 期。
② 王恩覃：《中国稳婆与产蓐热》，《同德医学》1921 年第 3 期。
③ 严仁英等主编：《杨崇瑞博士诞辰百年纪念》，北京医科大学、中国协和医科大学联合出版社 1990 年版，第 145—146 页。
④ 王勇：《中国近代医学的开拓者刘瑞恒先生》，《南京医科大学学报（社会科学版）》2009 年第 1 期。

4∶1000，美国为 5∶1000；婴儿死亡率为 275∶1000，而英美都小于 75∶1000"，因而得出结论"孕产妇死亡原因是产褥热感染；而婴儿死亡的主要原因是破伤风"①。另外，据北平特别卫生区 1926 至 1927 年统计："区内产妇分娩经产科医士或助产士看护之手者，占产妇全数有百分之十七。经旧式产婆接生者，百分之五十四。经亲友邻居，或产妇自己接生者，有百分之二十六。其他调查不清者，百分之三。换言之，即北平产妇百分之八十，为之接生者，为一般目不识丁，无识无知，毫无助产训练之妇女。消毒法，当然非彼等所能梦想。须知此尚指文化中心北平市言也，其他荒僻乡镇，情形当然更坏，不待言矣。"②

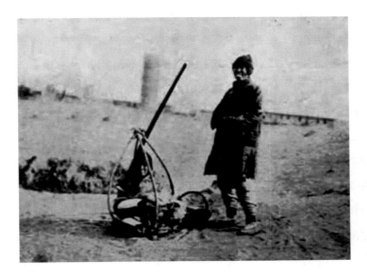

图 2-4　旧式产婆不讲卫生（自 1928 年《博医会报》）

这些统计数字触目惊心，成为中国医学落后的象征，促使政府和医界精英采取行动改变妇婴健康的窘况。20 世纪初，母婴死亡

① ［美］鲍威斯：《中国宫殿里的西方医学》，蒋育红、张麟、吴东译，中国协和医科大学出版社 2014 年版，第 121 页。
② 朱宗彝：《产褥热与施维其　Smmmelweis（附照片）》，《医学周刊集》1931 年第 4 期。

率成为衡量国家文明程度的重要指标，关乎民族强盛和国家形象，以杨崇瑞为代表的产科革新者对此高度重视，规划了中国的产科教育和妇婴卫生事业，出台了系列举措以降低母婴死亡率。杨崇瑞因为"不论在协和妇产科，或在第一卫生事务所，遇到的问题，总是婴儿四六风和产褥热，就是这两种情形构成中国人口高度死亡率"①，因此下定决心推广以消毒核心的新法接生，降低母婴死亡率。在 1928 年中华医学会第 7 次年会上，杨崇瑞宣读了《中国的助产教育》一文。文中抨击了旧式接生婆有不洗手即行阴道检查之习惯："中国旧式接生婆（坐在篮子里），生有残疾，只能爬行。曾看到她接生时仅仅将手向衣裤上一擦，没有清洗，就把手伸进阴道。"② 同年，杨氏在《中华医学杂志》上发表《产科教育计划》一文，明确指出旧式接生婆"不知消毒减菌之法"③，导致很多产妇因产褥热而死，提出具体解决办法在于建立助产学校，改造接生婆，培养新式助产人才。杨崇瑞的文章具有十分重要的意义，一方面因为她通过统计数字揭示了中国母婴健康的糟糕现状，另一方面因为她也提出了实际的解决办法。④

1929 年 11 月，国立北平第一助产学校开办产婆训练班，至 1931 年共开办七次，训练产婆 180 人，主要是对产婆进行以消毒为核心的新法接生培训。第一次招生 30 名，教学内容重点有三：正常产的消毒、脐带的正确处理、如何识别分娩过程中的危象。学习结束后，学员需要通过一次简单的考试才能毕业，学员须当场演示 3 项实用技术：接生前清洗双手、正确结扎脐带、为新生儿洗浴并

---

① 严仁英主编：《杨崇瑞博士诞辰百年纪念》，北京医科大学、中国协和医科大学联合出版社 1990 年版，第 148 页。

② Marion, Y., "The Training of Midwives in China", *CMJ*, No. 10, 1928, pp. 768 – 775.

③ 杨崇瑞：《产科教育计划（附拟国立第一产科学校简章）》，《中华医学杂志》1928 年第 5 期。

④ Li Minghui, "Modern Midwifery and Maternal Mortality in Urban China, 1920s – 1940s", *Social History of Medicine*, Vol. 36, No. 3, 2023, pp. 499 – 520.

清洁其双眼，另外要口头描述正常产和难产的区别。毕业的产婆由
讲习班出资发给一个接生篮，内有围裙、套袖、消毒纱布绷带、手
巾、剪刀、滴管、肥皂、刷子和一些常用消毒药品，如来苏尔、硼
酸溶液、酒精、硝酸银溶液等。①

杨崇瑞设计的接生蓝配备齐全、成本低廉、携带方便、效果显
著，非常符合中国本土卫生条件落后的现实情况。类似的接生包和
产科包还在妇婴卫生展览会上进行展示宣传。② 后来产科包还经联
合国儿童基金会推广到其他地区，广泛应用："接生用的产包是杨
博士早年创造的，至今仍无很大的改变。联合国儿童基金会已经提
供了成千上万这样的产包。在哥本哈根儿童基金会供应中心，这些
产包仍然是定货单上的热门货。"③

可以说，杨崇瑞的助产教育蓝图得到了国民政府的支持，在全
国范围进行了自上而下的进行实践，成为近代中国产科历史的转折
点。④ 1928 年，内政部公布《管理接生婆规则》，要求旧式产婆接
受新式助产训练，凭照接生，否则取缔其接生资格。1929 年中央
助产教育委员会成立，其任务为筹备模范助产学校，处理并保管助
产教育专款，审定助产教育标准和审查公私理助产学校。同年国立
第一助产学校开设，杨崇瑞任校长，著名医学教育家颜福庆为该校
题词，强调了助产教育对于妇婴健康乃至民族国家的重要意义：
"助产无学、为害最深，国家创设、蔚为典型。发兹宏愿、造福妇
婴……惟冀斯校、数量激增。列为行政、乡村普行，民族强盛、国
势以兴。"⑤ 1929 年，卫生部公布《开办接生婆训练班办法》，随后

---

　　① ［美］福梅龄：《美国中华医学基金会和北京协和医学院》，闫海英、蒋育红译，中
国协和医科大学出版社 2014 年版，第 178—179 页。

　　② 《妇幼卫生展览会》，《家》1949 年第 47 期。

　　③ 詹姆斯·格兰特：《纪念杨崇瑞博士》，《中国妇幼保健》1991 年第 6 期。

　　④ Li Minghui, "Modern Midwifery and Maternal Mortality in Urban China, 1920s – 1940s",
Social History of Medicine，Vol. 36，No. 3，2023，pp. 499 – 520.

　　⑤ 第一助产学校年刊编辑委员会：《国立第一助产学校年刊（第 1 卷）》，1930 年，颜
福庆题词。

各地陆续开办产婆训练班。至 1937 年，全国助产学校及训练班的数量为 136 所，其中独立者 69 所，附属于医院者 67 所，在教育部备案者，公私立合计为 22 校。①

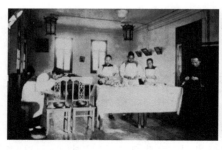

教学演示：剪指甲、洗手、结扎脐带　　　　新旧产婆及其接生设备对比

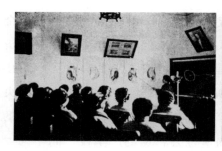
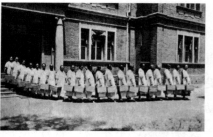

上课情形　　　　　　　　　　　毕业班级

图 2-5　训练旧式产婆（自 1930 年《博医会报》）

四　科普报刊与分娩卫生观念的觉醒

医学界借助医学期刊、大众报刊、科普著作等大众传媒宣传分娩卫生知识，政府通过妇婴卫生机关开展卫生讲演、展览会、儿童健康比赛、母婴会、卫生话剧、卫生电影等形式多样的健康教育，最终促使城市地区分娩卫生观念有所觉醒，新法接生得到推行。

医学期刊不遗余力地宣传产科消毒的重要性，强调严密消毒，

---

① 夏媛媛：《民国初期西医教育的建构研究（1912—1937）》，科学出版社 2015 年版，第 111 页。

注意分娩卫生。1909 年《医学世界》杂志上刊登了一篇题为《产妇之卫生》的文章，指出："居室宜常扫除洁净，并令通换空气……产妇衣服宜新陈更换，时时洗濯……清洁为人生要事，而产后尤为切要，向来有产褥热一病多由阴户不洁而来。故产后十日，必须将应有各事托之，稳婆向来多以褴褛包裹阴部，甚为不善，必须用消毒之绵纱油纸棉花方可，身体尤宜时常拭抹，衣服垫席之类，须屡屡换洗，其污者不宜停顿室内，产后一礼拜内，发汗颇多，尤宜时常更换。"[①] 1927 年《中西医学报》上《妊妇分娩时之卫生》一文指出产褥热"若因生产后身体上抵抗力薄弱，且子宫内粘膜破裂，微菌易于传染繁殖，如连锁球菌、葡萄球菌、白喉菌、伤寒菌、猩红热菌等均可由此子宫创口而至血内，为极猛烈之发热病等，甚致死亡，为害至烈。故欲免其害，惟先预防之"[②]。1929 年《医药评论》上《产妇婴儿卫生》一文强调："产妇的调理方法最要的是摄生与消毒，摄生慎重，即能保持产妇的康健，消毒完全，便可免去产妇的危险。"[③] 1936 年《医学月刊》上"产科之消毒"一文指出："分娩中最宜注意者为消毒法，在分娩时产道内受多数创伤，若有传染病菌由于医生或产婆之手指及器械或绷带材料等而送入阴道内则因此发生产褥热之危险病症，而陷于死亡者不在数，故医生之手指及接触阴部一切物品等均宜施以严密之消毒，并且务须节制内诊为要。"[④]

　　面向妇女和家庭的大众报刊及科普书籍中充斥着对产婆不讲卫生的抨击，用通俗易懂的语言向大众介绍产褥热的原因劝告产家增强卫生意识，谨慎择医。1923 年，著名公共卫生学家胡定安在《妇女杂志》上发表《胎产和育儿改良之必要》一文，抨击产婆毫无学识："她们既然不懂得什么叫做微生物和消毒方法，又不知道

① 《医话：产妇之卫生》，《医学世界》1909 年第 9 期。
② 顾毓琦：《妊娠分娩时之卫生》，《中西医学报》1927 年第 12 期。
③ 袁良驷：《产妇婴儿卫生》，《医药评论》1929 年第 23 期。
④ 孙玉书：《产科之消毒》，《医学月刊》1936 年第 6 期。

什么是难产的手术，只会盲从的处置，你看岂非有极大的危险么。"① 通过对比新旧接生方法，批判旧法接生不讲卫生，导致产褥热、破伤风多发。强调新法接生，注重消毒，十分安全："旧法接生，常常产后发热，就是因为微生物进去的缘故……胎儿出产之后，产婆常常用不消毒的剪刀或碎碗片胡乱地把脐带从胎盘割断，以后也不用防腐药。因这不消毒的处置，微生物常常从脐带进去，发生什么脐风、赤疣丹这些危险的毛病了。但是西法接生总是处处清洁消毒，哪里还有微生物为患呢？因为没有微生物，就不会生危险病，所以西法比较安全得多。"② 呼吁产家选择新法接生："所以我要劝大家，若是已经快要到分娩的时候，就应当去找一位专门产科医生去诊断一下，那到了分娩发作（临盆）的时候，就可请她来用新法接生，这样的处置，绝不会发生危险的。"③

广泛发行的各种科普书籍也极力宣扬分娩卫生观念。1920 年 5 月，日本医学团体同仁会为"增进孕妇之卫生思想"，出版《孕妇宝鉴》，"共印五千部，广赠知己之女友"，并且还在汉口市卫生局举办的保婴运动中"以此书展阅于各名士女前，颇能唤起一般孕妇及育婴之注意"，此书发行后十分受欢迎，尽数赠完，但"陆续索阅者仍不乏人"，因此在当年 9 月又发行第 2 版，仍然是五千部。④ 书中指出"因流产而毙命者之中，其全体四分之三系因产褥热，因难产而死者，不过四分之一耳，如此可怕之产褥热，殆皆因产时自外而进有成病源之微菌而起之也"，因此"临产之时使用一切之物，必须清洁，并严重消毒为最要"⑤。

商务印书馆出版了多种科普书籍，发行量大，影响广泛。其中，医学小丛书系列科普书籍中与产科相关有《胎产须知》《妊娠

---

① 胡定安：《胎产和育儿改良之必要（附表）》，《妇女杂志》1923 年第 2 期。
② 胡定安：《胎产和育儿改良之必要（附表）》，《妇女杂志》1923 年第 2 期。
③ 胡定安：《胎产和育儿改良之必要（附表）》，《妇女杂志》1923 年第 2 期。
④ 同仁医院产妇科：《孕妇宝鉴》，同仁医院 1920 年版，发刊辞。
⑤ 同仁医院产妇科：《孕妇宝鉴》，同仁医院 1920 年版，第 7 页。

与娩产》和《胎产病防护法》等，这些书多次再版，发行量十分
之大。《妊娠与娩产》还被纳入《万有文库》之中，成为畅销的科
普书籍，书中十分强调产科消毒的重要性。1933 年商务印书馆出
版的《孕妇之友》一书也强调"我国妇女对于妊娠间内一切的卫
生素不注意，临产时也多由一般既无生育常识又乏消毒观念的产婆
接生，结果残杀了许多母子"①，书中一再强调消毒的重要性不容忽
视，"那些得病而死的产母血中的微菌都是从外界那不清洁的环境、
不洁草率的阴道检查、不完全消毒的手术而传入的……靠那清洁而
无毒的一种助产法，务使产母勿染病"②。

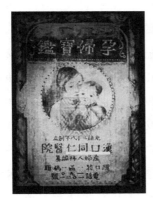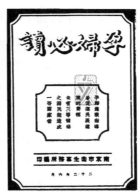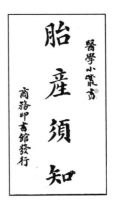

图 2-6　分娩卫生科普书籍

　　1933 年俞松筠所著的科普书籍《科学的达生编》出版，强调
"临产之时，最易清洁，清洁所重，在于消毒"③。此书影响甚广，
1934 年再版，1940 年又在《康乐世界》杂志上分期连载，当时诸
多医界名人为此书作序。胡定安赞誉此书"由解剖、生理、胎生、
细菌等各方面，用真凭实据的科学来讲生产的适当处置"，将此书

---

① 朱季青：《孕妇之友》，商务印书馆 1933 年版，序。
② 朱季青：《孕妇之友》，商务印书馆 1933 年版，第 50 页。
③ 俞松筠：《科学的达生编》，中德产科医院 1933 年版，第 37 页。

比喻为"现代女子护身的宝筏、普渡小儿的慈航"①。李廷安称此书"内容丰富，指导鲜明"，甚望"我国女同胞，人手一编，默而识之，信而行之，岂仅一己之幸耶"②。谢筠寿指出《科学的达生编》中"关于胎前产后，以及临产时种种应有的知识，搜罗尽备，均从科学的立场，加以浅显的说明"，将此书比喻为"产科的指南针"，甚至将其称之为"救命编"，强调"此书一出，国人对于保产育婴的知识，必定增进不少，以前种种障碍，自可一扫而空"③。杨元吉作序称："俞子秉其临诊所得，衍为胎产浅说，以科学为基础，通俗为本旨，名曰：'科学的达生编'，不但为村夫俗子，生公说法已也，其亦为握政执权者之棒喝，信科学者之宝筏也欤？将见纸贵洛阳，家弦户诵，民无枉死夭折，立国之基以树。"④

1932 年，南京内政部卫生署出版了杨崇瑞的《家庭卫生及家政概要》一书，1947 年第 5 版出版，由北平保婴事务所母职训练班各科讲义汇编而成，书中呼吁产妇选择助产士接生，对临产消毒甚为强调："孕妇在预定临盆期左右，如发现腹痛，必须延请专门产科医师或助产士诊查接生。切勿令旧式产婆或亲属接生。因旧式产婆及亲属均无专门学术，对于生理上医学上皆莫名其妙，手术恶劣，又不知消毒……临盆时，孕妇之阴户及接生者之两手，必须用药水消毒，垫布必蒸过，剪脐带之剪刀，及脐带布，亦须消毒，方能使用，否则产妇易得产褥热症，婴儿则有抽风之危险……产妇之阴道，除产科专家外，不得使旧式产婆或其他不懂医学之人用手探入，以免染毒发生产褥热。"⑤

妇婴卫生机关借助各种卫生教育措施唤醒民众的卫生意识，包括向孕产妇发放妇婴卫生相关读物、挂图。国立第一助产学校"备

---

① 俞松筠：《科学的达生编》，中德产科医院 1933 年版，胡定安序。
② 俞松筠：《科学的达生编》，中德产科医院 1933 年版，李廷安序。
③ 俞松筠：《科学的达生编》，中德产科医院 1933 年版，谢筠寿序。
④ 俞松筠：《科学的达生编》，中德产科医院 1933 年版，杨元吉序。
⑤ 内政部卫生署：《家庭卫生及家政概要》，内政部卫生署 1934 年版，第 43—44 页。

有各种刊物，以应病人之需要，如产前诊察，则给以《妇女须知》
《孕妇保健表》《产母须知》《腰腿疼的病》四种刊物，初诊时每人
均送一份。如孕妇识字者，令其自阅，不识字者，则嘱其带回，交
其夫或亲友读之……除文字之外，更有助产士随时向诊察者谈话，
庶使不识字之妇女，亦能得到卫生常识，以符妇婴健康之本旨"①。
1934 年 7 月到 1935 年 6 月间，国立北平第一助产学校共发出妇婴卫
生刊物 9070 件，包括 1700 份《妇女须知》和《孕妇、产母、婴儿
须知》（见图 2-7）。

婦嬰衞生刊物發出數目表（廿三年七月至廿四年六月）

刊　　物　　種　　類		原存件數	加印件數	總數	發出數目		餘存件數
					件數	百分	
婦　女　須　知		200	2000	2200	1700	77.5	500
孕婦，產母，嬰兒須知		600	2000	2600	1700	65.5	900
孕　婦　保　健　表		370	2000	2370	1800	76.0	570
嬰　兒　保　健　表			2500	2500	1500	60.0	1000
腰　腿　疼　的　病		900	1000	1900	1600	84.4	300
家內生產設備須知	甲種	1210	—	1210	—		1210
	乙種	240	—	240	200	83.3	40
	丙種	90	—	90	—		90
子宮倒後嬌正法（圖）		70	500	570	570	100.0	
總　　　計		3680	10000	13680	9070	66.4	4610

图 2-7　国立北平第一助产学校妇婴卫生刊物发出书目表
（自《第一助产学校年刊》第 6 卷）

杨崇瑞也通过编印妇婴卫生书籍、挂图，开办卫生展览会等途
径普及卫生知识："除编印妇婴卫生纲要之第一版及增修付印第二
版外，更增修并再版简易产科学，二版及三版付印家庭卫生及家政
概要。此外又编印妇婴卫生学，妇婴保健，妇婴卫生讲座三书。关
于挂图，曾编印幼童卫生挂图一套十二幅，再版妇婴卫生挂图一套

① 第一助产学校年刊编辑委员会：《第一助产学校年刊（第 6 卷）》，1935 年，第 14 页。

十幅。关于审核出版之书籍计有怀孕与生产，及育儿两种。关于展览会之教育，曾于民族健康运动日及四四儿童节时与社会及民族健康运动促进会合办展览会两次。"①

各个地区还结合自己的特殊情况，开展卫生讲演、展览会、儿童健康比赛、母婴会、卫生话剧、卫生电影等多种形式的卫生教育促使民众分娩卫生意识觉醒。上海地区卫生话剧非常流行，上演了多部关于新旧接生之争的话剧如《谁之过》《生死关头》《新与旧》等，核心均为揭示旧式接生之危险，新法接生之有安全保障。上海惠生高级助产学校为推广妇婴卫生常识，举办为期三天的"妇幼卫生展览会"，特地用一个陈列室，形象直观地对比了新旧接生，揭示迷信旧法接生的可怕后果："新法接生部内，前面放着白色铁床，枕套及被单俱全，床上铺一张油纸，另置接生用具，如手术衣、消毒手套、帽套、口罩、血管钳、剪刀、会阴布、脚套、腹带布、丁字带、消毒布、脐带线、棉球、气管导管、尿导管等。后面放着一架白色卧床，床上有一个白蜡制的产妇，作生产后静卧状。旧法接生部桌上放着模型一座，有一具棺材，上面骑跨着一个孕妇，棺旁放着绣剪刀、破碗片、污布条等，意思是'女人生孩子，一双脚在棺材里，一双脚在棺材外'。采用旧法接生的，看了这座模型，真是不寒而栗……门前竖一大木牌，牌上贴着一个惊人的统计，说我国产妇的死亡率，是千分之十五，其他各国是千分之二·五。"②

经过这些努力，城市地区新法接生比率不断增加。1932年北平第一卫生事务所总结该所妇婴卫生工作的落实情况，发现"医师、助产士接生数目增加，而旧式产婆数目减少，可见人民卫生知识较前开化"，新法接生比率逐年上升，1926年占17.1%，1927年占17.4%，1928年占21.9%，1929年占24.4%，1930年占30%，1931年占38.4%。③ 国立第一助产学校1929—1939十年间总计

---

① 杨崇瑞：《妇婴卫生之过去与现在》，《中华医学杂志》1946年第1期。

② 《妇幼卫生展览会》，《家》1949年第47期。

③ 《北平市公安局第一卫生区事务所第七年年报》，《北平市公安局第一卫生区事务所年报》1932年第7期。

"门诊诊查总数达十三万三千次有奇，产院与产家接生总数为一万三千四百四十八次"①。住院分娩率也有一定的提高，1934 年浙江省立医院统计数据显示住院分娩人数逐年上升，1930 年 295 人、1931 年 447 人、1932 年 692 人、1933 年 1506 人，"足征科学的接生方法已渐获民众之信仰焉"②。

随着各卫生模范区、卫生事务所的成立，以及卫生行政措施的逐步实施，新法接生工作在一定程度上也深入一些乡村卫生模范试验区。在河北清河实验区开展妇婴卫生工作的国立第一助产学校毕业生崔润生，就"通过黑板报宣传预防妇女产褥热和新生儿破伤风等注意事项。定期召开母亲会……并走村串户进行家访，边聊天边了解情况边宣传；举办妇幼卫生展览会，通过图表、宣传画、模型和实物进行讲解；还利用其他部门召开妇女会、合作社社员大会以及农村节日等机会向农民宣传卫生知识"③。各卫生模范实验区基本都配有助产士通过各种方式推动新法接生。至 1935 年夏，上海高桥模范区已"颇得民众信赖，全区报告之出生婴儿，由该处接生者，超全数百分之三十"④。

整体来讲，政府和知识精英通过译介、实践、教育、宣传等途径积极推广产科消毒知识与技术，确保安全分娩的同时，促使民众分娩卫生观念的觉醒。产科消毒技术得以顺利推广，一方面因为消毒技术简便易行、成本低廉、便于操作；另一方面因为其关涉母婴安全，民族健康乃至国家形象，受到知识精英和政府当局的重视，被纳入国家卫生行政规划的蓝图之中，经由政府力量大力推行。

---

① 《第一助产学校十周年纪念刊》，1939 年，第 11 页。

② 葛成慧：《前浙江省立医院五年内住院产妇四〇一三例之统计报告》，《中华医学杂志》1935 年第 5 期。

③ 严仁英等主编：《杨崇瑞博士诞辰百年纪念》，北京医科大学、中国协和医科大学联合出版社 1990 年版，第 51 页。

④ 《上海市卫生局所辖分区卫生工作汇报》，《公共卫生月刊》1935 年第 1 期。

第三节　女性福音：产科止痛技术的引入与传播

19 世纪中叶，产科止痛技术成为一项新的医疗技术开始应用于临床实践，此后 100 年间，在西方社会，产科止痛技术几经变迁，医学界和社会公众对产科止痛技术是否应该使用存在着一定的争论，止痛技术作为一项女性福音和一种身体政治之间存在着持续的张力。① 几乎同时期，伴随着西医东渐的浪潮，西医产科止痛技术传入中国。医学界就产痛的意义、止痛技术的安全性和有效性展开了争论。在妇女解放思潮的影响下，少数上层阶级女性权利意识觉醒，开始主动寻求止痛，但整体上的临床实践依旧鲜见。

一　近代西医产科止痛技术的译介

1847 年 1 月 17 日，苏格兰产科医生辛普森（Simpon，J.），借助乙醚缓解了产妇的阵痛。之后不久，又发现氯仿具有麻醉和令人欣快的特性，在改进了之前的技术细节后，将之运用于产科实践。这一技术应用于产科实践之初，受到来自宗教和医学界的阻碍。但最终在维多利亚女王的示范作用下传播开来，开启了产科止痛的新纪元。

（一）妇产科医书对产科止痛技术的译介

1858 年西医传教士合信翻译的《妇婴新说》一书是近代最早传入的妇产科相关著作，书中虽有提及嗅迷蒙水，但并没有明确的说是为了止痛，而是为了说明胎儿娩出依靠的是子宫收缩而非产妇自身用力："每有产母头昏不醒或嗅迷蒙水，无所知觉，而胎亦出，

---

① 唐文佩、吴苗、张大庆：《疼痛的身体政治——分娩止痛观念的历史演变》，《自然辩证法通讯》2018 年第 2 期。

可悟力在子宫不在母。"① 这可能与合信重视适应本土文化有关，中国传统比较看重母力，强调产妇在合适的时候用力娩出胎儿。《妇婴新说》在翻译时还略去了西医产科学应对难产的各种技术，合信在序中指出"西医接生难产知识间用各种器械，恐中土一时未习，姑置不录"②。

最早明确介绍产科止痛技术的是 1893 年博济医局出版的产科教科书《胎产举要》，书中将产科止痛技术翻译为"蒙没知觉"（anesthesia）。详细介绍了麻醉药物乙醚、氯仿应该在哪一产程使用以及注意事项："痛乃产时最指需蒙药者也，常例当在产之第二级用之，然在初育者，当其子宫颈缓于开展，兼之辛楚异常，则第一级亦每用之也。施用蒙药，勿连施不止，唯独于阵痛时方可一用，且迷蒙之深浅度数，亦不可推至太深，有如割症一式，但到足应产科用之田地便可。至若当胎头产出之际则又宜推至绝无知觉也。"③ 另外比较了乙醚和氯仿的优缺点："伊打、哥罗芳，论用当以伊打为尚，盖哥罗芳殊不稳当，缘其行于心经之主动脑结，而可令心经乍然颓败也，且哥罗芳之功，乃松子宫，止绝产痛，而益增产后血崩之危。"④

1908 年，博医会在《胎产举要》的基础上出版了《产科学》一书作为教科书，此书后续更名为《伊氏产科学》，连续修订了多个版本，被很多教会医院采纳为产科教科书。书中将产科麻醉翻译为"产用迷蒙法"（anesthesia），对止痛的目的和实施方法进行了介绍。认为止痛是"医士本分，应减轻产妇无用之辛苦，爱惜其力免至耗竭"，具体操作方法为"以布一幅折叠执离产妇之面，而掩近其鼻与口处，透以天气，至阵痛时，扶产者可斟数滴于布，惟须用花士苓先擦其面，盖防有沾于面上之患也，倘忘此法，则其皮将

① 合信：《妇婴新说》，上海仁济医馆藏本 1858 年版，第 20 页。
② 合信：《妇婴新说》，上海仁济医馆藏本 1858 年版，序。
③ ［美］阿庶顿：《胎产举要》，尹端模译，羊城博济医局刻本 1893 年版，第 192 页。
④ ［美］阿庶顿：《胎产举要》，尹端模译，羊城博济医局刻本 1893 年版，第 192 页。

被惹不安矣"①。

1910 年，近代著名医学家丁福保翻译的日文产科学著作《分娩生理篇》，使用了"麻醉""镇痛剂"这些术语，认为产妇在分娩时"阵痛强剧"，若要减轻痛苦，"惟医士是赖"②，但是医生使用的各种麻醉方法除氯仿外，大多没有效果，而氯仿对于心脏及肾脏亦有不良作用。总的来说，没有各方面均令人满意的麻醉药物。

1921 年《伊氏产科学》第 4 版出版，产科止痛被翻译为"施蒙药法"，除之前对乙醚和氯仿的论述外，新增了对半麻醉式无痛分娩方法（twilight sleep）的介绍，强调这种止痛方法对产妇没有伤害，但是对胎儿可能有害，因此实施时需要严密监视，"每十五分钟，宜听胎心声一次"，另外会致产妇有"乱动之弊"，因此即便这种止痛方式可以让产妇"不知觉，不知痛苦"，医生"仍多不乐用之"③。1923 年《伊氏产科学》第 5 版出版，1926、1928、1930 年分别再次印刷，产科止痛的翻译也修订为"麻醉法"④，相关内容没有变化。

1928 年，上海产科医生杨元吉参考了多种德文产科书籍自编了《生理胎产学》一书作为产科教材，也是杨氏在同德产科学校任教时使用的讲义，1930、1933 年分别进行了再版。书中论述了各种新式止痛方法如直肠麻醉、静脉注射、皮下注射、腰髓麻醉、脊椎侧部麻醉、阴部神经麻醉等。指出麻醉时需准备面罩、滴瓶、舌钳、注射器等器械，并介绍了术前准备所需的注意事项。认为各种止痛药物均有不足之处：有的会导致"产期延长"，有的需要"构造复杂，价值昂贵之器械"，有的则"功效甚短"⑤。对于当时国外妇女甚为追捧的半麻醉式无痛分娩也详细的列出了多种不足之处：

① ［美］阿庶顿、伊大卫：《产科学》，尹端模译，赖马西增撰，博医会 1908 年版，第 95—96 页。

② 丁福保：《分娩生理篇》，上海文明书局 1910 年版，第 70 页。

③ ［美］伊大卫：《伊氏产科学》，赖马西译，博医会 1921 年版，第 91 页。

④ ［美］伊大卫：《伊氏产科学》，赖马西译，博医会 1923 年版，第 91 页。

⑤ 杨元吉：《生理胎产学》，杨元吉医师诊所 1927 年版，第 14—21 页。

"用量过大，易使阵痛变弱或停止，而将产期延长；过小易感疼痛或醒觉，是以此法虽为极良进步，但不能谓为全无危险。胎儿产出，常呈欲睡状态，产妇知觉亡失，面部深红肿胀，呼吸具水泡音者颇不少。家属见之，必多惊惧，故用之恰如其量。医者亦须长时间之注意，始无危险，此所以宜在医院中为之也。"①

1934 年，中华医学会编译部的鲁德馨鉴于没有统一的产科教科书，翻译了英国的《伊何二世产科学》一书作为教学之用。书中采用了"麻醉法"的翻译，介绍了水化氯醛、鸦片、吗啡、莨菪素、氯仿、醚和笑气等麻醉药物的使用方法、注意事项和副作用：水化氯醛使用时要特别注意时机，"病者开始难以忍受时，方可用之"；半麻醉式无痛分娩"确有某种缺点及对母与子之轻度危险"；氯仿具有"应用之简易，作用之迅速，气味之爽适，携带之便利"的优点，但需要在分娩第二期开始后才能使用，且使用不能超过两小时；笑气和氧麻法"须有麻醉专家费数小时之久，且器具笨重，所费颇具"②。

整体上看，不管是翻译的来自欧美或者日本，还是国人自编的产科书籍基本上均有一定的篇幅介绍产科止痛法，包括不同种类的止痛方式和优缺点，止痛技术成为产科知识的固定组成部分。从这些译介中也可以看出药物止痛技术对器械、实施者熟练程度以及是否在医院分娩便于医生进行密切观察和临时急救都有相应的要求，并且所有的麻醉药物都有一定的副作用。

（二）医学专业期刊对产科止痛技术的译介

除了产科教科书之外，专业医学期刊如《中华医学杂志》《同仁医学》等也刊登了许多与产科止痛相关的文章，这些文章的作者多是医生，撰文内容多是对国外医学期刊上新近止痛技术的译介。

由于乙醚和氯仿在剂量不当时可能影响产妇宫缩，且对胎儿有

---

① 杨元吉：《生理胎产学》，杨元吉医师诊所 1927 年版，第 15—16 页。
② Eden and Holland：《伊何二世产科学》，鲁德馨译，中华医学会编译部 1934 年版，第 261—263 页。

毒副作用，医学界一直致力于寻找更为安全有效的止痛方法。1906年，德国弗莱堡诊所的两位医生借助东莨菪碱和吗啡造成的朦胧睡眠的效果，缓解了产妇的分娩之痛，这种止痛方法也被称为"半麻醉式无痛分娩"，受到国外女性的追捧。

1915年极具影响力的医学专业期刊《中华医学杂志》迅速跟进了这一新的医学进展，对这种无痛分娩方式进行了简要介绍①。1917年又刊文介绍了半麻醉式无痛分娩的具体操作方法，以及产房环境、药物浓度和注射时间等具体事项。② 1918年另有《关于产科无痛疗法之研究》一文，介绍了分娩阵痛发生的原因以及研究产科止痛技术的重要性，同时综述了一些关于产科止痛技术的医学研究。

日本医学团体创办的《同仁医学》杂志刊登了数篇关于无痛分娩的译介性文章，包括《使用 Avertin 的无痛分娩》《无痛分娩》《无痛分娩法》《诊疗问答：无痛分娩法》等。曾担任伪北平市卫生局长的张惺庵，在1931年翻译了日本赤十字社产院长久慈直太郎的《无痛分娩》一文。文章指出自古以来医学上有很多方法减轻疼痛，但很难应用于分娩，原因在于这类药物"往往影响于阵痛或腹压，遂障碍及分娩之经过，更或危害于母儿者也"，指出腰髓麻醉、硬膜外麻醉、局部麻醉、神经传导麻醉、吸入麻醉、静脉麻醉等麻醉方法或者"有相当之危险，会害及母儿健康"，或者"有效时间太短"，或者"操作须相当之熟练"，或者"须特别装置之麻醉器械……不能实用"③。

《天德医疗新报》是由上海谦信洋行发行的药物宣传刊物，代销德国拜耳药厂产品，为宣传西药提供了平台。这一刊物上刊登了系列宣传西医止痛药物的文章，如《临床实验汇录：罗瓦而精在产

① 《免妇人产育疼痛法》，《中华医学杂志》1915年第1期。
② Annotations, "Twilight Sleep"，《中华医学杂志》1917年第3期。
③ ［日］久慈直太郎、张惺庵：《无痛分娩（中日文对照）》，《同仁医学》1931年第5期。

科上止痛之功用》《产科止痛》《临床实验汇录：无痛分娩法用
"钠伊惟本"灌入直肠》等，称赞这些新出药物为"抑制生产疼痛
之妙剂"①。

《医药评论》《医学月刊》《社会医药》等医学刊物上有多篇关
于药物止痛的译介性文章，详细介绍了西方新近止痛药物的临床实
验经过，包括操作方法、副作用和结果，紧跟国外的医学进展，如
《应用来克梯冬的无痛分娩》《白而洛克通 pernokton 与无痛分娩》
《关于无痛分娩使用 Evipan natrium 之经验》等。

二　近代医学界关于西医产科止痛技术的争论

西医产科止痛技术传入之后，中国医学界对这一技术所持的态
度并不统一。一些医生强调忍痛，特别是中医学界依然延袭旧有传
统，认为忍痛是"产妇房中第一箴言"。近代著名中医学家张山雷在
其撰著的《沈氏女科辑要笺正》一书中就其为推崇《达生编》所宣
扬的忍痛之法："达生编一书所录各方未必可恃，而论忍耐之法，至
理名言，无出其右。甚至谓私生者无难产，惟其畏羞，而能忍也，尤
其勘透入微。所谓六字诀者，确实是产妇房中第一箴言。"②

医学界亦有医生强调产痛的生理意义，反对止痛。上海中德产
科医院院长俞松筠在《科学的达生编》一书中指出："临盆当口的
疼痛，乃是出于自然的必要而起，就是属于生理的作用，并不可把
别种含有病理的苦痛，前来一样的比较，所以苦痛的结果，并无危
难的倾向……正规的阵痛，只不过发作的时候，确系苦痛难堪。此
外所余的苦痛，实在可以坦然自若，不必周章，稍有耐性，就易忍
受。"③ 林菽芳医生也强调"生产固为天造地设者，必具有自然的

---

①　Schmidt，C.：《临床实验汇录：罗瓦而精在产科上止痛之功用》，《天德医疗新报》
1929 年第 7 期。

②　沈尧封辑著，张山雷笺正：《沈氏女科辑要笺正（2 卷）》，上海卫生出版社 1959 年
版，第 134 页。

③　俞松筠：《科学的达生编》，中德产科医院 1933 年版，第 96—98 页。

疗能"，对待产痛应该"以忍耐旁观主义为上策，即非不得已时，不可以误投药物，为医者当以慰言慰产妇"①。

一些医生顾虑药物的安全性，反对使用药物止痛。1915 年《中华医学杂志》在介绍半麻醉式无痛分娩法的同时，强调"但当慎用，有用未得法者，反令子宫变缩"②。产科医生瞿绍衡认为止痛会有副作用，向来主张"不用麻醉，免胎产后呕吐、出血以及头晕、健忘等症"③。山东省立医学专科学校校长，《新医学》杂志的创办人尹莘农指出"用麻醉药之止痛，甚有危险，不可妄冀无痛"④。有读者专门致信《同仁医学》杂志诊疗问答栏目，询问无痛分娩法，编辑部在详细介绍了吸入麻醉法、直肠麻醉法、静脉注射、皮下注射、阵痛内服法、腰髓麻醉、脊椎侧部麻醉、阴部神经麻醉、子宫颈部麻醉等各种无痛分娩法后，又特别指出"上述诸法务必勿用，使其自然分娩为佳"⑤。

妇产科教科书《伊何二世产科学》也指出止痛药物需要谨慎选择使用，否则会有不良后果，并且只能在阵痛剧烈持久的情况下进行干预。如果"所用以止痛之镇痛剂及麻醉剂自身障碍子宫之作用"，则"其所得或不偿失"，因此使用止痛技术时应该"善为判断，且慎选药品，用之得时，剂量相宜"，如果使用过早会导致"子宫收缩之力与频率减少，则或可使分娩停顿"，不能"得消去疼痛与不舒之益"⑥。因此尽管"大多数之分娩，其痛苦则甚重"，医者也应该尽量让产妇"免受剧烈之痛苦"，但"惟吾人可告于产妇者，仅剧烈或延久之痛之当救济"⑦。

---

① 林菽芳：《关于产科无痛疗法之研究》，《中华医学杂志》1918 年第 4 期。
② 《免妇人产育疼痛法》，《中华医学杂志（上海）》1915 年第 1 期。
③ 瞿绍衡：《通俗产科三百咏》，生生医院 1945 年版，第 80 页。
④ 尹莘农：《自然分娩》，《新医学》1933 年第 4 期。
⑤ 《诊疗问答：无痛分娩法》，《同仁医学》1936 年第 6 期。
⑥ Eden and Holland：《伊何二世产科学》，鲁德馨译，中华医学会编译部，第 260—261 页。
⑦ Eden and Holland：《伊何二世产科学》，鲁德馨译，中华医学会编译部，第 260—261 页。

一些医生认为产痛程度剧烈，难以忍受，因此研究和推广止痛技术是有必要的。产科医生张毓华通过观察分娩阵痛，发现"很少产痛为轻度者，无痛而分娩，更为少见"，因此"人工的无痛分娩是十分需要的"①。周蔚芬医生认为止痛药物并不一定会"延长分娩时期，增加难产之危险"，强调"但有止痛药能不妨碍分娩机构（制），不碍及母子安全，不妨用之"②。我国妇产科奠基人林巧稚一直致力于寻找安全的、适合中国产妇的止痛方法。她的学生妇产科医生叶惠方回忆道："为了解决产妇临产时的痛苦，林大夫也让我们试用引进的止痛新产品，观察其正副作用。"③

也有观点从产妇需求和人口政策的角度出发强调产科止痛的必要性。徐元峰指出："分娩时，产妇之生理的苦痛，欲除却或轻减之，使胎儿在安然无痛的条件下产生，那么产妇就没有分娩的恐怖和不安，这是人情之所同，而亦产科医的责务也。"④ 也有认为"欲产妇多产子女。在人口政策上，是必要的事件。因之，在她们初回分娩时要使怎样的容易和免去痛苦的一层，是很要紧的"⑤。

上海中美医院的毛文贤医生将止痛技术看作是一项福祉，认为止痛技术优点大于缺点，应该采用。毛氏指出之前妇女分娩时会斥责"小鬼，害人的小鬼"，而使用止痛技术后的感受是"我一点不感到痛苦"，可见止痛对于女性来说无疑是"福音之赐""文明的赐予"。毛氏共对600个产妇应用了继续性骶骨麻醉法，发现"产妇一点不觉到有丝毫不适意的地方，产妇神智清醒，婴孩下地哭声洪亮，生产时所有各种并合症亦因而减少"，指出这种麻醉方式具有止痛效果好，不妨碍宫缩和腹压，对产妇和胎儿健康没有影响等

① 张毓华：《无痛分娩》，《助产学报》1948年第1期。
② 周蔚芬：《产科零拾：无痛分娩》，《医药学》1936年第12期。
③ 林巧稚大夫诞辰100周年纪念活动领导小组、政协厦门市委员会、北京协和医院编：《林巧稚纪念文集》，2001年版，第59页。
④ 徐元峰：《白而洛克通 Pernokton 与无痛分娩》，《医药评论》1931年第57期。
⑤ Schoenes、寿璋：《应用"来克梯冬 Rektidon"的无痛分娩》，《社会医药》1935年第4期。

优点，缺点是不易操作，会引起背痛、头痛，但都有办法可以避免或者减轻。"不管哪一件事，总有它的优点，亦更有它的坏处。优点多，坏处少，才会被人乐于采用。"① 认为总体上继续性骶骨麻醉优点多于缺点，可以采用。

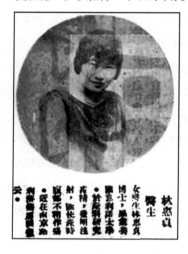

图2-8　女医生林惠贞
（自1924年《时报图画周刊》）

妇产科女医生林惠贞②极力宣扬止痛技术是女性福音，并呼吁医学界广泛推行。林氏毕业于美国伊利诺大学（University of Illinois），回国后在福州和上海进行了大量的无痛分娩实践，并以女性福音为由进行了推广。1924年的《时报图画周刊》刊登了林氏发明产科止痛技术的广告："女医生林惠贞博士，毕业于美国意利诺大学，于产科研究甚精，发明注射，能使产时腹部不稍作痛，在南京路利济药房悬壶。"③ 同年，林氏在南京召开的中华医学会第五届大会上，用英文作了《在中国实行无痛安产法之经验》的演讲，《中华医学会第五届大会详志》一文对其演讲内容进行了简要概括："用司各帕拉明与吗啡之小分剂，每二三小时注射一次，能使产妇在半睡状态中安然生产，在福州与上海行之七年，成绩均佳。"④ 不久，林氏将其无痛分娩实践的具体内容发表在《中华医学杂志》上，详细地记录了其实施半麻醉式无痛分娩法的具体过程和效果。林氏在福州和上海行医过程中，对"产科四分之一施以无痛分娩法，获有完全效

---

① 毛文贤：《无痛生产术》，《家》1946年第7期。
② 1928年担任上海医师公会常务，徐乃礼为常务，其他还有周文达、胡定安、汤铭新。参考何志平、尹恭成、张小梅主编《中国科学技术团体》，上海科学普及出版社1990年版，第334页。
③ 《林惠贞医生》，《时报图画周刊》1924年第183期。
④ 王完白：《中华医学会第五届大会详志》，《中华医学杂志》1924年第2期。

验，并无丧身或神经系受病影响等不测之事"，在实践的基础上，林氏还积极以女性福音为理由宣扬和推广无痛分娩法，称赞此法"造福于二十世纪产妇无限量也"，希望医家不要囿于成见，不去尝试，并以止痛技术在西方从开始实施时阻碍重重到最终通行于世的发展历程为例，指出止痛技术因为可以造福女性，必将会深受女性喜爱，医者应该为女性福祉考虑，"宜其推行之将广且遍也"①。

三　大众报刊与女性的止痛意识

在传统中国，通常将产痛视为临产的标志，认为产痛是可以忍受的，不需要干预。关于产痛认识的记载可追溯到唐代王焘的《外台秘要·产乳论》，书中记载了一则由于众人惊扰，产妇紧张，促使产痛加剧，被接生之人误以为胎儿马上就要娩出，慌忙采取催产措施，导致产母死亡的悲剧："其产死者，多是富贵家，聚居女妇辈，当由儿始转时觉痛便相告报，旁人扰扰，令其惊怖，惊怖蓄结，生理不和，和气乱，痛切唯甚。傍人见其痛甚，便谓至时，或有约髻者，或有力腹者，或有冷水潠面者，努力强推，儿便暴出，畜聚之气，时奔下不止，便致运绝，更非他缘。"②

宋代医家认识到试产和正产疼痛的差别，试产只是脐腹疼痛，疼一阵便不疼，正产痛从脐腹直到腰间，且程度加深。不论是试产还是正产疼痛，医家都建议忍耐，抨击产婆过早接生，导致难产。杨子建《十产论》指出正产比试产疼痛的范围大、程度深："今有未产一月以前，忽然脐腹疼痛，有如欲产，仍却无事，是名试月，非正产也……正产者，盖妇人怀胎十月满足，阴阳气足，忽然腰腹作阵疼痛。相次胎气顿陷，至于脐腹疼痛及甚，乃至腰间重痛，谷道挺进，继之浆破血下，儿子遂生，此名正产。"③ 陈自明沿袭杨氏

---

① 林惠贞：《西洋莨苦素与吗啡合用的无痛分娩法（Scopolamine-morphine in Twilight Sleep）》，《中华医学杂志》1924 年第 6 期。

② （唐）王焘：《外台秘要方》，山西科学技术出版社 2013 年版，第 988 页。

③ （宋）陈自明：《妇人良方大全》，刘洋校，中国医药科技出版社 2011 年版，第 289 页。

观点，指出："凡临产妇，然腹痛或作或止，名曰弄痛……直候痛及，眼中如火，此是儿逼产门，方可坐草，即另易产。"① 太医院产科教授齐仲甫更为强调忍痛，批评产妇不能忍痛，过早用力导致横生逆产，齐氏在《女科百问》中指出："腹痛连腰甚者"便会临产，原因在于："肾候于腰，胞系于肾……诊其尺脉转大，如切绳转珠者，谓之离经，日中觉，夜半生。若腰痛甚者，即产也。"② 强调分娩乃"瓜熟蒂落、栗熟自出、自然之理"，横逆不顺的原因多半在于产妇不能忍痛："横生逆产者，皆因少母未经生育，将产之时，不肯忍痛，务欲逼下为妙。殊不知时候未到，胎气未至，其子未能翻身，受逼不过，只得一任离胎迳下，以至倒生。其有横生者，其子离胎，将欲翻身投下，半中之间，被母逼紧，转身不及，以至横下。"③

清代亟斋居士的《达生编》强调分娩阵痛是自然之理，不必惊慌，忍耐就好，并且需要通过忍痛才能分辨是试疼还是正产："初觉腹痛先自家拿稳，主意要晓得此是人生必然之理，极容易之事，不必惊慌，但看疼一阵不了，又疼，一连五七阵，渐疼渐紧，此是要生……若是疼得慢，则是试疼，只管安眠稳食，不可乱动……此时第一要忍疼为主，不问是试疼，是生产，忍住疼照常吃饭睡觉，疼得极熟，自然易生，且试疼与正产亦要疼久看其紧慢，方辨得清。"④ 其关于临产"睡、忍痛、慢临盆"的六字诀更是被奉为至理名言，家喻户晓，一直到民国时期还被称颂。近代著名中医张山雷称之为产妇房中第一箴言。著名西医俞松筠也指出："临盆一事，若在欧美妇人，并不象中国妇人，来得有忍耐力。"⑤

---

① （宋）陈自明：《妇人良方大全》，刘洋校，中国医药科技出版社 2011 年版，第 289 页。

② （宋）齐仲甫：《女科百问》，申玮红校，中国医药科技出版社 2016 年版，第 85 页。

③ （宋）齐仲甫：《女科百问》，申玮红校，中国医药科技出版社 2016 年版，第 85 页。

④ 周仲瑛、于文明编：《中医古籍珍本集成妇科卷·增广大生要旨·达生编》，湖南科学技术出版社 2014 年版，第 4 页。

⑤ 俞松筠：《科学的达生编》，中德产科医院 1933 年版，第 96 页。

近代以来伴随着西方女权思想的传入，中国社会也开始广泛宣扬兴女学，提倡妇女解放。女性特别是上层阶级女性开始觉醒，争取受教育、婚姻自主、就业、经济独立等权利。在此背景下，尽管医学界对止痛技术的安全性和有效性以及产痛的价值尚存在争论，一些以女性为受众的大众报刊对无痛分娩技术进行了广泛译介和宣扬。

　　《中华妇女界》《妇女画报》《妇女文化》等女性报刊均刊文介绍了国外止痛技术的新进展，并以十分乐观的口吻指出止痛技术"只需一次注射，即可免除全部苦楚，而手续简便，任何医生均优为之，此诚产妇之福音"①。称赞止痛技术"能使妇人分娩时无所痛苦，无所恐怖"②，"已报告成功，可谓女界之福音"③，为"妇女们最迫切祷望着的福音"④。1946—1947 年间，以家庭、妇女、儿童问题为主要议题的《家》杂志刊登了系列关于无痛分娩的文章，共有 5 篇，介绍了多种用药的、不用药的无痛分娩法"以飨医学界和妇女界读者"，指出止痛技术"当然是妇女的福音"⑤。

　　以女性报刊《新妇女》杂志为例，1947 年《新妇女》杂志刊登了《妇女福音：无痛分娩法成功》一文，文章节选自《科学文摘》杂志，省略了《科学文摘》中关于氯仿、吗啡联合山莨菪素、连续性骶管麻醉法等止痛方式因为有副作用、或者操作复杂不断被改进和淘汰的历史论述，直接宣扬"现在有一种新麻醉术，可消除分娩的一切痛苦。只需注射一针，产妇就能完全止痛，躺在分娩床上，像安睡一样生出孩子，这是这种药剂的赐予……产妇们的恐惧变成了喜悦，婴儿的呼吸正常……没有死亡，也没有任何不良后

---

　　①　金仙：《产妇的福音：无痛接生新法》，《妇女文化》1947 年第 1 期。
　　②　寅斋：《最近发明之无痛分娩法》，《中华妇女界》1916 年第 2 期。
　　③　翠菁：《生产无痛的福音》，《妇人画报》1934 年第 24 期。
　　④　Zdravomuslav、P. V. 斐痕：《毫无痛苦的生产》，《西风》1938 年第 28 期。
　　⑤　朱维继：《最新无痛生产术》，《家》1946 年第 10 期；毛文贤：《无痛生产术》，《家》1946 年第 7 期；余菡：《自然无痛生产术》，《家》1947 年第 12 期；余菡：《苏联的无痛生产术》，《家》1947 年第 18 期。

果"，尽管这种麻醉方式"注射需要相当技巧，产妇也需要特别照顾，所以一切手术需要在医院施行"，作者还是乐观的表示"将来这方法如运用熟练，在家里施行也可能了"①。

在这些女性报刊的宣扬下，女性特别是上层阶级女性的止痛意识开始萌芽，一些上层阶级女性甚至主动寻求止痛技术的使用。毛文贤医生就提及有很多女性向他问及无痛分娩法："我回到上海时，很多亲友们，尤其是太太小姐们，都问起生产时减少痛苦的一种问题。"② 广州中山大学附属医院的产科医生罗荣勋也曾应产妇要求实施无痛分娩法："曾经徇产妇之特别邀求，而行无痛接生之术，产后母子皆平安出院。"③ 著名作家冰心在生育其第二个孩子时就要求止痛，在《林巧稚传》中有这样的记载："冰心第二个孩子出生那年，巧稚是主治医生。当时妇产科一位实习医生是冰心的学生。阵痛中，冰心请求实习医生止痛。"④ 曾在新四军担任军医，后来担任中国协和医科大学副校长的章央芬在生育第一个孩子时也使用了药物止痛："我曾生过三个孩子，第一个恐惧万分……曾痛了五十三小时，曾用了不计其数的巴比特儿衍化物，注射了吗啡5—7支。"⑤

整体来看，尽管这一时期有部分女性开始寻求无痛分娩，但仅限于上层阶级女性，彼时对于贫苦妇女，分娩最大的威胁是产褥热，而非产痛，忍痛依旧是理所当然的。分娩中是否应该止痛，不仅与止痛技术自身的安全性、便捷性和有效性相关，在一定程度上，也取决于医学界对产痛意义的考量以及女性自身止痛意识的觉醒。在近代中国，止痛技术传播过程并不顺利，原因可从技术本身、社会文化、女性意识三个层面进行探讨。

---

① J. D. Ratcliff、晴岚：《妇女福音：无痛分娩法成功》，《新妇女》1947 年第 2 期。
② 毛文贤：《无痛生产术》，《家》1946 年第 7 期。
③ 罗荣勋：《无痛生产》，《医药学》1930 年第 7 期。
④ 张清平：《林巧稚》，百花文艺出版社 2005 年版，第 139 页。
⑤ 章央芬：《心理学的无痛分娩法》，《中国医科大学学报》1951 年第 10 期。

技术层面：彼时的止痛技术仍旧不理想，在安全性、经济性、以及便捷性上存在着局限，在某种程度上阻碍了其普遍应用。正如时人所言："麻醉剂之类，虽有相当的效果，但都不免发生不良的副作用"①，"施用此法的医生得时刻注意，假使产时很久的话，就得留在产妇身边二三十小时之久。因此，这种除痛的良法，就只能由城市各大医院里手术高强的产科医生使用，而永远不能普及推行到乡间去"②，"许多产妇在她们的临盆期间都不用麻醉药，这或是因为：第一是太费钱；第二是临盆的时候没有一个专管麻醉药的人在场"③。

文化层面：中国的传统文化十分强调"忍痛"，"忍痛"观念与生育文明彼此交融，成为止痛技术传播过程中的阻力。在北京协和医院院工作多年的霍普金斯产科主任伊斯特曼（Eastman, N. J.）对此有切身体会，这也让他放弃了在协和研究无痛分娩的打算："我在中国见过几千次分娩，似乎只有两种人要求镇痛：产道有机械性阻塞的患者，例如骨软化症患者；或是阅历丰富的上层妇女，这些女性大多毕业于美国大学，其文化背景和态度更像西方人而不是东方人……经西伯利亚逃难而来的俄罗斯产妇与中国产妇形成了鲜明的对比，精神紧张，濒临崩溃，发出尖叫……中国住院医对这种景象都不知所措，因为中国产妇的分娩过程从来没有让我的同事们意识到，分娩会如此痛苦。"④

女性意识层面：晚清民国时期，正值西方女权思想的传入，在此背景下，确实有少数上层阶级女性权利意识开始觉醒，主动寻求止痛，但是范围十分有限，对于占人口大多数的贫苦妇女而言，忍痛是理所当然的。

---

① 余菡：《苏联的无痛生产术》，《家》1947年第18期。
② 金仙：《产妇的福音：无痛接生新法》，《妇女文化》1947年第1期。
③ 朱季青：《孕妇之友》，商务印书馆1933年版，第50页。
④ ［美］鲍威斯：《中国宫殿里的西方医学》，蒋育红、张麟、吴东译，中国协和医科大学出版社2014年版，第204页。

第四节　技术与观念：近代西医
产科技术的传播与影响

产科手术、产科消毒技术、产科止痛技术等近代西医产科技术随着产科书籍的译介，产科实践的开展，产科教育的实施和妇婴卫生的推行传播开来。这些产科技术不仅让国人领会到"西医神技""安全可恃""福音之赐"，发挥了挽救产妇生命、提高妇女健康水平、改善女性分娩体验的作用，同时也塑造了女性的疾病观、卫生观和身体观。

我国传统产科应对难产无能为力以及男女授受不亲的性别规范导致产妇求助西医时除了接受产科手术已经别无他法的现实因素，促使西医产科在早期传入之时，较多地是通过手术应对难产。随着教会医院采取多种措施适应中国传统"男女授受不亲"的性别规范，包括派遣女医传教士来华，开设专门的女病区或者女子医院等，产钳、碎颅术、剖腹产这些西医产科手术的实施逐渐增加，借助可以挽救难产的神奇效果，通过报刊的宣传，让国人认识到西医产科学的优势，逐渐信服西医。但当时的产科手术尤其是剖腹产的死亡率依旧很高，并且只有产科医生"够格"使用，助产士是不被允许的。再加上，受中国传统自然分娩观念的影响，大部分产科医生认为分娩是生理过程，不必通过手术干预，只有小部分难产需要手术帮助，因此产科手术的实施整体上有限。具体原因如下：技术层面上，产科手术风险很高，需要专业的人员和设备，操作复杂；观念层面上，医学界认为大部分情况下，分娩是生理事件，没有必要进行手术；社会层面上，发生医患纠纷时，产科医生的利益得不到保障。

在医学救国、强国强种的话语渲染之下，近代中国大力推行借助妇婴卫生以降低妇婴死亡率，其中最为关键的便是应对威胁妇婴生命的两大杀手——产褥热和破伤风，而推广消毒技术、普及卫生知识无疑是最为便捷有效的方式。产科消毒技术伴随着产科书籍的译介传入国内，最早由传教士医生和教会医院开始实践。在意识到旧式产婆不卫生的接生方式导致母婴死亡率居高不下时，政府借助助产教育改造产婆、培养新式助产人才，通过妇婴卫生行政措施推行以注重消毒为核心的新法接生。各类卫生书籍和报刊大力宣传分娩，妇婴卫生机关借助卫生讲演、展览会、儿童健康比赛、母婴会、卫生话剧、卫生电影等各种各样的宣传形式提高民众卫生观念，最终产科消毒技术在城市和一些农村卫生示范区地区得到大力推行。原因如下：技术层面上，消毒技术简便安全、成本低廉，十分便于推行；社会层面上，在"强国强种"思潮的影响下，消毒与否关涉母婴安全，是当时影响母婴死亡率的关键因素，在知识界的呼吁下，分娩卫生上升到民族健康和国家形象的高度，被纳入国家卫生行政的整体规划之中，经由政府和各界人士全力推行。观念层面上：在报刊、电影、展览会等各种大众媒体的广泛宣传下，民众卫生观念逐渐觉醒，促使了产科消毒技术的普及。

19世纪中叶西医东渐以来，西医产科止痛技术也随之进入中国。中国医学界就产痛的意义、止痛技术的安全性和有效性展开了争论。在妇女解放思潮的影响下，少数上层阶级女性权利意识觉醒，开始主动寻求止痛，但整体上的临床实践依旧鲜见。可见分娩止痛或不止痛，不仅取决于止痛技术的发展，也取决于医学界和公众对于产痛价值的判断，以及女性自身的意识觉醒。在近代中国，止痛技术的传播过程并不顺利，原因有以下三个方面：技术层面上，彼时的止痛技术仍旧不理想，在安全性、经济性以及便捷性上存在着局限，在某种程度上阻碍了其普遍应用；社会文化层面："忍痛"观念根植于中国的传统文化之中，与生育文明彼此交融，成为止痛技术传播过程中的阻力；女性意识层面上，晚清民国时期，正值西方女权思想的传入，在此背景下，确实有少数上层阶级女性权利意识开始觉醒，主动寻求止痛，但是范围十分有限。对于劳苦大众来讲，最关注的还是分娩安全的问题。整体而言，分娩止痛技术尽管是一项新的医学进展，但其仅关涉女性的个体体验，且安全性、有效性尚存疑虑，与科消毒技术这一与母婴安全和强国强种密切相关的议题相比，相对不受重视。

第三章

中国近代西医产科学教育
与人才培养

　　近代医学传教士、医学精英和政府创办的医学校，是培养新型产科人才的摇篮，也是近代西医产科学传播和根植的重要途径。马伯英指出"西医教育是医学传播中极为重要的途径，其影响最深、最广"①。著名医学传教士嘉约翰在其来华传教之初就认识到医学教育的重要性，其富有远见地指出："假如你自己私人开一个诊所行医，那只是个人的工作，受益的也只是少数人。然而如果你每年能够给四十个学生授予学位，他们将走向全世界，那么你的劳动将会加大四十倍。到你年老了，你会变得遐迩闻名。"② 本章重点探究西医产科学借助产科教育在中国传播和根植的过程与史实，梳理各类产科教育机构在传播西医产科学方面发挥的重要作用。

第一节　近代西医助产教育的沿革

　　我国助产教育最早由传教士开设。一些传教士认为助产教育极为重要且颇能使中国女性受益。在他们的倡议下，教会医院开始训

---

① 马伯英：《中国医学文化史·下》，上海人民出版社2010年版，第417页。
② ［美］嘉惠霖：《博济医院百年（1835—1935）》，沈正邦译，广东人民出版社2009年版，第191页。

练助产士，有些甚至开办了助产士训练学校，在入学标准、学制和课程设置上都要比一般的产婆训练班要求更为严格。但整体来看，依然属于学徒式训练，规模比较小、质量也一般。甲午中日战争后，在强调医学救国的背景下，确保安全分娩成为知识界和医学界共同关心的话题，很多医界人士将日本产婆变革的经验译介至国内，并仿照日本产婆教育模式，开办产婆讲习所，以期尽快培养产婆。1914年北京医学专门学校附设产婆养成所成立，亦是仿照日本模式，是我国最早的国立助产教育机构，在培养助产专门人才上是有开创之功的。杨崇瑞将助产人才的培养，作为其妇婴卫生规划的一部分，成为民国时期颇具影响的公共卫生项目。私立助产学校在资源有限的情况下，培养了数量可观的助产士，在实践中总结的助产教育经验也有可取之处。

整体上看，在传教士医生、医界人士以及政府的作用下，近代中国助产教育规模和人才队伍逐渐壮大。据统计，截至1937年，全国助产学校及训练班的数量为136所，其中独立者69所，附属于医院者67所，在教育部已备案省公私立合计为22校。①

一　传教士的首倡

我国的产婆训练由来华传教士首倡。1899年，宁波医院的史密斯医生开办了产婆训练班，招收了11名妇女，每周授课两次，主要讲授助产理论和实践，并且参加接生实习。1901年，时任博医会会长聂会东（Neal B. ）在《博医会报》编辑部公告栏中特别提议"教会医院应该更多的提供这种工作，因为这会使众多中国女性受益"②。希望史密斯可以向杂志投稿，分享其助产训练的方法和经验。

---

① 夏媛媛：《民国初期西医教育的建构研究（1912—1937）》，科学出版社2015年版，第111页。

② Neal J. B. , "Training of Native Women in Midwifery", *CMMJ*, Vol. 15, No. 3, 1901, pp. 221–22.

聂会东认为即便无法为中国女性提供长期正规的医学训练，使她们从事医学实践。但是训练她们从事助产，以便解救因为分娩备受折磨的女性同胞是绝对可以的。指出女医传教士中也有一些人没有能力接受长期的医学训练，但是可以接受充分的助产训练。强调不识字的女性也可以通过口授和现场示范理解分娩机制，帮助产妇分娩。同时聂氏也顾虑到为这些女性提供助产教育的缺点在于"这些女性结婚以后会被家庭事务所困，影响其从事助产"①，但是聂氏并不认为这是大问题："对助产训练来说，没有必要像长期正规医学训练那样限制学生的婚姻状况和年龄，年纪大的女性可以用几周或者几个月的时间学习助产，在有一两年的实践经验后，再回来进一步学习，并给予执照。但是需要注意避免的危险是由于无法让她们理解整体医学内涵，她们很有可能变成庸医，让西方医学蒙羞。但是为了让更多的女性受益我们必须愿意承担这样的风险。"②

在聂会东看来助产教育极为重要且颇能使中国女性受益。在其倡议下，一些教会医院开始训练助产士，有些甚至开办了助产士训练学校，在入学标准、学制和课程设置上都要比一般的产婆训练班要求更为严格。

1904 年，杭州广济医院院长梅藤更（Main，D.）在行医过程中发现"中国女性因为早婚以及缺乏适当的医疗保健，常常经历着难以言说的苦痛"③。随后，梅藤更在中国助手刘明之的协助下创办了广济助产学堂，开展助产训练，要求入学者年满 20 岁，并且通过入学考试。此外，需要有一个值得信赖的中间人，由他签署一项协议并支付 50 元的保证金，以保证学生品德优秀、遵守纪律④，学

　　① Neal J. B., "Training of Native Women in Midwifery", *CMMJ*, Vol. 15, No. 3, 1901, pp. 221 – 22.

　　② Neal J. B., "Training of Native Women in Midwifery", *CMMJ*, Vol. 15, No. 3, 1901, pp. 221 – 22.

　　③ DeGruche K., *Doctor Apricot of "Heaven Below"*, New York, Chiacago, Toronto: Fleming H. Revell Company, 1910. p. 111.

　　④ 谷雪梅：《英国圣公会与近代浙江的医学教育》，《历史教学》2009 年第 4 期。

习结束后返还保证金。助产学校讲授解剖、生理及助产方法，同时要求实习，培训时间为 2 年。学校包括演讲大厅、教室、实习室、产后病房等，第一年有 90 多人申请，50 人面试，面试时会询问入学动机、年龄、家庭、健康和读写能力等相关情况，最终接受训练的有 22 人，大部分都顺利通过考试，获得执照，然后回到自己的家乡帮助当地的女性，少部分留在学校，从事助产医疗和教育工作。助产学校开办后，梅藤更自豪地对妻子说"成千上万的中国女性会受益于我们的产科服务"①。

随后更多的教会医院参与到助产训练这项工作中来。1908 年，福建福清县妇女医院的负责人波尔特（Poulter，M.）对 3 名学生进行助产训练，教授分娩机转等知识。1912 年广东江门的麦克唐纳（Mcdonald，J. A.）及麦克比恩（Macbean，J.）负责开办助产训练学校，有两名中国医生协助，第一班招收了 12 名学生。②

二　日本助产教育模式

中国在甲午战争中战败后，变法图强思潮涌起，梁启超、严复等维新之士力倡医学维新以强国保种。在医学救国的背景下，确保安全分娩成为知识界和医学界共同关心的话题，一些医界人士将日本产婆变革的经验译介至国内，并仿照日本产婆教育模式，开办产婆讲习所。

1909 年，梁慎余在《医学世界》上发表《论今日宜办速成产婆讲习所》一文，完整地介绍了日本的产婆教育经验，提倡仿照日本经验，改良我国的助产事业。文中根据中国社会产婆技术不良、往往致产妇伤亡，却又数量众多、一时难以完全取缔的现实情况，建议仿自"他国产婆缺乏地之办法"，采取"百日教育法"这种短期产婆培训的办法，招收悬牌稳婆和愿习助产的妇女，进行速成教

---

① DeGruche，K.，*Doctor Apricot of "Heaven Below"*，New York，Chiacago，Toronto：Fleming H. Revell Company，1910. p. 111.

② 邓铁涛、程之范：《中国医学通史·近代卷》，人民卫生出版社 2000 年版，第 499 页。

育，并非"培养完备产婆"，而是援当时速成师范例，以大约四十日为期，"选合适地如善堂公所，乡约之属，办数区产婆讲习所，招现在之悬牌'接生保养'者，或妇女愿习此术者，每区二三十人"。讲授方式为口授，具体内容为"接生之理，洁净之道，断脐裹儿浴儿之法"，以及"平常顺产产妇应如何看护"，并教导她们遇到"异常急变及用手术"时需请医师，同时也讲授医师未至之前"应如何施救，如何预备"。经过数月训练之后，试验其学业，合格者"给以有限制之开业证书"，仅准许其"为顺产者洗澡、剪脐耳"，不许其"妄用手术"。同时对没有执照的产婆予以取缔，"有此证书者方准开业，不准他无开业证书者在此间营业"。梁氏指出采取这一"速成法"最符合当时中国的现实情况，因为完备的产婆学业，对曾受过普通教育的女子而言尚且"非修业一二年不可"，何况当时受普通教育之女子少之又少，并且"曾受普通教育而愿习产婆术者又几何"。因此，唯有在短期内将有旧式收生经验的稳婆，加以新法接生的培训，方才最为实际，可以在短期内造福中国产妇，"百日教育并非完备教育，然必胜于现在之产婆"①。

梁慎余关于学习日本产婆变革的观点与丁福保不谋而合。丁福保特意将梁氏这篇文章附录在《竹氏产婆学》一书中，称赞梁氏为"改良医学界之巨子"，特"甄录此文为海内言、地方自治者告也"②。丁氏在书中《产婆之职务》部分，详细介绍了日本产婆管理办法，以供"吾公民之采择"。具体内容为："日本法令非修一年以上之产婆学术者，不许应试。试验落第者，不许登产婆名录。不登录者，不许为产婆。私为产婆者，处罚金五十元，为人堕胎而犯关于其职业上之罪者，处禁锢以上之刑。"③ 其中试验包括"学

---

① 梁慎余：《论今日宜办速成产婆讲习所》，《竹氏产婆学》1909 年版附录。又见梁景和主编《社会文化史理论与方法 首届全国青年学者学术研讨会论文集》，社会科学文献出版社 2014 年版，第 215 页。

② ［日］竹中成宪：《竹氏产婆学》，丁福保译，文明书局 1909 年版，附录。

③ ［日］竹中成宪：《竹氏产婆学》，丁福保译，文明书局 1909 年版，《产婆之职务》第 1—4 页。

说”和“实地”两部分，学说试验具体有：“正规化之妊娠分娩及其办理之法、正规产蓐之经过及蓐妇生儿之看护法、异常之妊娠分娩及其办理之法、妊妇产妇蓐妇生儿之疾病消毒之方法、产婆应知之法规”①，实地试验包括“实地试验”或“模型试验”。

在介绍日本产婆管理办法时，丁福保对中国助产人才的缺乏甚为感慨，写道：“吾译述至此，吾不禁废书而叹。吾国所称之广州县约千三百有余，一广州县计产婆三十人，则吾国之产婆为四万，萃四万人而试验之（如日本之学说试验，正规之实地试验）阒如杳如，更数十载无敢应者。产婆姑不足言，今之号为医、号为治愈巨绅之良医者，其数十百倍于产婆，其知识程度吾不敢言。又试萃二十二行省之业医者，试以产科学普通知识之所应有事则瞠目挢舌而不能对上焉者，模糊影响穿凿附会冀以借口，其为害社会一也。四万余之产婆不识字，不能读书，吾无责焉？吾恐良医之读此者，亦可屈指而数计。吾之不辞劳瘁之译此书也，为公民告焉，官吏告，为吾国政府告，后之言地方自治者，其能阻遏产婆医生杀害人民于指顾间否耶？”② 这段话足以表明丁氏对产婆无知为害民间的担忧，认为我国助产事业亟待改良：“吾国之产妇有因临盆早而死者，有因产婆不谙手术致难产而死者，甚有强取胞衣误拽出子宫或肝脏顷刻而殒命者，呜呼！吾政府、吾公民、其若何监督之，拯救之，条诫而限制之，以保全民命也乎。”③ 可见其不仅希望借助翻译日本产科学著作来引进相应的知识，更期待的是借鉴日本先进的产婆培训和管理制度，以期变革我国的助产事业。

其实，丁福保对日本的产婆教育情况早有留意。1908 年其在《日本游记》一文中就特意描述了日本产婆学校的情况：“二十九日午后，至产婆学校中，晤其教授水源渐君，校内女生共三十七

① ［日］竹中成宪：《竹氏产婆学》，丁福保译，文明书局 1909 年版，《产婆之职务》第 1—4 页。

② ［日］竹中成宪：《竹氏产婆学》，丁福保译，文明书局 1909 年版，第 4 页。

③ ［日］竹中成宪：《竹氏产婆学》，丁福保译，文明书局 1909 年版，第 1 页。

人，适在讲堂授正规分娩之经过，黑板书第一期开关之期，第二期产出期，第三期产后期，而旁以粉绘子宫胞胎形，口讲而指示之，教室之左隅，有人体骨骼全具，置于玻璃匣中，旁有产床模型，上悬人体生理各图片。学生咸席地坐，问难甚多。其学科分解剖学、生理学、产婆学及实地演习四种，产婆学中如寻常妊娠分娩，产蓐取法诊法及异常各经历，产婆婴儿疾病之施疗法。实地演习分产科模型演习及临床实验等……帝国医科大学第一医院其产科设产婆养成所，修业十个月，由该科主任助教担任授业，以养成完全产婆，又有看病法讲习科修业一年。"①

成立于 1911 年的国立北京医学专门学校，采用的是日本医学教育模式，聘请日本教师，翻译日本教材，购买日本试验标本仪器。② 在助产教育方面学习日本助产教育模式，是我国最早的国立助产教育机构③，在培养助产专门人才上是有开创之功的，"公家设立之助产训练班，以从前国立北京医学专门学校所附设立产婆养成所为嚆矢"④。

1914 年 8 月，北京医学专门学校附设产婆养成所成立。8 月 23 日行第一次招生试验，录取女生 24 人。仿照日本成法，修业年限定为一年半⑤。之后，在 1916—1922 年间，每年都举行招生试验，录取学生，每年人数不等。1916 年录取 25 人，1917 年录取 24 人，1918 年录取 24 人，1919 年录取 38 人，1920 年录取 35 人，1921 年录取 33 人，1922 年停招⑥。1926 年后改设看护助产专修科，开办至 1936 年，学制两年，有看护学、助产学、解剖生理学、药物调

①　丁福保：《医话丛存：日本游记》，《医学世界》1908 年第 1 期。
②　牛亚华：《民国初期中国的医学教育与日本》，《中华医史杂志》2018 年第 6 期。
③　罗卓夫、孙敬尧主编：《北京医科大学的八十年》，北京医科大学、中国协和医科大学联合出版社 1992 年版，第 10 页。
④　葛成慧：《我国助产教育的检讨与推进》，《医育》1940 年第 4 期。
⑤　罗卓夫、孙敬尧主编：《北京医科大学的八十年》，北京医科大学、中国协和医科大学联合出版社 1992 年版，第 17 页。
⑥　国立北平大学校长办公处编辑：《国立北平大学一览　民国二十五年度》，1936 年，第 22—33 页。

剂学讲义及实习，细菌卫生学讲义及实习、德文、国文这 7 门课程①。每年的《教育公报》都会专门列出北京医学专门学校附设产婆养成所的学生毕业名单②，并咨达内务部批准毕业生开业③。

1920 年，学校更改招生简章，同时将产婆养成所更名为助产讲习所，并呈请内务部备案。新的招生简章指出学校宗旨为"研究助产技艺并造就看护人才"，教职员"除视学科性质酌聘专员外，由北京医学专门学校教职员专任"，修业年限仍为一年半，招生定额 40 名，毕业试验合格者均"授以定式文凭并呈请教育部转咨内务部注册发给开业执照"。招生标准为"16 岁以上 25 岁以下之女子，身体健全未经缠足者……高等小学毕业或相当学历者"，还要求志愿入学者须得其父兄或夫之允可书并须有住京之切实保人。不收学费，但是如果非正常原因退学就需要向学生的保人追缴学费。课程设置也有变动，需修习看护学、助产学、解剖生理学、实用检查法、绷带实习、细菌学大意、药物学、德文、国文及修身这 10 门课程。④

三 杨崇瑞的助产教育理念与实践

杨崇瑞的助产教育计划出台后广为学界所认同，并被政府采纳作为助产教育推行模式。杨崇瑞在《我的自传》中就有此回忆：当时妇产科主任马士敦建议开展速成助产教育，对有小学毕业程度的女子进行新式助产训练，再用她们替代旧式产婆，以消灭产褥热和破

---

① 国立北平大学校长办公处编辑：《国立北平大学一览 民国二十五年度》，1936 年，第 22—33 页。

② 《北京医学专门学校附设产婆养成所第一届毕业生名单（核准毕业咨达内务部准其开业文见本期公牍门咨第九百六十四号）》，《教育公报》1917 年第 7 期。《北京医学专门学校附设产婆养成所第四届毕业女生名单》，《教育公报》1919 年第 12 期。《北京医学专门学校附设助产讲习所毕业生名单》，《教育公报》1922 年第 2 期。

③ 《咨：内务部咨覆教育部北京医学专门学校医科产科毕业各生应准一律开业并由部发给开业执照文》，《教育公报》1917 年第 49 期。

④ 《咨内务部送北京医学专门学校附设助产讲习所修改简章请备案文》，《教育公报》1920 年第 11 期。

伤风。而杨氏出于对助产职业前途的考虑，希望开展高水平的助产教育。因为"中国传统观念认为分娩是污秽的，因此接生一行一直都不被看好。如果现在依旧招收受教育程度不高的女性，进行短期训练，最后肯定会站不住脚，助产职业也会遭受重创"①。

在杨崇瑞正式提出自己的助产教育计划之前，学界对助产教育的实施方案有过讨论。1928 年《博医会报》的每一期几乎都涉及对各个国家助产教育情况的介绍以及对中国助产教育的讨论②，正如杨氏所说"引起若干热烈讨论"③，也正是通过这些讨论，杨崇瑞和学界最终就我国助产教育规划达成了共识，并成为政府全力推行的助产教育模式。

1928 年 1 月中华护士学会在上海召开会议，决定"中华护士学会不参与任何向非护理人员提供助产训练的项目"④。杨崇瑞反对这一观点，于 5 月 28 日致信博医会编辑部，指出："《博医会报》第 4 期上刊登的关于博医会执行委员会对于助产训练的事项，有如下问题，需要商榷：什么时候护士学会的权限扩大到可以决定助产标准？助产学何时成为了护理学的分支？是基于何种逻辑得出中国助产问题要通过在进行助产训练之前，先接受护理训练以满足资格的方式才能解决。中国每年有 1200 万人出生，在助产标准相当之高的英国和丹麦，估计一个助产士每年可以应对 120—150 次分娩。

---

① 严仁英等主编：《杨崇瑞博士诞辰百年纪念》，北京医科大学、中国协和医科大学联合出版社 1990 年版，第 148 页。

② 讨论见 1928 年《博医会报》。1928 年 5 月来自台湾的医学传教士 Landsborough 致信博医会编辑部，指出在台湾，产婆没有必要在接受助产训练前进行三年的一般护理训练。反对在中国在接受助产训练之前还要进行一般护理训练之后才能获得产婆执照这一观点，认为这是不必要的。见 Landsborough，"The Practice of Midwifery in Many Lands"，*CMJ*，No. 5，1928，pp. 374 – 375。6 月 12 日云南东川区 friends mission 教会的 Harris 致信博医会编辑部，指出："中国产婆造成危害甚大，需要立即采取措施，没有必要要求接受护士训练的人才能从事助产，在英国依然有不是护士的助产士。建议向博医会的所有成员分发调查问卷询问关于此事的意见。""Correspondence：Midwife Trainning"，*CMJ*，No. 9，1928，pp. 720 – 721.

③ 严仁英等主编：《杨崇瑞博士诞辰百年纪念》，北京医科大学、中国协和医科大学联合出版社 1990 年版，第 148 页。

④ "Minutes of the Executive Committee"，*CMJ*，No. 4，1928，p. 305.

在此基础上，在现有医生供应和经济的情况下，80% 的分娩均由助产士处理，也就是说要培养 64000 个助产士。其他国家尚不能达到这一要求，我国更不用说。毫无疑问，我们希望从护士中招募助产学教师，但是将有执照的助产士限制到那样一个狭窄的范围是不切实际的。"① 后来，杨氏在回忆这一问题时依旧强调中国国情不同，不能照搬其他国家的模式："英国助产士大部分是护士出身。但在欧洲大陆上，例如荷兰、德、法等国，助产士就不是护士出身，但一样可以做得很好，这是第一点。中国的情形与英国或欧洲国家不同，一般教育水准低，不普遍，女子受教育的更少，已经学成了护士，不论就社会说，或就个人说，可谓已人尽其才。为国家训练人才着想，似乎无须把人力物力再用在这一批人身上，况且妇婴保健是一种专门事业，应该由娴熟于这方面技巧的专门人才负责。所以不论从教育观点看，从女子职业观点看，或从民族保健事业的发展观点看，另训练专门人才是必要的。"②

最终 "医界和当时社会一般舆论，都认为有训练助产士专门负责妇婴保健工作的必要。因为中国的经济能力与一般教育程度，不能和美国或英国比，美国妇女分娩大多是由医生负责"③。在杨崇瑞的积极宣传和倡导之下，中央助产委员会于 1929 年 1 月成立，委员会成员有颜福庆、刘瑞恒、金宝善、杨崇瑞等 9 人，其任务为筹备模范助产学校，处理并保管助产教育专款，审定助产教育标准和审查公私立助产学校。④ 从此助产教育正式纳入国家教育体系。⑤

① "Correspondence：Midwife Trainning"，*CMJ*，No. 9，1928，p. 554.
② 严仁英等主编：《杨崇瑞博士诞辰百年纪念》，北京医科大学、中国协和医科大学联合出版社 1990 年版，第 148 页。
③ 严仁英等主编：《杨崇瑞博士诞辰百年纪念》，北京医科大学、中国协和医科大学联合出版社 1990 年版，第 148 页。
④ 王勇：《中国现代助产教育的奠基：杨崇瑞与北平国立第一助产学校》，《天津护理》2014 年第 6 期。
⑤ 夏媛媛：《民国初期西医教育的建构研究（1912—1937）》，科学出版社 2015 年版，第 89 页。

杨崇瑞提出了中国助产教育的具体实施办法，是助产教育本土化的标志性事件。具体设置上包括两个月的产婆训练班、六个月速成班以及二年班。两个月及六个月的速成班，是在普及方面，着重量的，二年班是在提高方面，着重质的。①

　　实际上，前两项短期训练均是过渡时期办法，因此开办时间并不长。产婆训练班于 1929 年 11 月开办，至 1931 年共开办七次，训练产婆 180 人。② 1929—1931 年间六月班共招收 4 个班共 30 人，1932 年六月班停办，因为考虑到助产人才质量比数量更为重要，并且此项人才，目前不能随时派往乡村工作。③

　　此外还开办了护士助产训练班和助产士研究班，以便培养在各地推行妇婴卫生助产人才。助产教育委员会应中华护士会要求于 1931 年 9 月开办了护士助产训练班，"招收各省内地医院护士学校所保送者"进行助产教育和妇婴卫生训练，"训练期满后仍返医院服务，俾医师在医院内设立妇婴卫生工作有所藉助"④。1932 年开办了助产士研究班，系中央妇婴卫生之计划，"各省立助产学校选派入班"，目的在于"全国助产学校所授科目及实习类别，应须统一，以冀毕业之程度相齐，故指定本校附设。由卫生署会同助产教育委员会资助学金，每年分配各省以相当数目，研究期满后，返回原派各省服务，至少二年"⑤。

　　第一助产学校作为"妇婴卫生训练之教育机关"，除一年两次招生外，"尚有其他地方合作之医学院学生对妇婴卫生有特殊兴趣者，本校亦负教授之责，并有由中央派赴各省创办妇婴卫生之医师及教导领袖，在其未任职之先，每送来本校实习，亦负相

---

　　① 严仁英等主编：《杨崇瑞博士诞辰百年纪念》，北京医科大学、中国协和医科大学联合出版社 1990 年版，第 149 页。

　　② 第一助产学校年刊编辑部：《第一助产学校年刊（第 1 卷）》，1930 年，第 3—4 页。

　　③ 第一助产学校年刊编辑委员会：《第一助产学校年刊（第 6 卷）》，1935 年，第 1 页。

　　④ 第一助产学校年刊编辑委员会：《第一助产学校年刊（第 6 卷）》，1935 年，第 1 页。

　　⑤ 第一助产学校年刊编辑委员会：《第一助产学校年刊（第 6 卷）》，1935 年，第 1—2 页。

当教授之责，如二十三年（1934年）秋季，卫生实验处妇婴卫生系着手训练毕业医师充任妇婴卫生工作所开之第一班，有女医师六人"①。

以上可见，杨崇瑞将助产人才的培养作为推行妇婴卫生的一个环节，"助产教育之范围，始厘定为包括妇婴卫生之全部"②，是整体妇婴卫生蓝图中的一部分，因此其开办的国立北平第一助产学校既是我国"助产教育之发源地"，亦是我国"妇婴卫生之倡导机关"③。第一助产学校在培养学生过程中就对她们的未来有一定的规划，不是私人开业，而是充当助产学校的师资，或者开创某一地区特别是农村地区的妇婴卫生工作。因此对她们的训练不仅要求"独自接生卅次，并做产前检查五十次，产后检查十次"。还为她们安排各种公共卫生相关讲座。毕业后还需实习"学校及产院各种行政管理等工作，以期其学识与经验平行进步"④。实习完毕后，要派赴各个与第一助产学校合作的卫生机关实习，期其能"于城市及乡村卫生内实验其所学，并使其明了助产士在公共卫生工作内所处之地位"⑤。

第一助产学校培养的助产人才，工作内容包括产前、产中、产后三个方面，此外还要负责产婆训练、妇婴卫生事宜。"助产教育之范围，当分为妊娠分娩及产后三大部分。助产士毕业时之程度，亦当以有妊娠分娩及产后三时期中保健之学术与经验为标准，仅能负分娩时一部分之辅助责任者，不得谓合格之助产士，仅教授分娩时辅佐之学识及经验者，不能谓之完备之助产教育也。"⑥ 助产士不仅负责接生，也需对产妇进行健康教育："为助产士者，当劝导孕妇产前早日按时就医检查；临产期间之一切助产手

① 第一助产学校年刊编辑委员会：《第一助产学校年刊（第6卷）》，1935年，第2页。
② 葛成慧：《吾国助产教育之检讨与推进》，《医育》1940年第4期。
③ 《第一助产学校十周年纪念刊》，1939年，朱章赓序。
④ 《第一助产学校十周年纪念刊》，1939年，第11页。
⑤ 《第一助产学校十周年纪念刊》，1939年，第11页。
⑥ 第一助产学校年刊编辑委员会：《第一助产学校年刊（第1卷）》，1930年，第96页。

续，应十分注意减菌手术……庶免产褥热及婴儿破伤风之发现；在产后期间，对于产妇之休息营养，婴儿之饮食健康，均应有相当之注意与劝导；灌输产妇儿童卫生常识，使对于家庭儿童之健康有相当之注意。"①

该校毕业生不是单纯从事接生的助产士，而是开拓各地区妇婴卫生事业（特别是农村地区）的奠基者和带头人。"我国助产事业之基础，应奠于农村，而因鉴于我国农村经济及教育之落后，农村助产事业应竭力设法与其他基础社会及卫生事业联合推行。服务者尤应降低身价，虚怀若谷，尽量与农民接近，以期生活导化，而收推广卫生事业之实效。"② 1929 年至 1939 年十年间，国立第一助产学校各班毕业生包括本科 13 个班，助产士训练班 4 个班，助产特科（护士进修）8 个班，助产士实习科 5 个班，助产士师资训练班 1 个班，毕业生 255 人，大多数都派往各省市公立卫生机关及边远地区服务，占毕业生 83.92%，只有 13 个人开业，占 5.10%。③ 第一助产学校的教职员"先后调派各省充任助产学校校长、产院院长或教导主任者，不下廿余人"④。

以毕业于第一助产学校，到西北地区开创妇婴卫生事业的唐棣、陈文娇为例，她们负责的工作具体包括：1. 孕产妇及学龄前儿童保健工作方面，包括产前进行产前劝导、产前检查及产前访视。产时进行免费接生。产后进行产母及初生儿之访视及护理、产后检查。还要负责婴儿及幼童健康检查、卫生监察、小儿科门诊以及妇产门诊、节育指导；2. 卫生教育方面，包括开展文字、图书、标语、谈话、演讲、母亲会、儿童会、展览会及婴儿健康比赛等多种形式的卫生教育工作；3. 教学方面，包括助产学校之教学，实

---

① 第一助产学校年刊编辑委员会：《第一助产学校年刊（第 1 卷）》，1930 年，第 96 页。

② 《第一助产学校十周年纪念刊》，1939 年，朱章赓序。

③ 左奇、严仁英：《杨崇瑞博士 中国妇幼卫生事业的开拓者》，北京医科大学、中国协和医科大学联合出版社 2002 年版，第 22—23 页。

④ 《第一助产学校十周年纪念刊》，1939 年，第 12 页。

习指导及监察。妇婴卫生助理员训练班之教学、实习指导及监督。接生婆之登记、训练、监督及取缔。社会的妇婴卫生教育，分机关、学校及家庭妇女三项；4. 研究方面，主要有调查西北妇女生活状况及一般习惯风俗。研究推进妇婴卫生有效方法，调查产妇婴儿死亡率及死亡原因，研究儿童营养问题，研究产母及婴儿主要死亡原因及其减低方法。① 在河北省清河试验区负责妇婴卫生工作的毕业生崔润生也要负责接生、妇婴健康检查、训练接生婆和妇婴保健员、卫生教育等工作。

整体来讲，杨崇瑞是将助产教育作为妇婴卫生的一个环节，虽然发展缓慢，但是"影响力却已经在全国范围内蔓延开来"②，1930 年哥本哈根著名医学教育家法伯尔（Faber, K.）为国联（the League of Nations）调查中国医学院校情况之后指出杨崇瑞的助产教育项目"是极有价值的工作"③。正如葛成慧所总结的："虽为新兴之事业，而尚有相当成绩可观……盖卫生事业之推进，妇婴卫生实为最易着手，最见成效之一部分，且对于民族健康有密切之关系。"④

四 私立助产学校的经验

出于女子职业前途和助产专业化考虑，杨崇瑞十分强调助产人才的质量。因此在其任职期间，助产教育委员会一再修改助产教育章程，要求提高入学标准，延长教育年限。这些举措与私立助产学校的办学宗旨相矛盾，颇令私立助产学校不满。私立助产学校根据自己的办学经验，结合社会现实，提出了一些关于助产教育的建议。

---

① 《第一助产学校十周年纪念刊》，1939 年，第 120—123 页。
② ［美］鲍威斯：《中国宫殿里的西方医学》，蒋育红、张麟、吴东译，中国协和医科大学出版社 2014 年版，第 122 页。
③ ［美］鲍威斯：《中国宫殿里的西方医学》，蒋育红、张麟、吴东译，中国协和医科大学出版社 2014 年版，第 122 页。
④ 葛成慧：《吾国助产教育之检讨与推进》，《医育》1940 年第 4 期。

杨崇瑞的助产教育计划出台不久，有多年助产教育经验的瞿绍衡就发文指出此举不过是"锦上添花之粉饰"："愚观今之谈产科教育者，往往不顾全局，偏执一见。殊不知产科教育之未可与其他教育同日而语也。现闻卫生教育两部已组织产科教育委员会。其种种设施，当详审各地方情形，作通盘之计划。须先从乡僻闭塞区域着想，不必作锦上添花之粉饰。又闻产科教育委员会，欲于北平立一模范产科学校，本年度经常费已由行政院核准补助三万元。绍衡闻之殊不解其寓意安在。所谓模范二字，是指学校之设备而言，抑指学生之程度而言。若指设备言，则区区三万元不敷支配。若指程度而言，观现行产科女士管理规则，产科女士不能侵越产科医师之权限。规则颁行，似不能因教育部卫生部所立而独异也。然则以模范二字冠之产科学校，似未妥善。绍衡愚见，不若改为产科师范学校。庶可于毕业后，分发闭塞区域之为愈。"[1]

瞿氏认为现在增加助产人才的数量要比质量更为重要，"今日产科教育为当务之急，办理之核要，当先广值产科人才，普及产科智识为唯一方针"[2]。另外指出根据现今国家现实情况，入学标准不宜规定太高，只需要会中文读写即可，一方面因为助产是职业教育，注重的是技艺，不用有太多科学基础知识做铺垫，"或谓产科乃医学中之一部，入学产科学校，非中学毕业不可。愚以为则不然，医学中之产科，学术也，助产士之产科，技术也。查我国中学校课程最重为英文，其次为理化算学。而学习产科技术者，均不注重以上各种，若遇必要时，则亦无妨随时补习之"[3]。另一方面以我国现有女子受教育情况来看，若规定太高则很难招到学生："况我国之女子教育，正在萌芽之时，能中学毕业者，十有几人，毕业而继续求学者，又十有几人，即继续求学，而愿入学产科者，吾恐百

---

① 瞿绍衡：《产科教育设施方法意见书》，《医药评论》1929 年第 8 期。
② 瞿绍衡：《产科教育设施方法意见书》，《医药评论》1929 年第 8 期。
③ 瞿绍衡：《产科教育设施方法意见书》，《医药评论》1929 年第 8 期。

无一人也。如是而欲普及，其可得乎。"① 另外建议规定统一的产科
教科书以便教学、考试都有一定的标准："产科学校有官立公立私立
之分，各人之主张不同，一切组织法、教授法，当亦不归一律，程度
不齐，统一尤难。绍衡以为急宜规定产科教科书，俾教者学者，均有
标准，不特将来开业实验可依此为根据，即助产妇之行使职权，亦可
如此，以此为应守之范围。"②

1931 年助产教育委员会公布《修正助产学校学制及课程暂定
标准》后，瞿氏认为颇有不当之处："其中关于入学年龄、课程门
类、时间分配、助产实习、校长问题及学额与床数之比准等诸点，
既有与卫生部所颁条例抵触，复有与国情有所不合"③，指出若强制
施行这一学制会带来严重后果，"若以此种学制，强行全国，则必
致阻碍丛生，而有违教卫两部提倡助产教育之本旨，抑或适足为摧
残助产教育之工具"④。

瞿氏首先指出入学年龄下限应该规定为 18 岁而非 20 岁，若是
20 岁，会耽误两年时间，并且一般结婚年龄为 20 岁，"嫁而求学，
成就者少"。至于招收学生人数，瞿氏认为"可以不必泥拘床位数
目之二倍"，"依绍衡办理助产教育十四年之经验，凡入助产学校者
之心理及环境，与入其他师范或大学等者不同，助产学校系一种职
业学校。凡志愿入助产学生者，大抵不能升学及不能长久求学之
辈。入学后，因程度不符而中途退学者，有之；因疾病而中途退学
者，有之；因婚姻而中途退学者，有之；因产育而中途退学者，有
之；因家人之疾病或其他关系而中途退学者，亦有之。故毕业时之

① 瞿绍衡：《产科教育设施方法意见书》，《医药评论》1929 年第 8 期。
② 瞿绍衡：《产科教育设施方法意见书》，《医药评论》1929 年第 8 期。
③ 瞿绍衡：《对于助产教育委员会第三次会议通过的修正助产学校学制及课程暂定标准之商榷：附修正助产学校学制及课程暂定标准（助产教育委员会第三次会议修正通过）》，《医药学》1931 年第 12 期。
④ 瞿绍衡：《对于助产教育委员会第三次会议通过的修正助产学校学制及课程暂定标准之商榷：附修正助产学校学制及课程暂定标准（助产教育委员会第三次会议修正通过）》，《医药学》1931 年第 12 期。

人数，必不及入学时之多。职是之故，绍衡每届招生，必照原定学生多收半数。且依床位数目而定学生人数之办法，亦似未妥。盖我国人之心理，大抵不愿入院生产，乡僻之处，更无论矣"①。

对于学制和课程安排，瞿氏认为也有不妥之处。首先学制太长，不适合我国普及助产教育的现状，"查东西医学先进各国，其初办助产教育之学制，莫不由浅入深，分等办理，盖欲先期普及，而后再求深造者也"②。课程及课时分配有所不均："所定课程及各科时间之分配，举其深者言之，直无异于欲造成医师资格，举其浅者言之，则为一普通助产士，而尚嫌不足。观其所定科目，有本为一科者，而分为数门，有极有关系者，又多付缺如。即各科时间之分配，亦未免有重其所轻，而轻其所重之处，譬如验尿术、饮食学本系他科之一部，而独立名称。内外诸科，较有关系，而付缺如。"③ 另外还有些课程不实用："第一学期之学生，全无医学知识者也，大可多加科学时间，何必以勤务实习等名称为搪塞，如依本条所定课程及时间之分配言之，即将两年缩为一年，亦甚从容，何必虚张声势，误人时光。"④ 指出在制订学制前应该充分考虑各地情况："按助产教育委员会所订之助产学校学制，当然欲施行于全国者，则当在规定此项学制之先，须审查各地情形，作通盘之计划。今也不然，直视全国为皆若首都、上海等地之繁盛，而不知有乡僻

① 瞿绍衡：《对于助产教育委员会第三次会议通过的修正助产学校学制及课程暂定标准之商榷：附修正助产学校学制及课程暂定标准（助产教育委员会第三次会议修正通过）》，《医药学》1931 年第 12 期。

② 瞿绍衡：《对于助产教育委员会第三次会议通过的修正助产学校学制及课程暂定标准之商榷：附修正助产学校学制及课程暂定标准（助产教育委员会第三次会议修正通过）》，《医药学》1931 年第 12 期。

③ 瞿绍衡：《对于助产教育委员会第三次会议通过的修正助产学校学制及课程暂定标准之商榷：附修正助产学校学制及课程暂定标准（助产教育委员会第三次会议修正通过）》，《医药学》1931 年第 12 期。

④ 瞿绍衡：《对于助产教育委员会第三次会议通过的修正助产学校学制及课程暂定标准之商榷：附修正助产学校学制及课程暂定标准（助产教育委员会第三次会议修正通过）》，《医药学》1931 年第 12 期。

闭塞区域之存在而且多也。"①

瞿氏还指出实习要"负责接生 25 次"的规定过高,实际上难以做到:"今令未毕业之学生,躬自负责接生,是无异于视部章为文具也。其助产实习每人需有二十五次之多,恐事实上,不易做到。且欲令躬自负责接生,至少须在助产学讲义完毕之后,则其可以躬自负责接生之时期必甚短。欲在短时期内,每人均有二十五次躬自负责之接生,则虽在首都、上海及北平协和等之大医院,亦无如许产妇可供实习,则其他偏僻之处,永无设立助产学校之可能矣。所谓普及助产教育者,不知指一地而言,抑指全国而言。若指全国而言,则此项章程应审查全国各地之情形而加以变通之。"②

1933 年,助产教育委员会第六次会议修订了助产学校的学制和课程,私立中德助产学校校长俞松筠就此发表了自己的意见。主要有两点:关于接生次数的规定,要区别考虑顺产和难产的情况、助产课程设置应注意城市与农村的差异。

俞氏认为至少接生 25 次的规定,对于学生应付平产已经足够,但对于应付难产,还存在很大问题:"按此二十五次,虽在平产接生之初步实验,似可应付,惟难产之变化多端,则尚不易预测也。若以助产毕业士,专接平产而言,则此二十五次之实习,似已充分。惟是一旦遇有难产,虽未必如稳婆之滥用土法手术,以罹宰割之患,但其手足无措,罔知所救,似未免为害相仿也。"③ 强调如果希望助产士比产婆更有经验,就必须"提高助产教育,增加助产学年,并须得有充分实习之期间,不为功也。若能于实习毕业后,再在附属产院试行服务,然后再行正式开业,以应社会之需要,则其

---

① 瞿绍衡:《对于助产教育委员会第三次会议通过的修正助产学校学制及课程暂定标准之商榷:附修正助产学校学制及课程暂定标准(助产教育委员会第三次会议修正通过)》,《医药学》1931 年第 12 期。

② 瞿绍衡:《对于助产教育委员会第三次会议通过的修正助产学校学制及课程暂定标准之商榷:附修正助产学校学制及课程暂定标准(助产教育委员会第三次会议修正通过)》,《医药学》1931 年第 12 期。

③ 俞松筠:《改进助产教育之我见》,《医事公论》1933 年第 2 期。

学识经验，庶有把握矣"①。

　　另外，俞氏还强调要注意城市与农村的差异。城市地区因为人们分娩求医观念转变，因此即便顺产，也愿意请新式助产士，并且城市产科医师多，遇上无法处理的难产，助产士也可以寻求产科医师的帮助，因此在城市地区助产士只学习平产便可立足，"都市人民，知识已开，接生一事，稳婆逐渐淘汰，助产士代替而兴，即至顺之平产，亦可不假稳婆之手，此乃助产事业，在都市中已有必需之地位。而助产士在都市执业者，有增无减，日渐众多，足见其易于就范。兼之，都市之中，必有产科医师，即遇难产，亦易临时就教，转请救助，是以助产士在都市，决无意外阻碍"②。但在农村地区，一般找助产士接生的多是难产，助产士又无从求助，面对的是"平产无人过问，难产不能解救"的尴尬困境，"农村僻处乡隅，知识未开，若系平产，决不愿请教于助产士，以免靡费，即使稳婆，有时亦可徒免，因由有生产经验之邻妇，亦可从事助产也。惟遇难产，若认稳婆不克胜任时，方肯请医助产……而助产士在农村又仅限于难产时，方得应就地之需要。若以平产接生为业之助产士，推广业务在农村去，势必无人过问。而农村只认助产士为产科专门女医师，一有难产，即来请诊，则此助产士势必束手无策，较之熟练之稳婆，尤有逊色。于是平产无人过问，难产不能解救，因此难以立足，只有仍回都市，此皆助产士毕业士亲历之境也"③，因此在农村地区需要的是"学识经验两皆健全人材，并非为平产之接生者"④。

　　俞氏所说的确实是新式助产士所面临的现实困境，并且助产士无法在农村立足，势必拥挤在城市，导致城市地区竞争激烈，很多助产士不得不改行从事其他职业，"在这庞大的都市里，医院林立，

① 俞松筠：《改进助产教育之我见》，《医事公论》1933年第2期。
② 俞松筠：《改进助产教育之我见》，《医事公论》1933年第2期。
③ 俞松筠：《改进助产教育之我见》，《医事公论》1933年第2期。
④ 俞松筠：《改进助产教育之我见》，《医事公论》1933年第2期。

产科医生多得像过江之鲫，轮到助产士的一年之中，能有几人？在如此情形下……只好委曲求全，去做护士工作，或者受资本家的压榨利用，做他们的工具"①。

为了解决这个问题，俞氏认为当务之急是提高助产训练程度，让助产士可以应对难产，以便到农村地区服务，否则助产士分布不均，会成为都市过剩之点缀，而农村的需求却得不到满足，"欲普及产科，尤须推广至于农村，若云助产教育，仅为都市之需要而设，则助产人材，将成为都市过剩之点缀。同时，农村方面之产妇胎儿，势将永远遭受稳婆村妪之宰割，而农村需求之难产助产士，势将永远不易实现"②。因此要进行改进，办法在于"提高课程，增加学历，并使充分实习不可……现虽有较高之助产学校一所，但其造就之人才究属不广。若求普遍起见，对于多数之助产学校，似应增加学年，毕业后，须经产院实习，实习期满，并在产院服务，在此实习及服务期间，尤须注重难产接生之处置及手术，以便日后可分派于农村服务。苟能如是，方可云普及科学化的接产，以救渡众生也"③。

当时学界对于"助产士施用外科手术问题，各怀一见，见仁见智，各有独到"④，近代公共卫生专家陈志潜赞同俞氏的观点，指出"吾人对于在助产学校内添设难产手术一科之主张，深表赞同，盖国内合格医师，一时不易聘及，助产士如有相当难产训练，则临时不致束手"⑤。但在杨崇瑞看来，应对难产的手术，即便是低位产钳以及胎盘剥离法等简易手术都不是助产士一个人可以完成的，即使是曾受过良好训练的助产士。另外，乡间也不具备实施手术的条件，第一个难题是"助产士缺乏助手"，再者"施术的房屋、设备及器

① 赵婧：《近代上海的分娩卫生研究 1927—1949》，上海辞书出版社 2014 年版，第157 页。
② 俞松筠：《改进助产教育之我见》，《医事公论》1933 年第 2 期。
③ 俞松筠：《改进助产教育之我见》，《医事公论》1933 年第 2 期。
④ 《第一助产学校十周年纪念刊》，1939 年，第 2 页。
⑤ 《第一助产学校十周年纪念刊》，1939 年，第 2 页。

械"也是最大的难点。因此杨崇瑞强调"我们期望于乡间工作的助产士的，不是难产救急，而是孕期卫生指导，使难产的可能尽量减少"①。

尽管俞氏期望通过延长助产士训练，增加难产实习解决助产士无法在农村立足以及助产士资源分布不均的问题。但矛盾的是，1934年当上海教育局出台规则要求助产学校提高招生标准，并将学制由2年延长至3年时，上海中德、大德、惠生、同德和人和这5所私立助产学校由于无法招到足够的学生，学校难以维持。于是联合起来，向政府提议对招生标准予以宽限，保持2年的学制。其指出按现有课程要求，2年即可完成，没有必要再增加1年，并且现在社会亟需助产人才，应该在短时间内培养更多的人才。另外私立助产学校将助产学校定位为职业学校，其所招学生大多经济艰难，准备毕业后即刻服务社会，"以一艺应世"②，因此国家应该放宽限制，使其易于成才。

整体来讲，国立第一助产学校非常强调助产职业需要有服务人群、贡献社会的精神，"助产士尤当具有为社会服务之精神，将所求得之学识与经验，秉诸服务之热忱，贡献社会，以利益人群，庶乎可不背助产教育之旨矣"③，而私立助产学校将助产塑造成一项投入少、收入高、受尊敬、且十分适合女性的职业。很多学生也因为相信这一点，选择从事助产，但事实却并非如此。私立助产学校学生抱着美好的职业愿景和成为新女性代表的向往，学习助产。在学习过程中就发现助产十分辛苦，不仅需要不分白天黑夜守着产妇，承担照顾产妇吃喝、大小便等非医学技能类事务，还要应对产妇无休止的叫喊，当初选择助产的神圣感也在日复一日的枯燥中消

---

① 杨崇瑞：《读王绪真医师的"充实助产士工作技术之商榷"后》，《实验卫生季刊》1943年妇婴卫生特辑。

② 赵婧：《近代上海的分娩卫生研究1927—1949》，上海辞书出版社2014年版，第115页。

③ 第一助产学校年刊编辑委员会：《第一助产学校年刊（第1卷）》，1930年，第96页。

磨殆尽。毕业生们在毕业求职过程中的落差也十分明显，助产行业在城市竞争激烈，在农村无人问津，和产科医师相比她们无法处理难产，和旧式产婆相比她们态度傲慢，收费昂贵，处于劣势。

尽管如此，私立助产学校在资源有限的情况下，还是培养了数量可观的助产士，据统计，上海的私立助产学校培养了占全国一半的助产士①。其在实践中总结的助产教育经验也有可取之处，其提出的助产教育应该注重数量还是质量、学制要求对招生的影响、是否应该让助产士接受难产训练、助产士职权、助产士分布不均等现实问题也是改革者们需要面对和慎重考量的。

当然，私立助产学校也存在着一些不足之处，其为了劝说女性学习助产，将助产职业宣传的神圣而美好，让学生承担着巨大的落差，不如像第一助产学校那样秉承"牺牲精神、造福人群"的校训，直接让学生懂得助产是一项移风易俗的事业，从而做好心理准备，面对各种困难，懂得助产职业的真正神圣之处。再者，私立助产学校并未领会政府延长学制的意图，政府认为助产学校同时应该是培养妇婴卫生人才的地方，希望助产学校增加学生在妇婴卫生方面的学习和实践，从而让学生不仅可以负责接生，还可以负责产前产后健康指导、卫生教育、产婆培训等工作。

第二节　近代高等医学教育中的产科学

产科学作为医学的一门分支学科，也是近代西医高等教育中的一部分。19 世纪在中国开展的西式教育，主要由传教士负责。表现形式有：招收学徒，从事医院教学或在教会医学校教学；传教医师在官方的学校中充任顾问或教育；派遣教徒出洋留学。60 至 70

---

① 赵婧：《近代上海的分娩卫生研究 1927—1949》，上海辞书出版社 2014 年版，第 188 页。

年代，医学教育处于雏形的阶段，仍残留着以师带徒的形式，教学课程浅近，以口授为主。从 80 年代起，教学设备（校舍、经费、教学仪器）、教科书、师资队伍、生员人数、教学质量都积累到一定的程度，使医学教育渐成规模。①

1894 年，北洋医学堂建立，标志着官办西医教育的出现，妇产科也是科目之一。学制四年，教员以英国人为主，采用英语教材。医史学家马伯英指出："官办西医教育的出现不只是为传播者提供了一条捷径，也使传播的方式开始出现变化。中国和中国社会自此不再只是一个被动角色，仅仅充任传播者的传播对象，从此中国政府和中国医生开始与传教医师和外籍医生一同担负起传播的职责来了，中西方医生为西医在中国的确立和发展而共同努力。"②

产科学是西医高等教育课程设置中不可缺少的科目。1903 年制定，1904 年 1 月 13 日颁布的《奏定学堂章程》，又名"癸卯学制"，就规定医科分医学、药学两门，其中产科学科目有产科学、产科模型演习两种。1913 年 1 月 12 日，教育部公布医科大学的《大学规程》令，医学门所教授的医学科目中亦包括妇产科学、产科模型实习、产科妇人科临床讲义。公立医学专门学校则根据《医学专门学校教程》设立产科学、产科模型实习等课程。③ 1915 年政府颁布《文官高等考试令》，其中医学专科者就需要通过产科学考试。④ 1923 年教育部规定的产科学课程有产科学理论、门诊实习、临床讲义、模型实习、临床实习。⑤

1932 年间，李涛调查了全国 27 所医学院校，包括国立、省立和私立学校。这些学校基本都开设有妇产科课程，只是学时长短不一，课程内容也不尽相同。这些医学院校中，妇产科学时最长的是

① 马伯英：《中国医学文化史 下卷》，上海人民出版社 2010 年版，第 414 页。
② 马伯英：《中国医学文化史 下卷》，上海人民出版社 2010 年版，第 413—414 页。
③ 马大正：《中国妇产科发展史》，山西科学教育出版社 1991 年版，第 269 页。
④ 马大正：《中国妇产科发展史》，山西科学教育出版社 1991 年版，第 269 页。
⑤ 罗卓夫、孙敬尧主编：《北京医科大学的八十年》，北京医科大学，中国协和医科大学联合出版社 1992 年版，第 14 页。

夏葛女子医学院，共 674 个学时；其次是北平协和医学院，共 386 个学时。妇产科学时在 300 个以上的还有河南大学医学院和上海女子医学院，分别是 323、306 个学时，而齐鲁大学医学院和圣约翰医学院妇产科只有 96 个学时。[①] 妇产科学时的长短在一定程度上代表着妇产科在该校的重要性。夏葛女子医学院是女子医学教育的发端，其毕业生均为女性，基本从事妇产科事业，是培养妇产科人才的重要学府。协和妇产科是与内、外科并行的重要临床科室，以霍普金斯为样板，采取教育、临床与科研相结合的模式，培养了很多高层次的妇产科专业人才，促使妇产科学在中国的根植，是中国现代妇产科学的摇篮。

下文以夏葛女子医学院和北京协和医学院这两所将妇产科作为重要科目的学校为中心，考察这两所学校的妇产科办学宗旨、课程设置、人才培养、临床科研、重要影响等内容。

一 女子医学教育的开创——广东夏葛女子医学院

近代中国女子医学教育的开展对妇女健康具有极为重要的作用。中国女性自古以来需要遵守严格的性别伦理规范，对她们生病求医也造成了影响。古人有言："宁医十丈夫，不医一婴儿；宁医十婴儿，不医一女妇。"部分原因在于性别隔离导致医者不能对妇人进行望闻问切，极大地妨碍了诊疗的有效性，导致给妇人看病的效果远不如男性和婴儿。"盖医之候病，止于四术，而切脉为下。然望、闻、问三事可施诸丈夫婴儿，而每穷于女妇……彼朱门艳质、青瑶静姝、声咳莫聆、色笑谁觌。望与闻，既以嫌远矣，所恃问之一道……其为证候也，非关经产即属带淋。可云某事曾否有无，某处如何痛痒，某物若为色状，问之则医危，不问则病危。虽然，胡可问也。于是病者择言而授指奶妪，奶妪展转而传语主人，主人未言，先赪其面，欲言更恶其词，乌三变而成白。尚有真病入

---

① 李涛：《民国二十一年度医学教育》，《中华医学杂志》1933 年第 5 期。

于先生之耳哉？三指之下，所得几许，又安能浅深细按，如丈夫婴儿之得，从容谈笑，以究其故也？无已而为之说曰：医者意耳。夫舍四术而至求之于意，无惑乎其难之也矣。"①

近代以来虽然传教士医生可以提供产科服务，但很多产妇依旧囿于"男女授受不亲"的性别规范，选择"宁死不就男医"。鉴于此传教士医生开始向教会提议派遣女医传教士进入中国。留学归国以及中国本土培养的女医人才也逐渐增多："中国本为守旧之国，女子有疾者，鲜肯就医于男子。即今日现在之多数妇孺医院必聘用女医生。虽近数年来男子办理之医院，渐多女病人，然必有一外籍或中国女护士任看护及传递问答之责。各地教会工作报告，无不言医院工作之需要女医生……教会医院女医生之缺额，渐为少数中国女子之曾习医于海外者补充。"②

中国第一代女西医大多是在国外留学，归国后开始从事产科事业。最早如金韵梅、康爱德和石美玉等是由传教士带到国外接受医学教育，回国后在国内行医。金韵梅，出身于浙江。两岁时父母相继去世，由美国长老会传教士麦克特收为义女。1881 年在麦嘉缔资助下，金韵梅赴美留学，就读于纽约女子医学院。1888 年回国，先后在厦门、四川、天津等地行医。1906 年，任北洋女医院院长，创办附属护士学堂，为我国护理人才的培养作出了贡献。③ 1892年，康爱德和石美玉被养母吴格珠（美国传教士）带到美国留学。1896 年两人同时毕业于美国密歇根大学（Michigan University）医学院，归国后一起在江西九江开办医院，行医传教。④

随着专门的女子医学校的开设，妇产科人才开始增加，其中夏葛女子医学院的作用尤为重要。下文就夏葛女子医学院的创办缘

① （宋）齐仲甫：《女科百问》，申玮红校，中国医药科技出版社 2016 年版，闵齐伋序。

② 陶善敏：《中国女子医学教育》，《中华医学杂志》1933 年第 6 期。

③ 甄志亚：《中国医学史》，人民卫生出版社 1991 年版，第 415 页。

④ 傅维康：《傅维康医学史生涯记略》，上海文化出版社 2018 年版，第 652 页。

起、教育医疗情况和社会影响进行探讨。

（一）women's work for women——夏葛女子医学院的创办缘起

晚清以来，随着传教士在中国医学传教事业的发展以及对中国文化理解的深入，他们逐渐认识到受传统观念的束缚，中国女性往往不愿意找男医生看病，在涉及隐私部位疾病时，甚至坚持"宁死不就男医"。同时他们也察觉到这是可以利用的传教机会，可以通过引进传教士女医生为中国妇女提供必要的医疗帮助，借此走进家庭进行传教。他们和教会沟通后，教会同意向中国派遣女医传教士。美国长老会海外传教团先后派遣女医生赖马西、富马利到广州开展医学传教工作。

赖马西、富马利分别于 1882 年、1884 年到达广州。经过一段时间训练，她们一方面负责博济医院女病区的工作，另一方面独立开设诊所为女性提供医疗服务。随着赖马西和富马利的到来，医院女患者的数目逐渐增加，医院报告显示 1884 年有 6 例，1885 年有 13 例，1894 年有 162 例，1896 年有 508 例，其中一半是生孩子的案例。① 这表明派遣女医传教士是正确的选择，"中国比较上等阶级的妇女宁可忍受疾病带来的大量痛苦，而不愿接受现代医学诊断和治疗疾病所需要的一切，大多数家庭中女性成员的深深的无知……羞怯和与世隔离，为女医生在中国开启了一个无限宽阔的领域"②。

1898 年嘉约翰医生在广州芳村创办专门的精神病院——惠爱医院，男学生随他离开，留下来的女学生前途堪忧。富马利认为这些女生应该继续接受医学教育，于是带领 3 名教师、2 名学生在广州西关存善大街长老会礼堂赠医所筹办了中国最早的女医校——广东女医学堂，作为教学施医的基地，专门招收女生。1900 年 11 月，广东女医学堂正式挂牌，很多政府要员都出席了女医学堂建成后的

---

① Xu, Guangqiu, *American doctors in Canton*：*Modernization in China*，*1835 - 1935*，New Brunswick：Transaction Publishers，2011，p. 139.

② ［美］嘉惠霖：《博济医院百年（1835—1935）》，沈正邦译，广东人民出版社 2009 年版，第 147 页。

开幕仪式。学堂招收了 3 名学生，学制 4 年，用粤语授课。1901 年建成女医院首座楼房，以捐款建楼的美国牧师戴维·柔济（Gregg，D）的名字命名为柔济医院（今广州医科大学附属第三医院）。1902 年，美国人士夏葛（Hackett，E. A. K.）先生捐款建设新校舍，与柔济医院为邻。校舍建成，复捐款建学舍楼 2 座。为纪念捐款者，女医校以夏葛命名，称夏葛女子医学院。夏葛女子医学院在护士教育方面先行，较早建立附属护士学校。1904 年开办护士学校，美国人端拿（Turner，C.）女士捐款购地建楼，便命名为端拿护士学校。①

（二）夏葛女子医学院的教育与医疗情况

对富马利来说，创办夏葛女子医学院的目的是传播基督教精神和现代医学，提高女性社会地位。学校有浓厚的宗教色彩，《圣经》是必修课，学生早晚要进行祷告，和医生一起去患者家中出诊时，要为患者传播福音，或者留下一本福音书。因此该校的毕业生几乎都是基督徒，带来光明、拯救生命是学生的座右铭②。学校认为"医学是基督教的果实，医学实践是帮助患者看到上帝的一种方式"③。

1903 年夏葛女子医学院第一届毕业生只有 2 名。1904 年，学校要求学生协助门诊工作，包括消毒手术刀、给孩子接生，共有 4 名学生毕业，在教会医院或政府机构工作。1907 年 7 名学生毕业，毕业证上有两广总督的钢印，获得了官方认可。④ 之后连续几届毕业生都是几个人，到 1911 年开始增多，有 12 名毕业生，截至 1922

---

① 陈小卡、王斌编：《中国近代西医缘起与中山大学医科起源》，中山大学出版社 2016 年版，第 52—53 页。

② Fulton, M. H., "Hackett Medical College for Women", *CMJ*, No. 5, 1909, p. 328.

③ Xu, Guangqiu, *American doctors in Canton: Modernization in China, 1835 - 1935*, New Brunswick: Transaction Publishers, 2011, p. 143.

④ Fulton, M. H., "Hackett Medical College for Women", *CMJ*, No. 5, 1909, pp. 324 - 329.

年，学校共有 124 名女学生毕业。①

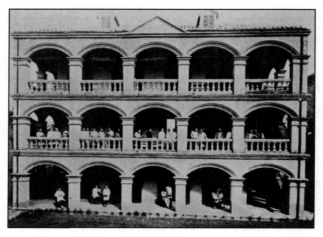

校舍

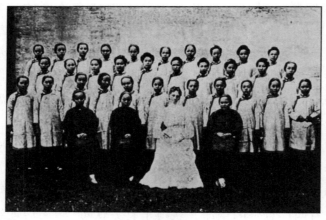

教职员和学生

图 3－1　夏葛女子医学院校舍与教职员（自 1909 年《博医会报》）

富马利掌管夏葛女子医学院期间，培养了很多女医人才，为改善广州地区的妇女健康状况做出了重要贡献，正如时人所观察到的："由于现代医疗知识的匮乏，每天都有上千人死亡。人们早已

---

① 张晓丽：《近代西医传播与社会变迁》，东南大学出版社 2015 年版，第 171 页。

察觉学习现代女性疾病医疗技术能够给社会带来莫大福祉……随着时间的推移，医学堂的毕业生会散布到不同省份，给千家万户带来安慰和希望，她们的行为完全符合中国礼仪的崇高理想。"①

同时需要指出的是夏葛女子医学院提供的是旧式的、学徒式的教育，没有额外的预备教育。② 具体学习课程：第一年——化学、解剖学、生理学、组织学。第二年——化学、解剖学、生理学、细菌学、治疗学、包扎课。第三年——治疗学、实习、产科学、妇科学、手术。第四年——实习、产科学、手术、皮肤病学、眼科学、儿科。主要讲师为传教士医生，其中富马利主讲临床手术、赖马西主讲产科学、罗秀云主讲产科学和妇孺疾病。③ 这些内容与当时快速发展的医学教育标准相比是不充分的，没有尸体解剖和无菌手术，实验设备也极为缺乏。学校入学程度只要求懂中文，没有对西方科学的理解。但富马利自身并没有对此感到担忧，她对自己教授的女学生十分满意"我多年的经验可以证明中国学生已经成为理想的医生。她们学得很快，记忆力很好。冷静、庄重、个人习惯整洁。小手适合精密的手术。宠辱不惊，知识逐年增加。负责，不抱怨，尽管承担着繁忙的工作"④。富马利认为："学校提供了非常实际的指导，学生协助医院的医疗工作，毕业时会和老师一样技艺精湛可以开业……一年培养几百名能够马上解除女性痛苦的女医，要比用 20 年培养 3—4 个像美国本土那样的医生更好……毕业生表现出色，挽救了无数生命，还给家庭带去简单的卫生知识和疾病治疗常识。"⑤ 富马利的这一观念一方面与其自身未跟进现代医学的进

① ［美］富马利：《富马利中国见闻录》，［美］露西·皮博迪整理，杨智文、陈安薇、黄勇译，广东人民出版社 2023 年版，第 70—74 页。

② Xu, Guangqiu, *American doctors in Canton：Modernization in China，1835 - 1935*, New Brunswick：Transaction Publishers, 2011, p. 144.

③ ［美］富马利：《富马利中国见闻录》，［美］露西·皮博迪整理，杨智文、陈安薇、黄勇译，广东人民出版社 2023 年版，第 138—139 页。

④ Xu, Guangqiu, *American doctors in Canton：Modernization in China，1835 - 1935*, New Brunswick：Transaction Publishers, 2011, p. 145.

⑤ Fulton, M. H., "Hackett Medical College for Women", *CMMJ*, No. 5, 1909, p. 326.

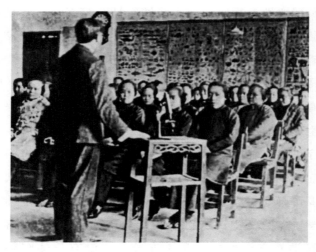

显微镜课程

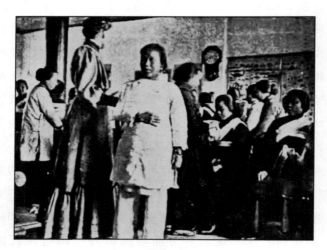

绷带训练

图 3-2　夏葛女子医学院上课情形（自 1909 年《博医会报》）

步有关，20 世纪以来，西方医学快速发展，与富马利接受训练时
相比有很大的进步。1884 年富马利毕业时，细菌理论尚未完全被
接受，复杂手术无法开展，可用的药物有限，富马利来中国后忙于
医学传教工作，无暇跟进新的医学进展；另一方面富马利是出于对

中国现实情况的考量，认为中国需要的是可以快速临诊，拥有实用技能，可以为民众普及基本卫生常识的女医生，而非需要投入大量人力、物力才能培养出来的医学科学家。在当时中国，女子教育水平低下，可以识字已经很难得，并且即便是这些程度低的女性，最开始也并不愿意学医，还需要加以劝导。以毕业生罗秀云为例，她最开始并不喜欢学医，不喜欢氯仿的味道，富马利一直给她看有趣的手术和病例，最终才被打动，决定学医。①

1914 年在芝加哥 Rush 医学院（Rush Medical College）获得医学博士学位的夏葛先生的女儿夏马大（Hackett，M.），和在芝加哥大学（University of Chicago）接受医学训练的艾伦（Allyn，H.）一起来到夏葛女子医学院。她们为学校提供的现代医学训练感到震惊，夏马大在给美国长老会海外传教会的信中写到"学生入学时只需要懂中文，很多学生连加减法都不会，可以为这些没有受过基础教育的学生提供什么样的医学教育？"② 同时指出学校仅用一些图谱和骨架作为教具，使用嘉约翰翻译的一些教科书……富马利自己没有紧跟现代医学的脚步，因此并不知道她所说的夏葛女子医学院提供的医学教育是美国医学院的平均水平与事实相差甚远。③

1915 年富马利以身体不适以及要去上海全职从事翻译为由辞去夏葛女子医学院校长的职务，夏马大被任命为校长，艾伦为教务长。此后在 1915—1922 年间，学校的办学标准与入学要求有所提高，要求一年医预科、一年实习、训练现代无菌手术、使用最新版

---

① Xu，Guangqiu，*American doctors in Canton：Modernization in China，1835 - 1935*，New Brunswick：Transaction Publishers，2011，p. 150.

② Connie S.，" 'Her Chinese Attended to Almost Everything'：Relationships of Power in the Hackett Medical College for Women，Guangzhou，China，1901 - 1915"，*Journal of American-East Asian Relations*，Vol. 24，No. 4，2017，pp. 321 - 346.

③ Connie S.，" 'Her Chinese Attended to Almost Everything'：Relationships of Power in the Hackett Medical College for Women，Guangzhou，China，1901 - 1915"，*Journal of American-East Asian Relations*，Vol. 24，No. 4，2017，pp. 321 - 346.

的教科书、进行实验室和药物学训练。① 1921 年，在广东整体改进医学教育的形势下，夏葛女子医学院也修订章程，改名为夏葛医科大学，学制由 4 年延长为 6 年，预科 1 年，本科 5 年，第 5 年实习。1930 年受国内争取教育权的影响，学校移交给中国人办理，由王怀乐医师出任校长，并向国民政府教育部申请立案。1932 年 12 月立案，定名为私立夏葛女子医学院，同时废预科，改为本科 6 年，实习 1 年，共 7 年。夏葛女子医学院自创办至 1935 年以来共毕业 31 届学生，共 246 人，全是女生。②

柔济医院作为夏葛女子医学院的附属医院，除了医疗服务外，还要承担教学任务。起初医院只有两名医生，12 张病床，规模相对较小。但是医院的服务十分周全，尽量为穷人提供免费治疗，因而前来就医的病人数量逐渐增多。随着规模的扩大，1905 年修建了玛丽伯金斯堂，作为专门产科病房，病床数量增加到 30 余张。③ 柔济医院专门收治妇女儿童病人。1910 年，住院分娩 52 例，外出接生 82 例，其中难产救治 38 例。④ 1914 年，产科共收治 351 人次。柔济医院早期极少行剖腹产，处理滞产多用产钳术，对胎位异常采用倒转术或臀位牵引术，处理死胎用穿颅术或碎胎术。⑤

（三）夏葛女子医学院的影响

夏葛女子医学院的影响有以下几个方面：

首先，促进中国特别是广州地区妇婴卫生事业的进步。夏葛女

---

① Sara Tucker，"A Mission for Change in China：The Hackett's Women's Medical Center of Canton，China，1900 - 1930"，in Leslie Fleming，ed. ，*Women's Work for Women*：*Missionaries and Social Change in Asia*，Boulder，CO：Westview Press，1985，p. 145.

② 陈小卡、王斌编：《中国近代西医缘起与中山大学医科起源》，中山大学出版社 2016 年版，第 54 页。

③ 方靖：《中国近代第一所女子医学院——夏葛女子医学院》，《广州大学学报（社会科学版）》2002 年第 3 期。

④ 郑维江：《广州柔济医院对近代中国妇产科的贡献（1899—1950）》，硕士学位论文，广州医科大学，2017 年，第 38 页。

⑤ 郑维江：《广州柔济医院对近代中国妇产科的贡献（1899—1950）》，硕士学位论文，广州医科大学，2017 年，第 38 页。

子医学院的教员和学生大多从事妇婴卫生服务。罗秀云、关相和、王德馨、梁毅文等毕业后留校从事妇产科教学工作。在夏葛任职的黄雪贞"综计生平，所临各症，多属妇产婴等科"①。1905年夏葛毕业生张竹君在上海创办中西女子医学院，旨在培训产科女医生②。

以梁焕真、梁毅文为例：1905年梁焕真从夏葛女子医学院毕业后，先在柔济担任了一年的女医师。1906年加入赞玉善社，致力于推广西法接生，该社时常开设茶话会，宣传西法接生的作用与效果。梁焕真是赞玉善社茶话会上宣传西法接生的常客。创办于清末民国的《时事画报》对此作过报道："河南（珠江南岸）赞玉接生社召开特别茶会，来者几十人，会上由女医生梁焕真演讲，略云，欲进一步推广西法接生，必须先创立保产留医院，并附设女校，广招学员，学习接生看护等技术。"③梁毅文与林巧稚齐名，有"南梁北林"之称。1903年出生在广州，1917—1923年在夏葛女子医学院学习，毕业后在上海妇婴医院当住院医师。1925年返回广州，在柔济医院工作。1926年，在协和医学院进修妇产科和儿科，1927年任柔济医院妇产科医生，1928年担任夏葛女子医学院妇产科系主任。1929年到美国费城医学院学习妇产科，获得博士学位，1931年担任柔济医院妇产科主任。

其次，为女性提供教育和就业机会，培养男女平等的意识，促进女性解放。夏葛女子医学院开创的女子医学教育改变了许多下层女性的人生，罗秀云就是一个例子，她在就读于夏葛女子医学院之前，辗转被卖多人，毫无女性尊严可言。正如罗秀云自己所说："（学校）给中国女性带来的福祉无法用语言描述，给予女性工作机会，提高女性的地位。相信学生，让她们负责工作，并帮

---

①　夏坤、赵静：《晚清广州女医群体》，《中华医史杂志》2006年第1期。

②　朱有献主编：《中国近代学制史料·第2辑下》，华东师范大学出版社1989年版，第646页。

③　广州医科大学附属第三医院编：《发现·柔济》，广东人民出版社2016年版，第43页。

助她们做到最好。热爱上帝和人类，不仅治疗病患，还给灵魂带来慰藉。"① 夏葛女子医学院训练的不仅是女性医护人员，也是中国新女性的代表："学校的训练让她们有领导力，专业能力强。也让她们有勇气、主动性强、足智多谋、会思考、有决心。"②

张竹君是新女性的杰出代表。张竹君就读于夏葛女子医学院时，就非常关注女性自身的命运，倡导新学，提倡女权，号称女界"梁启超"，是广州新女性的代表。1901 年，她集资创办提福医院，并自任院长，开国内女界创办医院之先。不久又创办南福医院，这两家医院都为平民治病。③ 还以极大的热情投身于爱国主义运动，时常发表关于女权问题的公开演讲，强调女性有受教育的权利，积极开办女子学校。

最后，培养女性的社会责任感，为女性参与社会事务提供机会。夏葛女子医学院为女性提供了一个新的公共空间。这一优势，让女学生可以自由讨论社会改革等公共事务，甚至成为革命者。梁焕真就是其中一员，其在夏葛女子医学院就读时就经常和老师讨论革命观念、中国的命运和推翻清政府的理由，1907 年加入孙中山建立的同盟会。与徐宗汉、高剑父、胡毅生、朱述堂、朱执信等人组织广东革命办事处，以自己的医务所作为秘密基地，私下传播革命观念，发动医学生和基督教徒加入革命。1909 年，孙中山派梁焕真在广州成立同盟会广州分部，很快招募了 2000 名成员，大部分是广州士兵。当时汪精卫、陈璧君来游，主张以革命之理灌输平民，梁焕真因此创办了平民留医院与广东产科学校，教授卫生学的同时，向学生灌输革命思想。1910 年，建立光华医社，附设女医学校，梁焕真在此任教，同时兼任夏葛女子医学院的诊断学教师，常

① Xu, Guangqiu, *American doctors in Canton*: *Modernization in China*, *1835 – 1935*, New Brunswick: Transaction Publishers, 2011, p. 161.

② Xu, Guangqiu, *American doctors in Canton*: *Modernization in China*, *1835 – 1935*, New Brunswick: Transaction Publishers, 2011, p. 161.

③ 广州医科大学附属第三医院编：《发现·柔济》，广东人民出版社 2016 年版，第 22 页。

常在教学过程中寻求机会宣传革命，促进革命思想的传播。①

总的来说，夏葛女子医学院的影响有以下三个方面：1. 夏葛女子医学院在引入西方医学，特别是妇产科方面，发挥了重要作用。用现代医学挽救了许多妇女儿童的生命，改善了中国特别是广州地区的妇婴卫生事业。2. 在争取女性权利运动中发挥作用。夏葛女子医学院使女性不再被禁锢在家中，可以和男性得到同样的医学关注和治疗；教给女性医学知识和谋生手段，让她们可以摆脱传统社会的屈从角色，改变下层阶级女性的生活和社会地位；此外还向她们传播女性权利意识，促使其权利意识的觉醒，进而为广大女性争取就业权和受教育权。3. 夏葛毕业生还鼓励女性在社会中扮演积极角色，参与政治运动促使社会变革。

二 教育、临床与科研相结合——北京协和医学院

北京协和医学院的创办对西方医学在中国的传播与根植有着举足轻重的作用。其通过开设医学本科课程、毕业后教育课程以及医生短期培训课程等措施为中国提供了与美国和欧洲最好的医学院相匹敌的优质医学教育；另外十分注重提供科研机会，尤其是针对远东地区的特殊问题；同时致力于现代医学及公共卫生知识在中国的普及。② 正如民国时期著名医学教育家颜福庆所说："其设备与人材，仍足称道，除造就医界中良好医师外，最大贡献为促进全国医界之进步，提倡研究，提高程度，鼓励出版与昭示社会以科学医事之价值等。凡所成就，皆非金钱所能估计，而其对于全国之医学科学，影响尤大。"③

协和妇产科秉承协和开办高水平医学教育的宗旨。选择教职

---

① Xu, Guangqiu, *American doctors in Canton: Modernization in China, 1835 - 1935*, New Brunswick: Transaction Publishers, 2011, p. 167.

② ［美］鲍威斯：《中国宫殿里的西方医学》，蒋育红、张麟、吴东译，中国协和医科大学出版社 2014 年版，第 68 页。

③ 颜福庆：《中国医学教育概况》，《卫生月刊》1934 年第 1 期。

员时采取高标准，确保妇产科教职员团队的水平，为妇产科教育、临床、科研工作的开展奠定了基础。下文就协和妇产科教员的任命和培养、妇产科教育的开展、妇产科临床工作以及学术研究这四个方面，对协和妇产科的教育理念、实践情形以及社会影响进行探讨。

（一）协和妇产科教育工作

1. 教员概况

协和重视教员的素质，要求"具有很强的专业能力，以非比寻常的奉献精神为学校及其目标服务"①，对妇产科教员的任命也不例外。

协和管理层在物色教员时极为慎重，对候选人的教学、临床和科研能力进行仔细考察，并结合相应职位要求安排进修计划，让候选人到国际顶尖医学中心跟随一流学者学习，增强专业能力。一般还会为正式教员提供出国访问和学习的机会，保证教员处于国际化的学术交流网络之中。

以协和首任妇产科主任马士敦的任命为例。马士敦出生于苏格兰长老会医疗传教士之家，1896 年毕业于伦敦大学学院（London University College），后于圣巴塞洛缪医院（St. Bartholomew's Hospital）接受临床训练，在此期间系统学习了妇产科、眼科和外科知识，获产科金奖。1896 年成为伦敦皇家内科学会（Royal College of Physicians of London）成员，1897 年成为皇家外科学会（Royal College of Surgeons of England）成员，1898 年伦敦大学外科学士考核，马士敦高居榜首，获外科金奖。② 可以说马士敦获得了当时伦敦大学外科和产科的最高荣誉。1899 年马士敦接受英国长老会（English Presbyterian Mission）的任命，到中国行医传教。1899—1904

---

① ［美］福梅龄：《美国中华医学基金会和北京协和医学院》，闫海英、蒋育红译，中国协和医科大学出版社 2014 年版，第 33 页。

② 崔军锋、吴巍巍：《英国医学传教士马士敦在华活动研究（1899—1937）》，《海交史研究》2021 年第 2 期，第 78—89 页。

年，他服务于福建菖蒲医院，1904 年起一直在福建永春医院担任院长。1915 年，马士敦成功申请到中华医学基金会（China Medical Board，CMB）的奖学金项目（见图 3－3），1917 年到美国罗切斯特的梅奥医学中心（Mayo Clinic）进一步深造①，在此期间与协和管理层鲍垂克（Buttrick，W.）和顾临（Greene，R. S.）建立了联系②。

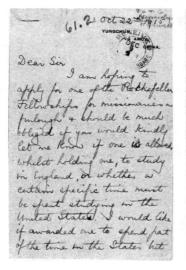
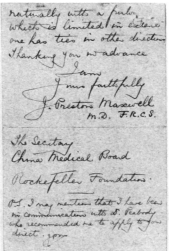

图 3－3　马士敦申请 CMB 奖学金的手稿

1916 年 9 月，伦敦会外事秘书同时也是协和首任校董之一的郝金斯（Hawkins，F. H.）为马士敦写了一封内容详细的推荐信，建议给马士敦提供协和外科方面的教职，并在推荐信中详细介绍了马士敦的教育背景、医院工作经验、在中国的影响力、教学以及学术研究能力等各方面情况，特别强调了马士敦在教学、临床、科研三

---

① Maxwell to CMB（October 22，1915），Folder 453，Box 64，FA065，China Medical Board，Inc. Records，Rockefeller Archive Center.

② Greene to Buttrick（October 25，1916），Folder 453，Box 64，FA065，China Medical Board，Inc. Records，Rockefeller Archive Center.

方面的突出工作。① 协和管理层收到信后并未认真考虑马士敦的任命问题，可能存在两方面的原因，一是协和外科职位管理层已有初步人选，二是马士敦本人未提交职位申请。1918 年 3 月至 5 月，郝金斯多次来信询问马士敦的职位，CMB 首任会长、协和董事会秘书鲍垂克才开始关注并着手处理相关事宜。② 马士敦在此后提交了协和外科职位申请表，而此时泰勒③（Taylor，A. S.）已被任命为协和外科教授兼主任，鲍垂克建议马士敦与泰勒会面交流④。泰勒对马士敦评价甚高，建议管理层为马士敦提供妇产科方面的职位⑤。协和管理层经过征求曾与马士敦共事的相关专家的意见，经过一系列讨论后，决定为马士敦更换奖学金项目，让其到霍普金斯跟随妇科权威卡伦（Cullen，T. S.）以及产科权威威廉姆斯（Williams，J. W.）进修，之后再决定是否任命⑥。进修期间马士敦得到了泰勒、卡伦、威廉姆斯的一致认可，他们向管理层建议任命马士敦为妇产科教授和主任。马士敦最终于 1919 年受聘成为协和妇产科学系教授和首届妇产科主任。

总体来看，从马士敦被推荐给协和管理层到正式任命经历了长达两年半的考察期，中间管理层还为马士敦更换了奖学金项目以确保其接受合适的训练，最终才在多方权威人士的推荐下，正式任命。实际上，协和对于一般教员的遴选标准也极其严格。具体来说，协和妇产科学系外籍教员（见表 3 - 1）一般均在国外著名的

---

① Hawkins to Buttrick （September 30，1916），Folder 453，Box 64，FA065，China Medical Board，Inc. Records，Rockefeller Archive Center.

② Hawkins to Buttrick （March 21，May 16，1918），Folder 453，Box 64，FA065，China Medical Board，Inc. Records，Rockefeller Archive Center.

③ 泰勒，美国人，1905 年毕业于弗吉尼亚大学，加入南方浸礼会，到中国扬州行医；1915 年受 CMB 资助到美国进修，因表现优异，获得 CMB 延长资助，至霍普金斯跟随霍尔斯特德学习外科，后担任霍普金斯外科住院医师；1918 年受聘为协和首任外科主任。

④ Buttrick to Maxwell （July 4，1918），Folder 453，Box 64，FA065，China Medical Board，Inc. Records，Rockefeller Archive Center.

⑤ Taylor to Buttrick （July 27，1918），Folder 453，Box 64，FA065，China Medical Board，Inc. Records，Rockefeller Archive Center.

⑥ Flexner to Buttrick （August 9，1918），Folder 453，Box 64，FA065，China Medical Board，Inc. Records，Rockefeller Archive Center.

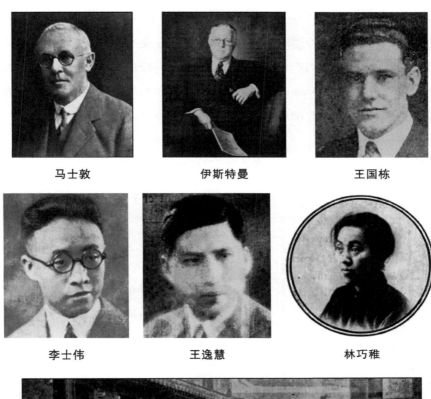

马士敦　　　　　　　伊斯特曼　　　　　　　王国栋

李士伟　　　　　　　王逸慧　　　　　　　林巧稚

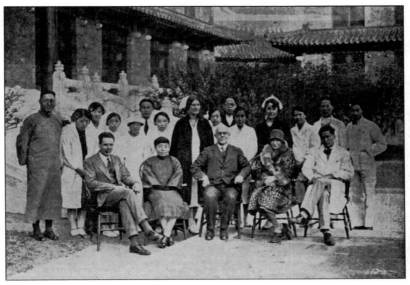

图 3-4　协和妇产科教员（自 1927、1931 年《协医校刊》）

医学院接受过训练；中国教员（见表3－2）大多是协和自己培养的学生，但多于国外著名医学院进修过，专业水平很高。这些精英后至全国各地承担妇产科工作，并成为各院校的骨干。正如著名医学教育家法伯尔（Faber K.）所说，"（协和）在一定程度上，成为给其他医学院培养教师的示范学校"①。

表3－1　　　　　　1919—1942 年协和妇产科学系外籍教员

人名	国别	最高职位 *	教育背景	协和工作时间（年）
Maxwell JP（马士敦）	英国	教授/系主任	伦敦大学医学院毕业，后在梅奥医学中心和霍普金斯进修	1919—1936
Ford DE	美国	助教	密歇根大学医学院毕业	1921—1922
Miles LM（麦尔斯）	美国	讲师	芝加哥大学 Rush 医学院毕业	1922—1926
Eastman NJ（伊斯特曼）	美国	教授/系主任	印第安纳大学医学院毕业	1924—1929 1933—1935
Hoffman PD	美国	助教	康奈尔大学医学院毕业	1923—1925
Loudenslager PE	美国	助教	宾州大学医学院毕业	1926—1927
Gordon K（王国栋）	英国	讲师	伦敦大学医学院毕业	1928—1931
Crooks EM	爱尔兰	助教	贝尔法斯特女王学院	1930—1931
Moris SW	美国	助教	明尼苏达大学医学院	1933—1934
Mckelvey JL（麦克韦）	加拿大	教授/系主任	女王大学医学院毕业，后在霍普金斯专修妇产科	1934—1938
Whitacre FE（槐达科）	美国	教授/系主任	衣阿华州立大学医学院毕业	1939—1942

　　* 参考《话说老协和》一书中的翻译，协和当时的职位等级为助教（assistant）、讲师（associate）、助教授（assistant professor）、襄教授（associate professor）、教授（professor）。

---

　　① ［美］鲍威斯：《中国宫殿里的西方医学》，蒋育红、张麟、吴东译，中国协和医科大学出版社 2014 年版，第 155 页。

表 3 - 2 　　　　　　1919—1942 年协和妇产科学系中国籍教员

人名	最高*职位	毕业院校	出国进修情况	协和工作时间（年）	去向
吴伟德	讲师	伦敦大学医学院	1916—1918 年至霍普金斯进修	1919—1923	香港大学
杨崇瑞	荣誉讲师	协和女子医学堂	1925—1926 年至霍普金斯进修，同时考察英、法、德、荷等地的公共卫生和助产教育	1926—1942	协和公共卫生科，同时在协和妇产科担任荣誉讲师
王逸慧	助教授	上海圣约翰大学医学院	1926—1928 年至霍普金斯进修	1928—1934	上海医学院
李士伟	讲师	协和	1930—1931 年至霍普金斯、纽约产院、麦克吉尔大学进修	1928—1933	南京中央医院
林巧稚	助教授	协和	1932—1933 年至英国曼切斯特大学、伦敦大学医学院进修，1939 年至芝加哥大学医学院进修	1930—1942	协和复校后返回协和
钟品梅	助教	上海圣约翰大学医学院	无	1931—1932	云南大学医学院
周穆英	助教	夏葛医学院	无	1932—1933	上海医科大学
林崧	助教授	协和	1936—1937 年至德国基尔大学、莱比锡大学、柏林大学等地进修	1933—1942	天津妇幼保健院、天津医学院
柯应夔	讲师	协和	1940—1941 年至纽约癌症纪念医院进修	1935—1942	天津中心妇产科医院
林爱群	助教	协和	1937—1938 年至密歇根大学进修	1938—1940	美国
郭泉清	讲师	齐鲁大学医学院	无	1937—1941	上海第二医学院

人名	最高*职位	毕业院校	出国进修情况	协和工作时间（年）	去向
王鸿文	助教	协和	1941年至霍普金斯进修	1938—1942	重庆中央医院、上海医学院
熊荣超	助教	协和	无	1939—1940	上海国防医学院
曾绵才	助教	上海圣约翰大学	无	1939—1942	中国医学科学院肿瘤医院
田雪萍	助教	上海圣约翰大学	无	1940—1941	南京中央医院
方连瑜	助教	协和	无	1941—1942	不详
俞蔼峰	助教	协和	无	1941—1942	天津医学院

表3-1和3-2资料来源：1918-1920 PUMC annual announcement，Peking Union Medical College；Annual Report of the Medical Superintendent of the Peking Union Medical College Hospital，Peking Union Medical College Hospital，1921-1940.

协和也是亚洲重要的医学交流中心，专门设置了客座教授制度，邀请国际知名学者来协和进行短期交流，承担教学工作，这一制度提高了协和的教育和科研水平，也在一定程度上补充了师资不足的问题。1922年到访协和妇产科的就有费城的克拉克（Clark，J. G.）、匹兹堡的辛普森、都柏林的英国皇家妇产科医师斯迈利爵士（Smyly，W.）等著名妇产科专家。1922—1923年间，芝加哥大学妇产科教授达德利（Dudley，E. C.）到协和担任客座教授，帮助承担教学工作[1]。正如福梅龄所说："客座教授和来访者都起到了加强和发展该学科的作用，在帮助消弭协和与外界科学界之间的隔阂方面，他们发挥了重要作用……客座教授项目有利于获得并留住宝贵的人力资源，使协和成为整个东方科学活动和兴趣中心。"[2]

此外协和妇产科教员基本都是专任教员，可以给予学生更充分

① Maxwell. J. P.，Report of PUMC Department of Obstetrics and Gynecology 1921-1922，Folder 453，box 64，FA065，China Medical Board，Inc. Records，Rockefeller Archive Center.

② ［美］福梅龄：《美国中华医学基金会和北京协和医学院》，闫海英、蒋育红译，中国协和医科大学出版社2014年版，第33页。

的指导。这一项目由协和校长麦克林引进"所有的教员均为全职，他们的唯一收入来自大学的薪水，不允许任何人在业余时间行医挣钱"①。而当时中国其他医学院兼职教员占大多数，对医学教育质量颇有影响："今日医学校习尚，往往以能罗致名流闻人兼任教员为荣，实为不智。彼名流闻人各有其本身事业，焉能舍己耘人？而办学者欲因其声望，为发展学校之举，实计之左矣。"②

2. 课程设置

（1）本科生课程

本科生的课程设计极为重视临床实践和实验室工作。学生从第三学年开始系统学习妇产科课程，包括课堂讲授（tutorial classes）、查房（ward rounds）、手术（operation clinics）3 种形式，周六设有讲座和门诊。手术通过模型展示，有实际案例时，学生可在产房观看手术方法。课程设置特别强调结合病例进行教学，并注重通过珍贵的临床和病理资料提升教学效果；第四学年开始临床实践课程，学生在老师一对一的指导下至少完成 8 例接生任务，鼓励学生尽可能多地参与接生实践。继续开设妇产科病理课程，结合各地标本教授学生病理诊断知识。学生需要参加一周一次的门诊工作，在老师的监督下对患者进行体格检查，并做好记录；第五学年开始临床轮转实习，妇产科轮转为期 2 个月。下午需参加门诊，协助开展产前检查、膀胱镜和输卵管通气实验等工作③。其后协和妇产科对课程设计进行了一些调整，如将病房学习时间提前到第三学年，让学生更早接触患者，同时延长在病房学习的时间，由此可见协和妇产科对"床边教学"的重视。

（2）毕业后教育课程

毕业后教育课程一般安排在 9 月份，为期 2—3 周，一些学员

---

① ［美］鲍威斯：《中国宫殿里的西方医学》，蒋育红、张麟、吴东译，中国协和医科大学出版社 2014 年版，第 129 页。

② 陶善敏：《中国女子医学教育》，《中华医学杂志》1933 年第 6 期。

③ Maxwell J. P., Peking Union Medical College Department of Obstetrics and Gynecology (1924), Folder 454, Box 64, FA065, China Medical Board, Inc. Records, Rockefeller Archive Center.

会被选拔留任为协和妇产科实习医师①。这一课程吸引了全国各地的学员，在开办过程中教学形式和内容越来越丰富，影响也越来越广泛。1925 年起，课程从 14 天延长至 21 天，共有 15 名学员参加，大部分为医学传教士。课程主要展示了剖腹产和其他产科手术，特别讲授了与妊娠毒血症和产褥热相关的现代医学观点②。1926 年共有 16 名学员（10 名中国学员，6 名外籍学员）参加，课程采取专题讲演、查房、示教手术、参观学习、会议讨论等形式：专题演讲主要包括妇产科解剖、生理、诊断、治疗等理论知识；示教手术包括正常分娩、横位分娩、回转术、产钳术、剖腹产术、子宫切除术、引产术等手术操作；参观学习包括到实验室、病理室、卫生事务所等地参观，学习实验室诊断、病理学和公共卫生学知识。课程由妇产科主办，同时得到了神经科、病理科、公共卫生科、儿科等其他科室的协助③。1928 年课程名额为 25 名，提前在当年召开的中华医学会上进行了宣传，同时在《中华医学杂志》上刊登了通告④，课程形式无变化，课程内容增加了不育症的诊断和治疗、女性泌尿学、妇科疾病的镭锭疗法等内容。

妇产科毕业后教育课程由协和开创，满足了当时对医学专科化教育的迫切需要，具有极为重要的价值。当时参加进修课程的传教士学员如是说："国内可能意识不到，有一个地方对中国医生进行专科训练，从而使教会医院临床得以专科化。这对教会医院是多么大的福祉！这样，病人可以得到更加专业的治疗，医院的名声会更好，员工管理工作的许多难题得到解决。中国医生的效率大大提

① 25th Annual Report of the Medical Superintendent of the Peking Union Medical College Hospital, Peking Union Medical College Hospital, 1933, p. 45.

② Report on the Post Graduate Class in Obstetrics and Gynecology (1925), Folder 453, Box 64, FA065, China Medical Board, Inc. Records, Rockefeller Archive Center.

③ Maxwell J. P., Obstetric and Gynecological Department Report of the Post Graduate Class (1926), Folder 453, Box 64, FA065, China Medical Board, Inc. Records, Rockefeller Archive Center.

④ "Postgraduate Course in Obstetrics and Gynecology", Chin. Med. J., Vol. 46, 1932, pp. 439 – 439.

高，可以分派给他们承担额外的责任。"① 王逸慧在马士敦 60 岁生日致辞时也指出协和妇产科开展的毕业后教育课程正是中国目前所急需的："中国妇产科的未来太需要受过扎实训练的男女医生来应对当前的诸多问题。现在已经有一个好的开始，但依旧有很多工作要做。最重要的是建立医学中心处理母婴保健这一紧迫问题以及规定毕业后教育的条款。正是因为早已认识到这一需求，马士敦多年来一直致力于提供毕业后教育课程以弥补这一缺陷。"②

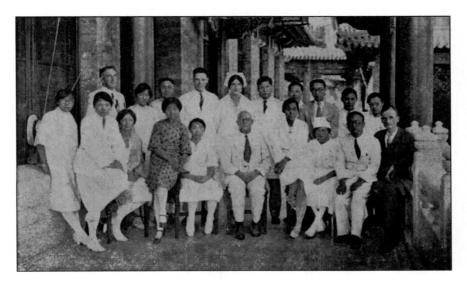

图 3−5　妇产科毕业后教育班级合影（自《协医校刊》）

（3）教材

由于采用英文教学，协和妇产科所用教材基本是比较经典的原版教材。1925 年马士敦去欧洲访问各个医学中心，其目的之一就是"了解德国、法国最好的产科教科书，以便指导协和医学院图书

---

① ［美］鲍威斯：《中国宫殿里的西方医学》，蒋育红、张麟、吴东译，中国协和医科大学出版社 2014 年版，第 154 页。

② "DR. J. Preston Maxwell On His Sixtieth Birthday", *Chin. Med. J.*, Vol. 46, No. 2, 1932, pp. 229−230.

馆购买相关书籍"①。协和妇产科教员在发表论文时多次引用《威廉姆斯产科学》《产科学原理与实践》等国际权威产科学教材。

马士敦所开设的系列妇产科演讲，由方石珊、李士伟译述，被收录成《产妇科讲演集》一书，1930 年由北平私立协和医学院出版，也被作为妇产科教学之用。方石珊在序中就明确指出此书的价值："吾国科学的医书寥若晨星，产妇科书尤属罕见。协和医学院教授马士敦博士产妇科讲演录足为实地医家及医学生之宝鉴"②，此演讲集的内容还在 1928—1929 年的《中华医学杂志》第 14、15、16 各卷上连续刊载，共十篇，分别为：横位难产、妊娠子宫出血、倒转术、论妊娠诊断、论初生儿疾病、生殖道闭锁症、论梅毒与产妇科之关系、胞状鬼胎与绒毛上皮癌、剖腹产术、无管腺与产妇科之关系。涵盖了妇产科领域前沿的诊断、疾病和手术知识，其中诊断有一篇，疾病有七篇，手术有两篇。

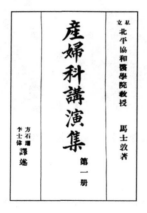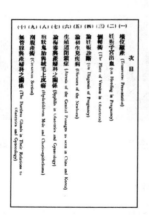

图 3-6 《产妇科讲演集》书影

---

① Maxwell J. P. , Report on the Visit of Some of the Continental Clinics（May 18, 1925）, Folder 453, Box 64, FA065, China Medical Board, Inc. Records, Rockefeller Archive Center.

② ［英］马士敦：《产妇科讲演集》，方石珊、李士伟译，北平私立协和医学院 1930 年版，序。关于《产妇科讲演集》一书内容，笔者曾在马士敦及其对近代中国妇产科的贡献（科技史研究论丛，第四辑，2018 年，第 127—144 页）一文中做过详细介绍。

二 协和妇产科临床工作

（一）诊疗业务

1920 年协和新建校园需要拆除旧的协和医学堂妇产科病房，妇产科接诊数量受到限制，其后就诊人数逐渐增加，环境设备不断完善。1921 年共有 44 例分娩，且大部分都是院外接生。1922 年院内接生数目得到了很大的提高，97 例分娩中仅有 4 例院外接生，其中剖腹产 13 例，原因分别是：骨质软化症 2 例，宫颈松弛 1 例，宫颈纤维瘤 1 例，漏斗形骨盆 1 例，中央前置胎盘 2 例，过期产 2 例，二次剖腹产 1 例，子痫 1 例，狭窄性骨盆 1 例，院外分娩已感染 1 例①。因巨大儿而实施穿颅术 1 例，因横位难产而实施截胎术 1 例，产钳术 7 例，调头术 1 例。1922 年分娩产妇数目提高至 97 例，仅 4 例为院外接生，13 例为剖腹产②。1925 年共 300 例分娩产妇，1930 年分娩总数上升为 402 例，1933 年超过 700 例，1934 年为 896 例，1935 年为 1133 例③。

1924 年产科重建后，环境设备方面也有很大的提升。产科设有 2 个 1 张床位的一等病房，3 个 2 张床位的二等病房，1 个 10 张床位的三等病房，共 18 张床位（见图 3 - 8）。产房经由通道和办公室相连，旁边有一个小实验室用于检验病理标本。产房中配备齐全、设备先进，包括 Ziegler 式产床、电动吸奶器等④。

总体来讲，协和妇产科接诊的数量逐年增多，且主要为疑难杂症，一般性医疗业务不多。原因可能在于管理层顾虑"临床部门可

---

① Maxwell. J. P. , *Report of PUMC Department of Obstetrics and Gynecology* 1921 – 1922, Folder 453, box 64, FA065, China Medical Board, Inc. records.

② 27*th Annual Report of the Medical Superintendent of the Peking Union Medical College Hospital*, Peking: Peking Union Medical College Hospital, 1935, p. 47.

③ *Annual Report of the Medical Superintendent of the Peking Union Medical College Hospital*, Peking: Peking Union Medical College Hospita, 1930 – 1935.

④ Maxwell J. P. , Peking Union Medical College Department of Obstetrics and Gynecology (1924), Folder 454, Box 64, FA065. China Medical Board, Inc. records, Rockefeller Archive Center.

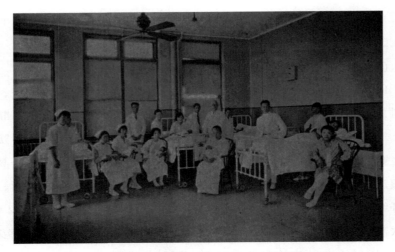

图 3 - 7　协和产科病房（自 1931 年《协医校刊》）

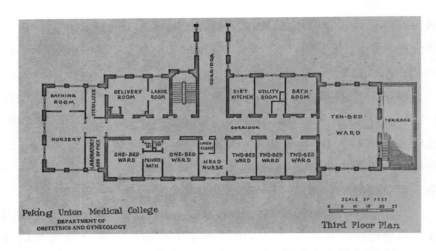

图 3 - 8　协和产科病房分布图（自 1924 年《协和妇产科系报告》）

能会疲于应付大量诊疗工作，而无暇顾及教学和科研……目前我们面临着一个危险：成为所有在华外国人的医疗服务站，或梅奥医学中心那样的临床机构……要求我们提供各种各样一般性的医疗服务"①。

————————

① ［美］鲍威斯：《中国宫殿里的西方医学》，蒋育红、张麟、吴东译，中国协和医科大学出版社 2014 年版，第 127—128 页。

毕宝德也指出协和"收治患者的主要标准是看其教学和临床研究价值"①。协和妇产科避免将大量时间花在诊疗上，因此可以为教学和科研留出充足的时间。

（二）住院医师制度

协和的住院医师制度亦源自霍普金斯。妇产科住院医师制度由曾在霍普金斯工作过的伊斯特曼（Eastman，N.J.）负责建立和完善。这一制度要求刚毕业的青年医师住在医院里，每天24h对其诊治的患者负全部责任，当时称之为助理住院医师。助理住院医师的工作在科主任和主治医师的指导下进行，要保证质量，一丝不苟，并且在同辈之间进行竞争，一年后进行评定，决定续任、提升或不续任。

李士伟、林巧稚、林崧、柯应夔均先后担任过协和妇产科总住院医师（表3-3）。林崧对此有着深刻的记忆："妇产科总住院医师的职责是管全科患者和各级住院医师。当主治医师不在科内时，全科临床上的一切事务，总住院医师都得管……所以住院总医师担负的责任重大……协和的要求之严格是出了名的，那时血、尿、粪便三大常规检验等工作要求住院医师亲自动手做，所以总住院医师的工作头绪特别多，工作也特别累。"②尽管住院医师很忙很累，但在回忆这一制度时，林崧甚为感激，认为住院医师制度确实提高了他的医术，让他成长为合格的临床医生："正是这种严格的训练，使我在以后的几十年中，能够自如地应付繁重的临床工作。"③可以说，住院医师制度是对医学生的再教育，有助于年轻医学生成长为合格的医生。协和的住院医师制度一直延续至今，造就了一批基础知识扎实、医疗技能熟练、临床经验丰富的医学人才。

---

① ［美］鲍威斯：《中国宫殿里的西方医学》，蒋育红、张麟、吴东译，中国协和医科大学出版社2014年版，第126页。

② 政协北京市委员会文史资料研究委员会：《话说老协和》，中国文史出版社1987年版，第143页。

③ 政协北京市委员会文史资料研究委员会：《话说老协和》，中国文史出版社1987年版，第143页。

表3-3　1919—1942年在协和担任过妇产科住院医师的协和毕业生

毕业时间（年）	人名
1926	李士伟
1928	凌筱瑛、吴烈中、汤汉志、王世伟
1929	林巧稚、林元英
1932	林崧、何碧辉、汪培娲
1933	柯应夔、魏淑贞
1934	程育和
1935	林爱群
1936	王鸿文、陈本贞、黄翠梅
1937	熊荣超
1938	司徒亮、卢青山、方连瑜
1939	俞霭峰
1940	严仁英
1942	康映渠、曾昭懿

资料来源：*Annual Report of the Medical Superintendent of the Peking Union Medical College Hospital*，Peking Union Medical College Hospital，1921 - 1940.

三　协和妇产科科研工作

民国时期著名医学教育家颜福庆在《中国医学教育概况》一文中指出"学校中之兼办研究者，以北平之协和医校为最"[1]。协和产科住院患者主要是病理性妊娠，因此科学研究工作也非常活跃[2]。妇产科教员一般都有自己的研究专题[3]，如马士敦和麦尔斯的骨质软化症研究，王国栋的子痫研究，李士伟的骨盆测量研究，王逸慧的宫颈癌研究，林巧稚的破伤风免疫研究等。协和医院年报资料显

① 颜福庆：《中国医学教育概况》，《卫生月刊》1934第1期。
② 董炳琨、杜慧群、张新庆：《老协和》，河北大学出版社2004年版，第141页。
③ 政协北京市委员会文史资料研究委员会编：《话说老协和》，中国文史出版社1987年版，第69页。

示，妇产科开展科研工作时十分注重与不同学科之间的合作，包括
与病理系合作开展妇科病理研究，与影像科合作开展肿瘤放射治疗
研究，与基础医学部门合作开展骨质软化、破伤风免疫研究等。在
开展科研工作时，既关注国际新近研究进展，如镭锭治疗妇科肿
瘤、Zondek-Ascheim 妊娠诊断试验、子宫输卵管 X 线摄影术等，也
结合本土疾病情况，对当时发病率高、威胁大的妇产科疾病如骨质
软化症、产褥热等进行了研究，并将这些研究结果应用于临床，取
得了丰富的成果。此外，还开展了女性生理骨盆的测量研究，填补
了中国缺乏本土骨盆常数的空白。

表 3-4 协和妇产科教职员发表文章概览

年份	作者	题名	期刊
1921 年	马士敦 Liu. J. L.	A chinese household manual of obstetric	*Annals of Medical History*
1923 年	马士敦 麦尔斯	Osteomalacia in China	博医会报
1924 年	马士敦	Obstetrics in China in the 13th century	*The Journal of Obstetrics and Gynecology of the British Empire*
1924 年	马士敦 麦尔斯	中国的骨软化症	齐鲁医刊
1925 年	马士敦 麦尔斯	Osteomalacia in China	*The Journal of Obstetrics and Gynecology of the British Empire*
1926 年	伊斯特曼	Spontaneous rupture of the uterus in labor following sturmdorff tracheloplasty	*American Journal of Obstetrics and Gynecology*
1927 年	伊斯特曼	The blood sedimentation test in the puerperium	博医会报
1927 年	伊斯特曼	Torsion of hydrosalpinx	*Suygical, Gynecology and Obstetrics*
1927 年	伊斯特曼 马士敦 斯美唐纳	Primary Abdominal Pregnancy	*Suygical, Gynecology and Obstetrics*

年份	作者	题名	期刊
1928 年	伊斯特曼	Puerperal hemiplegia	*American Journal of Obstetrics and Gynecology*
1929 年	马士敦 卞万年	中国之非法堕胎	中华医学杂志
1930 年	王国栋	The place of spinal anaesthesia in obstetrics and gynecology	中华医学杂志
1930 年	马士敦	Osteomalacia and fotal rickets	*The British Journal of Radiology*
1930 年	王国栋	A case of pelvic myxo-fibroma stimulating perineal hernia	中华医学杂志
1931 年	马士敦 汤润德	心脏病与妊娠	中华医学杂志
1931 年	马士敦 钟品梅	胎盘肿瘤：附照片	中华医学杂志
1931 年	马士敦 钟品梅	胎盘及其病症	中华医学杂志
1931 年	马士敦 钟品梅	经绝	中华医学杂志
1931 年	马士敦	Hydatidiform mole and chorio-epithelioma	中华医学杂志
1932 年	马士敦	The intestinal complications of pregnancy, labour, and the puerperium	中华医学杂志
1932 年	马士敦	Cysts of the uterus	中华医学杂志
1932 年	马士敦 王逸慧 钟品梅	妊娠分娩及产褥期间并发之肠病	中华医学杂志
1932 年	伊斯特曼 李士伟	Puerperal creatinuria	中华医学杂志
1932 年	李士伟	Sarcoma of the uterus: with a report of five cases	中华医学杂志
1932 年	王逸慧	A study of manual extraction of the placenta in china: a report of 25 cases	中华医学杂志
1932 年	王逸慧	Compound presentation: a report of four cases	中华医学杂志

续表

年份	作者	题名	期刊
1932 年	王逸慧	Induction of labour	中华医学杂志
1932 年	王逸慧	Rupture of uterus	中华医学杂志
1934 年	马士敦	输卵管多次结扎兼切断后之妊娠	中华医学杂志
1934 年	王逸慧 钟品梅	横产	中华医学杂志
1934 年	王逸慧 李涛	产后血崩	中华医学杂志
1934 年	王逸慧 李涛	胎盘过早分离	中华医学杂志
1934 年	王逸慧 李涛	前置胎盘	中华医学杂志
1934 年	王逸慧 李涛	流产	中华医学杂志
1934 年	王逸慧 李涛	子宫外妊娠	中华医学杂志
1934 年	王逸慧 李涛	曲张静脉破裂所致之妊娠出血	中华医学杂志
1934 年	王逸慧 李涛	子宫内翻	中华医学杂志
1934 年	王逸慧 李涛	过期流产	中华医学杂志
1934 年	王逸慧 李涛	妊娠子宫之扭转	中华医学杂志
1935 年	马士敦 程育和	漏斗形骨盆	中华医学杂志
1935 年	王逸慧	子宫颈癌	中华医学杂志
1935 年	林爱群	死胎	中华医学杂志
1936 年	Leach CN, Zia SH, Lim KT	Attempt to immunize newborn infantants to tetanus neonatorum through administration of tetanous toxoid to pregnant mother	*American Journal of Epidemiology*
1937 年	马士敦	初生婴儿之畸形及病症	医育
1933 年	马士敦 李士伟	产前缺乏维生素对于母婴两方之影响	中华医学杂志
1937 年	马士敦	多胎妊娠	医育
1937 年	马士敦	痛经	医育
1937 年	林巧稚	北平协和医院胎盘前置及胎盘分离过早病案之研究	中华医学杂志

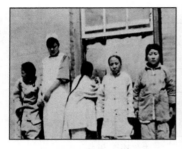
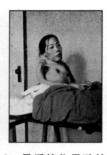
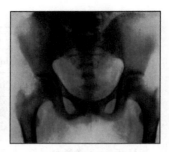

a. 骨质软化症患者　　　b. 骨质软化导致的　　c. 15 岁骨质软化症女性的
　　　　　　　　　　　　　胸廓畸形　　　　　　骨盆 X 线图

图 3 - 9　马士敦在 *Osteomalacia in China* 一文使用的图片
（自 1925 年《大英帝国妇产科杂志》）

　　以骨质软化症研究为例，1921—1924 年，马士敦和麦尔斯合作研究骨质软化症，马士敦负责临床和流行病学方面，麦尔斯负责化学改变方面，详细研究了骨质软化症的地区分布、发生率、症状、原因以及治疗方法。1923 年两人在《博医会报》（*China Medical Journal*）上发表《中国的骨软化症》（Osteomalacia in China）一文，1924 年该文被译成中文刊登于《齐鲁医刊》上，文章分八部分内容：1. 骨质软化症的定义；2. 病的历史和散布的地方；3. 骨质软化在中国流行的现状；4. 骨质软化的后患；5. 骨质软化的病源；6. 骨质软化的治疗法；7. 胎儿于骨质软化；8. 牲畜的骨质软化病。文中指出此病多见于育龄期女子，在中国主要分布于"山西北部四分之三，南部，东至潞安府西至平阳府"①，表现为间歇性腰腿痛，并且随着怀孕次数增加，出现疼痛的孕周越早，分娩亦越发困难，甚至需要剖腹产，骨质软化易发生于下排肋骨和骨盆，X 光照射可见骨头有斑点样改变。其产生的主要影响"一种是关系生产的、一种是关系婚姻的"②，在生产上，主要是导致骨盆变形而引起难产，导致剖腹产；在婚姻上主要会导致性交障碍，引起婚姻不

---

① ［英］马士敦、钱宝源：《中国的骨质软化病》，《齐鲁医刊》1924 年第 3 期。
② ［英］马士敦、钱宝源：《中国的骨质软化病》，《齐鲁医刊》1924 年第 3 期。

幸。原因有"缺乏阳光、缺乏运动、饮食不足"①，治疗方法是："维持生命和财产安全，使人民饭食的程度和卫生生活的程度都能提高"②。另外母亲患有骨质软化症，其所产胎儿骨质上也会有骨质软化的相应表现。1925 年该文经补充后在国际妇产科期刊上发表③。

直到 1936 年卸任回国，马士敦始终在完善其对骨质软化症的研究，并同国际学术界保持交流，这项研究也为他带来了国际声望。1924 年，马士敦去欧洲休学术年假，其中的一个目的就是"了解欧洲大陆对于骨质软化症问题的研究进展，并和这一领域的主要研究者讨论骨质软化症的分布和病因学问题"④。马士敦先后在汉堡、哥本哈根、斯特拉斯堡、柏林和巴黎的诸多著名医学机构观看了骨质软化症患者的骨盆标本、骨盆 X 线照片、X 光机彩色成像和实验室代谢分析仪器等资料和设备，同时也向同行展示了他所收集的骨质软化症照片，并进行主题演讲⑤。1928 年，马士敦受邀到日本、英国等地的一些医学院和研究机构作骨质软化症相关报告⑥。1935 年，马士敦将其关于骨质软化症和胎儿佝偻病的研究结果提交给英国皇家医学会，随后又在温尼伯、多伦多、蒙特利尔、曼切斯特、伯明翰、剑桥、贝尔法斯特等地进行了学术演讲⑦。

马士敦对骨质软化病的研究，既借助了协和丰富的病例资源以及放射科和代谢实验室得天独厚的条件，也得益于新兴流行病学方

---

① ［英］马士敦、钱宝源：《中国的骨质软化病》，《齐鲁医刊》1924 年第 3 期。

② ［英］马士敦、钱宝源：《中国的骨质软化病》，《齐鲁医刊》1924 年第 3 期。

③ Maxwell J. P., Miles L. M., "Osteomalacia in China", *Obstet Gynaecol Sect*, No. 32, 1925, pp. 433 – 473.

④ Maxwell J. P., Report on the visit of some of the continental clinics, May 18, 1925. Folder 453, Box 64, FA065. China Medical Board, Inc. records, Rockefeller Archive Center.

⑤ Maxwell J. P., Report on the visit of some of the continental clinics, May 18, 1925. Folder 453, Box 64, FA065. China Medical Board, Inc. records, Rockefeller Archive Center.

⑥ 崔军锋、吴巍巍：《英国医学传教士马士敦在华活动研究（1899—1937）》，《海交史研究》2021 年第 2 期，第 78—89 页。

⑦ *27th Annual Report of the Medical Superintendent of the Peking Union Medical College Hospital*, Peking：Peking Union Medical College Hospital, 1934. p. 49.

法，在研究思路和方法上都具有开创性，对后来的研究也有重要的借鉴意义。其进行骨软化病的研究时所做的尸体解剖样本和影像学资料，至今仍在妇产科教科书中使用①。前人研究即指出"这篇论文在中国近现代医学史上有着极为特殊的价值……不仅因它有着前人未曾描述的疾病细节，丰富了人们对于骨软化症的认识，而且对协和此后的骨软化症研究产生了深远的影响"②。这一研究成果在之后有关骨软化症的评述中屡屡被引用，成为该领域临床研究的经典之一。正如著名妇产科学家尼克松（Nixon W. C. W.）所说："马士敦关于骨质软化症的研究是经典的、里程碑式的，这一疾病在美国以他的名字命名，被称为 Maxwell's 疾病。"③

协和妇产科在促中国妇产科学术共同体的形成以及建制化发展方面也发挥着重要作用。1923 年，博医会年会上，马士敦担任妇产科分组的主席。妇产科分组共两场会议，每场 4 个报告。协和妇产科教职员马士敦、麦尔斯、吴伟德均做了报告，还在会议上对产褥期病态进行了讨论，将其定义为产后 1—8 天内，连续两天体温超过 37.8 度，或者体温升高到 37.8 以上持续超过 12 个小时④。1926 年 9 月，博医会年会在北京召开，马士敦依旧担任妇产科分会主席，对妊娠期子痫等报告内容进行点评。1934 年，中华医学会年会由杨崇瑞担任妇产科分组主席，李士伟任秘书，妇产科分组共13 篇论文，其中 10 篇来自于协和妇产科⑤。1936 年，马士敦和林巧稚代表协和妇产科参加中华医学会年会⑥。1937 年 4 月，中华医

① ［美］福梅龄：《美国中华医学基金会和北京协和医学院》，闫海英、蒋育红译，中国协和医科大学出版社 2014 年版，第 145 页。

② 李乃适：《马士敦与北京协和医学院妇产科的早期骨软化症研究》，《中华骨质疏松和骨矿盐疾病杂志》2009 年第 1 期。

③ "Correspondence：Obituary"，*British Medical Journal.* 1961，p. 590.

④ "Program of C. M. M. A. "，《中华医学杂志》（上海），1923，9（1）：61 – 70.

⑤ 26*th Annual Report of the Medical Superintendent of the Peking Union Medical College Hospital*，Peking：Peking Union Medical College Hospital，1934，p. 62.

⑥ 28*th Annual Report of the Medical Superintendent of the Peking Union Medical College Hospital*，Peking：Peking Union Medical College Hospital，1936，p. 47.

学会召开第 12 次大会，共有 16 个分组论文共计 240 余篇，妇产科是其中一组，有 12 篇论文。在这次大会上，中华医学会妇产科分会宣告成立，马士敦被选举为会长，胡惠德为副会长，王逸慧担任秘书，李士伟和丁懋英为委员①。中华医学会妇产科分会的成立标志着我国妇产科初步建制化的完成。

　　总的来说，协和妇产科的影响有以下几个方面：在教育方面，开设本科和毕业后教育课程，培养了一支优秀的妇产科专业人才队伍，成为重要的师资力量；在临床方面，接诊量逐年增多为母婴健康保驾护航；在科研方面，十分注重不同学科的合作，既关注国际研究热点，也结合中国本土妇产科疾病需要。实行专题分工的做法，进行妇产科内分泌学、X 光学、病理学、不孕症等不同主题的研究。力图将研究结果应用于临床，获得了丰富的成果。另外协和妇产科教还开展学术交流工作，促使中华医学会妇产科分会成立并负责相关事宜，推动了中国妇产科的建制化。

　　整体上看北京协和医学院是以美国约翰斯·霍普金斯医学院为范本创建的，尤为强调教育、临床与科研相结合的医学模式。该模式实行院（附属医院）校一体制度，课程设置时加强实验室研究和临床实习，注重培养学生的科研和临床能力。霍普金斯模式的成功移植使得协和成为中国现代医学的发源地，深刻地影响了我国的医学教育、科学和医疗卫生事业。这一模式培养出的妇产科精英，是现代妇产科学的奠基人和传播者。他们深刻地内化了医学科学的理念，使得现代妇产科学在中国根植并逐步走向专业化和建制化。随着协和妇产科人才谱系的发展壮大以及向其他机构的播散，现代妇产科学的理念和培养模式也在各地根植。可以说协和妇产科的建立和发展是现代妇产科学在中国传播和根植的缩影。

---

　　① 中华医学会记事编委会：《中华医学会记事 1915—2010》，中华医学会 2010 年版，第 22 页。

第三节　近代西医产科学教育的发展与影响

　　本土西医产科学教育的开展是西医产科学在中国传播与根植的重要途径，培养了很多西医产科学人才，壮大了本土妇产科人才队伍，推动了西医产科学的初步建制化，为变革中国产科事业奠定了基础。首先，通过产科教育培养了许多优秀的产科专业人才，是产科临床、科研和教育工作的基础，促使西医产科学在中国的传播、根植与本土化；其次，对旧式产婆进行了改造，培养了大量的新式助产人才，成为新法接生推行的基础；再者，培养的人才成为推行妇婴卫生的重要力量，促使国人分娩卫生观念的觉醒，有效地改善了妇婴卫生状况；此外，西医产科教育还成为女性受教育和职业化的一种途径，促使了女性权利意识觉醒。

　　中国本土建立的医学校能培养出高质量的产科人才，是西医产科学本土化的重要标志。通过提供专门的产科医学课程和培训，这些医学院培养了一批精通西医产科学的专业人才，这些精英是现代产科学的积极传播者。他（她）们深刻地内化了医学科学的理念，使得现代产科学在中国根植并逐步走向专业化和建制化。他（她）们同时在本土的医疗体系中发挥重要作用，提供高水平的产科医疗服务，为产科学发展以及妇婴卫生行政建设向政府建言献策。不仅改善了产科医疗质量，也促进了西医产科学在中国的本土化，为满足当地患者的需求以及推动医学领域的创新贡献了重要力量。

第四章

中国近代中西产科学汇通与论争：
以产后瘀血和血晕为中心

近代西医的强势输入，给传统中医带来了巨大冲击。西医瞿绍衡指出"我国医学，发明最早，惟对于人体之生理，殊多忽略，因不由脏腑组织之解剖推究，故不知生活现象之何由出发，于是悬揣曲解，幻想入迷，说者唱之，听者和之，千百年来，遂致成大错"①。

中医产科学亦受到西医学界的诸多挑战和批判。西医余云岫严厉抨击了中医产科的诸多不当之处，指出："旧医之承疑袭非，数千年于兹矣，其谬误之最明著者，莫若产科；世人之认识科学新医，需要科学新医者，亦莫若产科；而社会问题之急宜解决，公众卫生之急宜振刷者，亦莫若产科。"余氏批判了中医产科对妊娠胎儿体位和产后血晕的错误认识，及其对临产消毒的忽视："胎儿位置之顺逆，已固定于七八个月之交，此时诊而得也。而旧医谓临盆之时，方始转身。于是横生倒产，不知预防，临时发现，惶遽失措，母子夭亡，惨何忍言。新产血晕，急性脑贫血也，法宜平卧，而强之起坐，促其昏厥，落井下石，危险极矣。临产之时，最宜清洁，清洁所重，在于消毒。而旧式稳婆，不知消毒为何事，衣被留污，爪甲藏垢，以之摩挲玉门，抚弄脐带，遂致产妇生败血之症，

---

① 瞿绍衡：《增订产科学讲义》，上海生生医院1939年版，第333页。

婴儿发脐风之疾，丧厥生命，漫不加察。凡此之类，难数矣。"① 汪企张指出中医产科"多入旁门，每馅矫枉，遂使月空、方位、忌向、灵符玷染册籍，迷惘众生"②。

西医产科学作为一种外来文化，其在华传播过程中必然会与本土知识传统和文化习俗发生碰撞、冲击、争论和融合。这一论争与汇通的过程是西医产科学本土化过程中必然会经历的，也是本土化的一种呈现，即在适应传统的同时，影响、改造传统。面对西医学界的质疑，中医学界在自己比较薄弱或者说缺如的领域如消毒、接生手法以及难产手术等方面，几乎无从反驳，大多采取了接纳的态度。但当西医学界就某些产科理论如产后瘀血③、产后血晕④等进行批判时，中医学界给予了回应和反击，攻守双方从解剖生理、诊断命名、病因病机、治疗方法等方面，对中西产科学进行了对比和汇通。

本章重点探究近代西医产科学传入后引起的中西汇通、中西论争等内容，揭示中西产科学论争的学术思想，梳理中西产科学汇通、并存、论争的学术基础和历史过程。

第一节　传统中医对产后瘀血与血晕的认识

中医妇产科对血、气的论述占有很大的比例。《产宝》指出

① 俞松筠：《科学的达生编》，中德产科医院 1933 年版，余云岫序。
② 俞松筠：《科学的达生编》，中德产科医院 1933 年版，汪企张序。
③ 瘀血指体内血液停积而形成的病理产物。包括体内瘀积的离经之血，以及因血液运行不畅，停滞于经脉或脏腑组织内的血液。瘀血既是疾病过程中形成的病理产物，又是具有致病作用的死血。见高希言、朱平生、田力《中医大辞典》，山西科学技术出版社 2017 年版，第 1161 页。产后瘀血是指产后胞脉空虚，寒邪客于冲任，血为寒凝；或因七情郁结，气滞而血瘀；或因劳倦，气虚无力运血，败血滞留成瘀；或胞衣残留，阻滞冲任，以致瘀血不去，新血不得归经而出现恶露量多不止。见牛建昭主编《现代中西医妇科学》，中国科学技术出版社 1996 年版，第 663 页。
④ 产后血晕主要是指产妇分娩后，因大出血而致突然头晕眼花，不能坐起，甚则昏不知人者。见牛建昭主编《现代中西医妇科学》，中国科学技术出版社 1996 年版，第 662 页。

"大率治病，先论其所主。男子调其气，女子调其血……妇人以血为基本，气血宣行，其神自清"①。美国汉学家费侠莉指出在传统中医的认识中"血统一概括了女性体内与生育有关的所有重要的明显的体液形式：月经或者乳汁，或者滋养胎儿的血液"②。可以说在中医看来血气正常与否直接关涉女性的身体健康。一直以来，分娩被认为是一个十分消耗气血的过程。《灵枢·五禁》就指出"新产及大血之后，是五夺也……此皆不可泻"③。因此，历代中医十分重视产后气血的调护，对产后瘀血及血晕也有深刻的观察。

关于产后瘀血的论述可追溯到东汉著名医学家张仲景的《金匮要略·妇人产后病脉证治第二十一》。其认为产后腹痛的原因在于有干血凝着于脐下，治疗方法为服用祛瘀药物："产妇腹痛。法当以枳实芍药散，假令不愈者，以为腹中有干血著脐下，宜下瘀血汤主之……"④ 隋代巢元方在《诸病源候论·瘀血候》中特别强调了产后恶露不尽是瘀血产生的一大原因，危害甚大，不仅会导致产后腹痛，还会导致积聚症瘕等："此或月经否涩不通，或产后余秽未尽，因而乘风取凉，为风冷所乘，血得冷则结成瘀也。血瘀在内，则时时体热面黄。瘀久不消，则变成积聚症瘕也。"⑤ 唐代妇产科专著《产宝》也有多处关于产后瘀血的论述。

宋代《陈素庵妇科补解》指出产后血晕多为虚证，应该尽快采用祛瘀疗法："有虚有实，有寒有热。然虚而晕，热而晕者，十之六七。实而晕，寒而晕，十之二三也……此虚为本，而实为标，急则治标，当用辛温行血之药，以逐瘀祛寒，迟则不救……血，阴

① （唐）昝殷：《产宝》，范行准辑佚、梁峻整理，中医古籍出版社2019年版，第9页。
② ［美］费侠莉：《繁盛之阴：中国医学史中的性（960—1665）》，甄橙等译，江苏人民出版社2006年版，第42页。
③ 《灵枢经》，周鸿飞、李丹点校，河南科学技术出版社2017年版，第103页。
④ 沈继泽主编：《金匮要略》，中国医药科技出版社1998年版，第168页。
⑤ （隋）巢元方：《诸病源候论》，黄作阵点校，辽宁科学技术出版社1997年版，第188页。

类。败血乃可去而不可留之物。宜通不宜瘀，宜下不宜上。"① 《妇人大全良方》中记录了多种应对产后血晕的方法："凡妇人生产毕，且令饮童子小便一盏，不得便卧……兼时时令人以物从心擀至脐下，使恶露不滞，如此三日可止。仍不可令多卧，如卧多，看承之人宜频唤醒……更产后三日内，令产妇尝闻醋炭气或烧干漆，若干漆，以破旧漆器烧之，以防血逆、血迷、血运不省之患。"② 治疗用祛瘀方剂黑神散。

　　针对宋代流行起来的产后服用黑神散以攻瘀的风气，元代医家朱震亨指出："产后无得令虚，当大补气血为先，虽有杂证，以末治之。一切病多是血虚，皆不可发表。"③ 反对攻瘀，主张补气血。针对产后血晕，不再沿用血逆说和血热说，提出虚火载血上行说，"产后血晕，因虚火载血上行，渐渐晕来"④。明代张景岳起初甚为推崇朱氏产后大补气血的理念，行医时遵循朱氏所言，但所得效果不佳，于是对朱氏论述产生怀疑。张氏反对前人将血晕归因于"恶露乘虚而上"，认为此证可分为"血晕"、"气脱"两种，需要区别对待⑤。强调对于气脱不能采用攻瘀疗法，应该用独参汤进行急救。关于产后腹痛，张氏也强调有虚实之分，不能一味祛瘀："产后腹痛，最当辨察虚实。血有留瘀而痛者，实痛也；无血而痛者，虚痛也。大都痛而且胀，或上冲胸胁，或拒按而手不可近者，皆实痛也。宜行之、散之。若无胀满，或喜揉按，或喜热熨，或得食稍缓

　　① （宋）陈素庵：《陈素庵妇科补解》，陈文昭补解，上海中医学会妇科学会文献组整理，上海科学技术出版社1983年版，第144—145页。
　　② （宋）陈自明：《妇人良方大全》，刘洋校，中国医药科技出版社2011年版，第303页。
　　③ （元）朱震亨：《丹溪心法》，彭建中点校，辽宁科学技术出版社1997年版，第103页。
　　④ （元）朱震亨：《丹溪心法》，彭建中点校，辽宁科学技术出版社1997年版，第103页。
　　⑤ （明）张景岳：《妇人规》，罗元恺点注，广东科技出版社1984年版，第219—220页。

者，皆属虚痛，不可妄用推逐等剂。"①

　　清代《傅青主女科》强调用生化汤治疗产后血晕，促使生化汤广泛流行："临产时必预煎生化汤……候儿下地，连服二三帖。分娩之后，眼见黑花，头眩昏晕，不省人事者，一因劳倦甚而气竭神昏，二因大脱血而气欲绝，三因痰火乘虚泛上而神不守。当急服生化汤二三帖，外用韭菜细切，纳有嘴瓶中，用滚醋二盅冲入瓶内，急冲产母鼻中，即醒。"② 流传广泛的《达生编》也特别推崇服用生化汤："或腹痛之甚，用生化汤一服，无不立愈……生化汤治产后枕血不下及恶瘀未尽，腹痛等症。"③

　　整体上看，宋及宋代以前认为产后应该服用祛瘀药物治疗血瘀引起的产后腹痛、恶露不下、恶露不尽、血晕等症。金元时期朱震亨提倡补气血，反对祛瘀。明代张景岳强调产后血瘀、血晕均有虚实之分，应该辨证论治，不能一味攻淤或一味大补。清代《傅青主女科》极力推崇产后祛瘀，导致生化汤风行一时。家喻户晓的《达生编》也提倡服用生化汤。随着医书的广泛传播，产后祛瘀逐渐成为一种常见的治疗方法和民间习俗。

第二节　近代西医东渐与中西医论争

　　近代以来，中国屡次战败于西方，国人开始意识到中国在方方面面已经落后于西方，军事武器不如西方先进，政治制度不如西方科学，思想文化不如西方优越。同时国人也意识到为了救亡图存，中国必须改革，而且改革的方向就是学习西洋甚至是仿效东洋，并

---

　　① （明）张景岳：《妇人规》，罗元恺点注，广东科技出版社 1984 年版，第 240 页。
　　② （清）傅山：《傅青主女科》，欧阳兵、张成博点校，天津科学技术出版社 1999 年版，第 73 页。
　　③ （清）周诒观：《中国古医籍整理丛书·女科·秘珍济阴》，王苹校注，中国中医药出版社 2015 年版，第 64—65 页。

先后发起了自强运动、百日维新运动和新文化运动。希望可以以西方为师来改变中国的命运。在医学方面，也同样如此。

20世纪以前，中国西医学的势力很弱，中西医之间的接触在范围、深度和规模上十分有限，尽管到19世纪80、90年代已有一些来自西医对中医理论的非议，但西医还远没有形成一支独立的力量来动摇中医学的主体和主导地位。西方传教士医生不属于中国医界，他们在中国兴办西医事业是为了取得中国人的信任和好感，一般不会对中医学有过激的非议，所以这时期中医学还是处于优势地位。当时文化界的倾向在主体上肯定中学，同时提倡引进西学。中医界开始注意到中西医理论之间的不同，并承认西医的一些长处，特别是解剖方面的精确性。但他们从主体上还是肯定中医学，同时主张吸收西医学的长处。①

20世纪以来，欧化之风日盛，文化界对中国传统文化的批判日趋猛烈，中医作为传统文化的代表也遭受了众多批评。诸多文化界名人，如梁启超、陈独秀等开始诟病中医不科学。梁启超在"医学善会叙"中就记录了其对中西医的看法，其中中医"询其为学也，则全体部位之勿知，风土燥湿之勿辨，植物性用之勿识，病证名目之勿谙。胸中有坊本歌括数则，笔下有通行药名数十，遂嚣然以医自命。偶值天幸，疗治一二显者获愈，而国手之名，遂噪于时。今之所谓医者，皆此类也"。而西医"首讲求摄生之道、治病之法，而讲全体，而讲化学，而讲植物学，而讲道路，而讲居宅，而讲饮食之多寡之率，而讲衣服寒热之法，而讲工作久暂之刻，而讲产孕，而讲育婴，而讲养老，而讲免疫……学堂通课，皆兼卫生"②。新文化运动思想领袖陈独秀也认为中医不科学；"医不知科学，既不解人身之构造，复不事药性之分析，菌毒传染，更无闻焉，惟知附会五行生克寒热阴阳之说，袭古方以投药饵，其术殆与矢人同

---

① 李经纬、鄢良编著：《西学东渐与中国近代医学思潮》，湖北科学技术出版社1990年版，第56页。

② 《中国近代史资料丛刊·戊戌变法》，上海人民出版社1961年版，第449—453页。

科；其想象之最神奇者，莫如'气'之一说。"①

　　本土西医学界也开始对中医进行抨击，余云岫可作为典型代表。余氏认为中医体系建立在阴阳五行、脏腑经脉学说这些理论基础之上，若能击破这些理论，中医学体系也会随之崩溃。1914 年，余氏撰写《灵素商兑》一文，对中医基础理论进行了批判，批《灵枢》《素问》"一无明确之实验，二无巩固之证据"，并言"通观灵素全书，其为推论之根据、演绎之纲领者，皆以阴阳五行为主，故阴阳五行之说破，而灵素全书几无尺寸完肤"。批阴阳学说"神秘不可思议"，认为五行学说尤其没有根据，"其在印度、欧西则分四行，曰地、曰水、曰风、曰火。中夏则别为五行，曰金、曰木、曰水、曰火、曰土。是东西已不相同，孰得其真？已不可辨"②。余氏还指出中医不科学，缺乏实证研究，治疗效果多是幸中偶合，不知确切原因："其所以治疗有效者，则数千年以人命为尝试，积之既久，幸中偶合者日益加多，犹多言之必有中也。黠者网罗成绩，勒为成书，以诏来兹。后起者循而为之，往往合焉。然而，无坚固不拔之原理以为之基，无精确详密之研究以作之证，故界限不明，分别不严，源流不悉，诊断不确，治疗不定，结果不知。差以毫厘，失之千里。同一药石活人杀人，不能预卜；幸而中病，或能起痼；不幸而药不对症，虽良方亦见害人。至其何以活人？何以杀人？何以中病？何以不对症？旧医者不知也。徒以阴阳五行生克之说、补泻佐使之论，敷衍了事，凿七日而混沌依然。"③

　　在西医界看来，中医治病千年来完全依靠的是经验积累，属于幸中偶合，治病原理是讲不清的，不像西医有解剖、生理、病理等通过实际观察以及实验验证得来的知识做基础，知其然，更知其所以然，这种通过科学研究探索未知的方法，让知识界甚为推崇，因而广泛宣扬。而中医则成了迷信、落后的代表，在新旧交替，中西论争的时代潮流中，不断被攻击和批判。可以说西医学以其实证的

①　胡明：《陈独秀选集》，天津人民出版社 1990 年版，第 16 页。
②　余云岫：《灵素商兑》，《同德医药学》1923 年第 4 期。
③　余云岫：《录素商兑》，《同德医药学》1923 年第 4 期。

理论体系、确凿的临床实效、机械唯物论的严密推理，实验科学的雄辩事实，逐渐让国人内化了以近代科学作为衡量和评判中医是否科学的价值观念①。在产科学界亦然，中西医学界自觉对中西产科学进行了比较、汇通和论争。近代西医妇产学家瞿绍衡对中医产科不明生理、尊崇自然分娩以及种种迷信风俗进行了批判。瞿氏指出中医产科没有解剖生理学知识："妊娠下半期胎儿，即常倒悬胞中，而原文（指中医《临产须知》一书）为临产时胎儿方始转头，亦复不明胎儿生理。"② 批判其一味迷信自然分娩之说，传统中医在处置难产时"盐涂油抹，选用稳婆，即可静卧待时"③，实际上，中医应对难产"除催生药外，其技已穷"④，而西医"则有种种手术方式，可获速决之功"⑤，并且中药"购煎需时，不如针药疗法之便利"⑥。指出传统产科种种迷信均应予以革除，"门窗箱笼之属宜松者，谓产道亦可随之而松也。若闭固牢紧，恐产道亦将因之而不开……皆医者意也旧说所演之怪剧也"⑦。

在此冲击下，中西医学界对中西产科学进行了比较、汇通和论争，其中关于产后淤血和血晕的争论尤为激烈。西医界批判中医滥用攻淤疗法，危害产妇生命："每岁中所见产妇，其不毙于行瘀者，指不胜屈，良可悯焉。彼眩赫一世之医，盲从前人而造孽，众又不察，以血袄为瘀血，以腹痛亦为瘀血，无在而非瘀血，即无在而不行瘀杀人。亘千百年不变，势非害尽产妇不止。在妇人之妊娠期，则以保产无忧散为官方，在产褥期则以生化汤为官方。并云，生化汤治产后百病，治腹痛用之，治贫血亦用之……乃一般旧医，见在产后，即书此

① 张效霞：《无知与偏见：中医存废百年之争》，山东科学技术出版社 2007 年版，第 4 页。
② 阎诚斋、余云岫、瞿绍衡：《临产须知评正》，《大德助产年刊》1940 年第 2 期。
③ 阎诚斋、余云岫、瞿绍衡：《临产须知评正》，《大德助产年刊》1940 年第 2 期。
④ 阎诚斋、余云岫、瞿绍衡：《临产须知评正》，《大德助产年刊》1940 年第 2 期。
⑤ 阎诚斋、余云岫、瞿绍衡：《临产须知评正》，《大德助产年刊》1940 年第 2 期。
⑥ 阎诚斋、余云岫、瞿绍衡：《临产须知评正》，《大德助产年刊》1940 年第 2 期。
⑦ 阎诚斋、余云岫、瞿绍衡：《临产须知评正》，《大德助产年刊》1940 年第 2 期。

方。问之药肆，亦与此剂。即亲友探访者，亦每以此相告。故产家服之不疑，服而不愈，犹咎药力不足。虽致毕命，犹曰积瘀未尽。愚夫愚妇，固无足轻论。自命为医，而亦随众浮沉，无限造孽。"① 下文以产后淤血和血晕为中心讨论近代中西产科学汇通与论争。

第三节　近代中西产科学汇通

赵洪钧在《近代中西医论争史》中指出："自从他（唐容川）喊出了'中西汇通'口号以后，中医界便对这个口号的具体内容一再引申，而成为发展中医的主导思想。"② 中医学界有部分医家参合西医理论介绍中医产科，对中西医产科学进行了汇通，包括张山雷、顾鸣盛、秦伯未、时逸人、汪洋等著名中医，他们撰写了一些具有代表性的中西汇通产科学著作，如《沈氏女科辑要笺正》《中西合纂妇科大全》《妇科学讲义》《中国妇科病学》《中西产科学讲义》等。

1914 年，张山雷协助其师朱阆山创办黄墙中医专门学校时，专门拟定了《课程商榷意见书》，表达了溶"中西为一炉"的想法，特别是在解剖生理方面，"藏府体用之参合中西也"③。1922 年张氏对清代沈尧封的《沈氏女科辑要》一书进行笺正，撰成《沈氏女科辑要笺正》一书，此书曾作为兰溪中医专门学校的妇产科教科书，颇有影响④。书中体现了张氏在妇产科领域的中西汇通思想。如其对胎儿讨盐生的笺正，就借助了西医解剖学知识："据西医书，所绘胎儿图形，在母腹中，大都足上头下，其头在上而足在下者，

①　瞿绍衡：《辟旧医所谓瘀血之误解》，《新中医刊》1938 年第 4 期。
②　赵洪钧：《近代中西医论争史》，学苑出版社 2012 年版，第 55 页。
③　程良骏、姜黎平：《张山雷研究集成》，中医古籍出版社 2015 年版，第 260 页。
④　孟君、张大庆：《近代名医张山雷与〈沈氏女科辑要笺正〉》，《新中医》2016 年第 2 期。

必足先出，彼中剖解，所见甚多。若已到临产之时，产门开展，可以助产者手术扶转儿身，仍可使之头先出，此盖皆由结胎时之特殊情况。吾国旧说谓是儿身未转，急于用力强迫之故，乃属理想，已不可信。然则涂盐可令自缩，亦恐未必确矣。"①

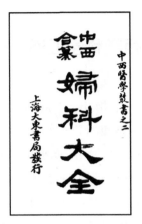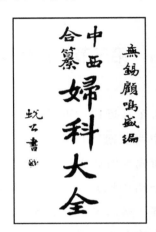

图 4 - 1　《中西合纂妇科大全》书影

　　顾鸣盛曾师从丁福保，主张中西汇通。认为中国医学的不足之处有三："我医学之宁有涯涘，惜乎述而不作、有因无革，千百年有如一日，其弊一；学医初步仅汤头歌诀脉诀数种，其他不过浏览近人所述……不知博览群经，贯彻源流，以为得是已足，医学不振，职是之由，其弊二；比年以来，西医之势力日渐膨胀，中医之信用日渐朘削，浅见者流，不知旁求远讨，为新医学过渡之准备，但肆力抨击异己者，是自弃也，优胜劣败，天演公理，其弊三。"②因此"萃中西古今医籍百数种"，编撰《中西医学丛书》，《中西合纂妇科大全》属于丛书之二，1918 年由大东书局发行。书中按照经、带、胎、产的顺序进行书写，"引中西古今书籍多至一百二十

---

　　①　张寿颐：《张山雷医集·下》，浙江省中医管理局《张山雷医集》编委会编校，人民卫生出版社 1995 年版，第 170 页。

　　②　顾鸣盛：《中西合纂妇科大全》，上海大东书局 1918 年版，序。

余种……论断病源中西互见，不厌其详，处方亦中西并列……中西医学有可以贯道者，有万难融合者，是编所列西医学说与夫中医学说节节皆可相互印证、互相发明"①。

1926 年，王慎轩提出"重中轻西固不可，重西轻中亦不可，必须共冶于一炉，取其精华，弃其糟粕，使成为世界最完善之医学"②的观点。同年创办苏州女科医社，研究中医妇科学，著有《女科医学实验录》。王氏强调产后血晕有虚实之分③。其学生郁佩英 1930 年在《妇女医学杂志》上发表《产后血晕辨》一文借助西医理论详细论述了这一观点。指出虚之血晕者，在于"孕妇临盆，产婴儿之际，努力过度，必伤其气，恶露过多，必损其血。气即神经之作用，血乃荣养之资料。脑部既乏血液之荣养，又鲜健全之作用，则心脏之搏动衰弱，知觉之运用失脱，故致骤然晕厥"。也就是"西医所谓产后脑贫血之急性症也"，为"面白汗出，头眩气短等贫血症状"，治疗"以补血强心为主"。实之血晕者，在于"稳婆接产不慎，用具不洁。毒菌侵入阴道，从创口而入血循环，遍布全身，侵害脑筋。故致神识模糊，甚则昏厥"。也就是"西医所谓产后染菌病之急性症也"，为"寒战发热，心烦腹痛等染菌症状"，治疗"以祛瘀杀虫为主"。但"中医之强心杀虫，与西医不同"，强心者，"益气助阳，即增进细胞之原动力，恢复神经之作用也"。杀菌者，"汗吐下和，即恢复生理之常态，增进抗毒素之作用也"④。

1930 年沈仲圭发表《辟血晕》一文，用西医生理学知识解释产后血晕，反思中医学说的不足。对中医血晕学说进行了驳斥："产后亡血既多，全身血量方且不敷分配，安有裕余，随气上逆耶。藉曰上逆，而心主循环，无关知觉，何至迷乱耶。此种臆说，衡以生理，其谬立见。乃后世诸贤，以误传误，遂开产后禁卧之风，致

① 顾鸣盛：《中西合纂妇科大全》，上海大东书局 1918 年版，凡例。
② 王慎轩：《中西医之平议》，《医界春秋》1926 年第 1 期。
③ 王慎轩：《产后血晕血崩之救急法》，《家庭医药常识》1935 年第 12 期。
④ 郁佩英：《产后血晕辨》，《妇女医学杂志》1930 年第 12 期。

令产妇衰弱过甚，驯成痨损，不亦痛哉。且产妇晕绝之时，面白眼合，口张手撒，俱属脱象（即西人所谓脑贫血）与气血上冲脑经（即西人所谓脑出血）之闭症，适得其反。攻下之剂，讵堪轻试。"① 借助西医药理学知识证明了中医用醋治疗产后血晕的合理性："醋之主要成分为乙酸，CH_3COOH 与骤热，则分解而生猛烈之酸臭。取此气刺激产妇之嗅觉神经。使能下部多量之血，复返于上。（嗅觉神经受乙酸刺激而传达于中枢神经，由中枢神经之兴奋而诱起末梢神经之感应，使四肢肌肤之微血管收缩，则管内之血液因受压迫而回注脑矣。）则厥逆顿止，神经自清。"②

1930 年，秦伯未《妇科学讲义》一书出版，是民国时期上海中国医学院的妇科学教材③，影响颇大。书中借助西医理论阐释了"肝为先天说""血常有余说""气常多郁说"等中医理论，加入了西医解剖生理学知识，包括"月经之研究""乳房之研究""骨盆之研究""生殖器解剖""胎生学原理""胎儿之发育""生产之正规""不孕之原因"等。在妇科分论部分虽然总体还是按照传统中医经、带、胎、产的顺序，但具体到每一种疾病均类比于西医按照症象、原因、诊断、治疗、方药的顺序进行书写，简单明了。秦氏虽然吸纳了一些西医学知识，但鉴于学识所限，未能完全理解，一些地方仍囿于传统中医的认识，如对交骨不开难产的论述："产门之上有骨二块，两相门合，名曰交骨，未产前其骨合，临产时其骨开，若此骨不开，儿难降生。"④ 对横生难产的解释："胞胎之中儿身正坐，男面向后，女面向前，及至生时，头必旋转向下，此天地造化之奇，非人力所能为。气血亏，则母身弱，胎亦无力，欲转头向下而不能，故有脚先出或手先见者。"⑤

---

① 沈仲圭：《辟血晕》，《医学杂志》1930 年第 55 期。
② 沈仲圭：《醋治产后血晕之原理》，《自强医刊》1930 年第 11 期。
③ 叶笑、朱建平：《秦伯未〈妇科学讲义〉内容与特点》，《中华医史杂志》2014 年第 1 期，第 1 页。
④ 秦伯未：《妇科学讲义》，秦氏同学会 1930 年版，第 42 页。
⑤ 秦伯未：《妇科学讲义》，秦氏同学会 1930 年版，第 42—43 页。

1939 年，时逸人在《中国妇科病学》序中指出："中西学说互有得失，拘守一家之言，各就一偏之谈理，实非世界医学大同之佳象也。"① 此书于 1931 年初版，到 1953 年已经增订了 11 个版本，影响颇大。书中对比了中西妇产科学体系及各自的优势，指出中西妇产科体系不同："中医妇科之学说，分列调经、种子、胎前、产后四门，而以杂症附焉。西医妇科之学说，列为生殖器炎症、赘生物障碍、发育不全、子宫异位、生产所致伤害及分泌物之异常（经闭、经痛、崩漏）等证。"② 中医对于月经的观察和研究范围甚为详细，多于西医："若专究调经之学说，则以中国为特详，除经痛即西医之月经困难，经闭即西医之月经闭止，月经过多即西医之月经过度外，他如超前、落后、过少等，皆西医未经道及，无法治疗者。"③ 因此在月经病治疗上"当以中说为经，西说为纬"。而在子宫、卵巢解剖生理及临产各项手术措置上"当以西说为主，方足以知其实质"。至于"恶露不下，恶露不绝等证，为西医书中所未有。中医处方，颇有经验独到之处。足补西医所未逮。褥劳血晕等证，治疗方法之周到，亦迥非西医所能及"。因此在血晕治疗上不能忽略中医经验："虽血晕证，有疑为中医之产科方法不良所致，然经西医接产，仍有发生血晕者，在安然静卧，注射强心剂，所不能奏效之时，参用中法其效立见。是中医经验所不可忽略也，明矣。"④

　　时氏还对比了中西医关于产后血晕的理论，认为中西各有所见："中医治血晕证，以瘀血上冲为主，西医治血晕证，以脑部贫血为主，实亦各有所见。"⑤ 关于产后淤血，时氏认为中西医主张截然不同的原因可能是由于接生手法不同导致观察到了不同的现象，均有其合理之处，不能盲从西说："西医云岫氏为产后为子宫血管

① 时逸人：《中国妇科病学》，上海千顷堂医局 1939 年版，序。
② 时逸人：《中国妇科病学》，上海千顷堂医局 1939 年版，序。
③ 时逸人：《中国妇科病学》，上海千顷堂医局 1939 年版，序。
④ 时逸人：《中国妇科病学》，上海千顷堂医局 1939 年版，序。
⑤ 时逸人：《中国妇科病学》，上海千顷堂医局 1939 年版，第 207 页。

破裂，宜用麦角肾上腺素等收敛之际，中药代用以阿胶最佳云云。衡以中医治产后病证，专以行瘀为事，洵为极端相反。惟彼用手术将瘀血洗涤净尽，投以收敛剂，尚无大碍。中国产科，惟恃天然作用，无手术可言。瘀血停止于子宫者，甚多。故中医治产后变生诸证，用行瘀剂最为合拍。若盲从西说，以收敛剂冒昧从事，害不旋踵，所当戒之。"①

中医产科学界在学理上，从解剖生理、诊断命名、病因病机、治疗方法等方面，对中西产科学知识进行了对比和汇通。在解剖生理如胎儿体位等方面几乎全部接纳，但在涉及中医经典理论如产后瘀血和血晕时并未退让，从中医的实际治疗效果出发进行辩护，其中不乏真知灼见。但不可否认的是借用西医学说来解释中医理论，会有一些似是而非、牵强附会的地方。这引来了西医界对汇通派的反感，余云岫就严厉指责汇通派借助对西医的一知半解，愚弄民众："他们似是而非，弗三弗四的医学上议论，是现在沟通派的绝技，是我们贵中国半开化社会的宠见。对于广告，对于现在人民的智识心理，刚刚如膝投漆，如土委地，是最受社会欢迎的。但是对于真正的学问，却是走进螺蛳壳中的漩涡里了……老实告诉沟通派诸君，若果有诚意要回向科学，第一要少发议论，因为诸君一知半解的议论差不多开口便要分晓的。"② 傅斯年以国医对六气的解释为例，称汇通派使用的是"移花接木"的把戏："先把六气的名称写在上边，再混合些似了解似不了解的近代医学名词注在下边，更把桂枝汤、茯苓汤等等《汤头歌诀》加在底下。这个三段组织，全是不相衔接的。"③

① 时逸人：《中国妇科病学》，上海千顷堂医局 1939 年版，第 182 页。
② 余云岫：《驳若定氏"由西医疗法的涉讼再谈到中医疗法"》，《社会医报》1933 年第 204 期。
③ 皮国立：《所谓"国医"的内涵——略论中国医学之近代转型与再造》，《中山大学学报（社会科学版）》2009 年第 1 期。

第四节　近代中西产科学论争

中医关于产后瘀血和血晕的论述在近代遭受了诸多批驳。与中医产科强调产后恶露不尽，祛瘀不同，西医产科学特别强调产后止血，时人有"中医偏于祛瘀，西医偏于止血，皆非王道之正法也"①的观点。

1923 年，余云岫发表《产后恶露不多之无害》一文，对中医产后淤血学说进行批判。文章指出产后恶露是由胎盘剥离所致："胎儿既出，胞蒂亦从子宫剥离，其中犬牙相错之血管，因之破碎断裂，血即从此而出也。"② 恶露颜色紫暗的是因为血潴留于子宫，慢慢流出，并非是恶血："新产子宫收缩未全，内腔尚宽，故从胞蒂剥离处，所出之血不即流出外界，必停潴于子宫腔中，经若干时，徐徐溢出，是以恶露之血色多紫暗而成块。"传统中医乃至世俗观念"谓之恶血，败血胞中，郁滞之血"是不对的。③ 恶露排出多少、快慢与胎盘剥离是否完善、破裂血管大小及产妇的身体状况有关，因此恶露多少，何时停止都是因人而异的。

余氏认为只需要促进子宫收缩，恶露自然就会排出，不需使用破血药，否则会导致产妇出血过度，"产后行血破血之药当视如鸩毒"，另外酒类会导致出血加剧，也不宜使用，特别强调传统中医"血壅为患之说，可以弃不顾矣"④。认为中医将产后腹痛看作是由恶露引起的一种病症是错误的，腹痛是宫缩引起的，是恶露排出的标志，是一种正常现象，"子宫之收缩必有阵痛"⑤。

受好友余云岫启发，1933 年瞿绍衡在《申报·医药周刊》上

① 沈潜德：《产后恶露之研究》，《幸福杂志》1936 年第 10 期。
② 余云岫：《产后恶露不多之无害》，《妇女文苑》1923 年第 7 期。
③ 余云岫：《产后恶露不多之无害》，《妇女文苑》1923 年第 7 期。
④ 余云岫：《产后恶露不多之无害》，《妇女文苑》1923 年第 7 期。
⑤ 余云岫：《产后恶露不多之无害》，《妇女文苑》1923 年第 7 期。

发表《由产科学方面观察，旧医所谓瘀血之辩误》一文附和余氏观点。不久之后瞿氏在《新医与健康》杂志上发表《辟旧医所谓瘀血之误解》一文，同《申报》上文章内容大致相同，这篇文章同时被中医沈心庄附录于其《产后病各家之治法以辟西医瞿绍衡之谰言》一文之后。① 文章严厉批判中医滥用攻瘀疗法危害产妇生命。不久中医人士黎若愚在《光华医药杂志》上发表《对于瞿绍衡由产科学方面观察旧医所谓瘀血之辩误之商榷》一文，反驳瞿氏的论述，一场关于产后瘀血的论战就此展开。

瞿氏指出人体内并无淤血，而旧医却喜用攻淤之剂，危害甚大："人身血液，发源于心脏，由心脏收缩运动，而驱逐于下行大动脉，散在全身，以养百体，苟非血管崩断，决不溢乎管外。且血液巡行全身，流动不息，周而复始，更无淤滞之理。旧医以产后腹痛，恶露不多，指为瘀血作祟，而用攻淤之剂，血流愈多，喜为排瘀愈畅，虽至失血而死，犹曰除瘀未尽，毒攻心也，隐其受害，而死于非命者，何可胜数。"② 黎氏反驳这一观点，认为国医辨证论治，并非一味采取攻瘀疗法："产后腹痛，恶露量少，未闻有一概指为瘀血，而概投攻血之药者也……夫国医之所论，旧固旧矣，而寒热、虚实、表里之辨，亦自有其严格之纲纪，不容任意妄说。试引景岳之言证之。景岳曰：'若无胀痛，或喜揉按，或喜热熨……皆属虚痛，不可妄用推逐等剂。又曰：有母体本虚而血少者，即于产时，亦无多血，此等尤非血滞……'观此，则知国医之治疗，实未尝如瞿氏所言之荒谬，而瞿氏竟言之凿凿者，何哉？"③

瞿氏批判即便是医圣仲景也提倡用大黄、桃仁等破血药治疗产后腹痛。黎氏指出仲景治疗产后腹痛，有四种方法，而攻淤只是其

① 沈心庄：《产后病各家之治法以辟西医瞿绍衡之谰言》，《新中医刊》1938 年第 4 期。

② 瞿绍衡：《辟旧医所谓瘀血之误解》，《新中医刊》1938 年第 4 期。

③ 黎若愚：《对于瞿绍衡由产科学方面观察旧医所谓瘀血之辩误之商榷》，《光华医药杂志》1933 年第 2 期。

中一种："金匮产后篇言及腹痛证治者四，而此特其一耳。试举于次，以明仲景实未尝专以攻淤施于产后腹痛也。仲景曰：'产后腹中病痛，当归生姜羊肉汤主之。'又曰：'产后……少腹坚痛，此恶露不尽，不大便，烦躁发热……宜大承气汤……'何曾一味攻淤，为产后腹痛不二之治。原书俱在，岂容掩饰！"①

瞿氏指出中医所谓腹中痛有瘀血著于脐下坚硬而痛者实则是紧缩之子宫："产后腹痛，乃子宫收缩而起之所谓后阵痛也。收缩愈强，则疼痛愈剧，且恶露愈少，而子宫之复元亦愈速，实生理上之好现象也。无知之辈，误此以为病理，倡言腹中痛有瘀血著于脐下坚硬而痛者，下瘀血汤治之。"② 黎氏指出中医尽管有将收缩之子宫当成胞门之壅肿的错误学说，但治疗上却力矫瘀血之说，改用养脏之法，如"景岳曰：凡新产之后，多有儿枕腹痛者，摸之亦有块，按之亦微拒手，故古法谓之儿枕，皆指胞中之宿血，此大不然。夫胎胞俱去，血亦岂能独留……胞门受伤，必致壅肿，所以亦若有块而非真块，肿既未消，所以亦颇拒按，治此者但宜养其脏不久即愈……若误认为瘀，而妄用桃仁、红花、玄胡、青皮之类，必增虚病"③。

瞿氏特别解释了产科学中瘀血的概念、原因、症状及治疗方法："在科学的产科学上之所谓瘀血，非言管内之血液，乃言由断端流出而积滞于子宫腔内之血液也。瘀血既多，则子宫收缩不坚，不坚则出血愈多，而瘀积益甚，循循相系。卒至子宫膨胀而上升矣。乃至于子宫升至心窝，则失血之量可观。全身必将贫血，神智安得清明。欲除此种科学的所谓瘀血，须用收缩子宫之药，以促子宫收缩。"④ 总体上看，瞿氏认为产后淤血是子宫收缩不良所致，中医认为是血滞或者气虚，应该依具体情况采用相应疗法。黎氏指出

① 黎若愚：《对于瞿绍衡由产科学方面观察旧医所谓瘀血之辩误之商榷》，《光华医药杂志》1933 年第 2 期。
② 瞿绍衡：《辟旧医所谓瘀血之误解》，《新中医刊》1938 年第 4 期。
③ 黎若愚：《对于瞿绍衡由产科学方面观察旧医所谓瘀血之辩误之商榷》，《光华医药杂志》1933 年第 2 期。
④ 瞿绍衡：《辟旧医所谓瘀血之误解》，《新中医刊》1938 年第 4 期。

中医讲求辨证施治，西医不能仅根据病名看待中医的治疗方法，而由此片面列举中医的某种治疗方法。传统接生不懂消毒，中医祛瘀疗法在某种程度上可以等同于西医的消毒："此种证候，名曰正虚邪实，不行瘀不可，第行瘀亦不可，病变至此，决无令人一味攻淤者……国医之治病，重在方证，而尤重在寒热、虚实、表里。不此之求，强调而惟病名是问，一不可也。据其利于我者，摈其不利于我者，以图掩盖天下耳目，二不可也。接生之法不同，治法亦不得不异，旧法接生无消毒法，故祛瘀实为排除毒物之唯一法门，混同论治，三不可也。若论接生之重消毒，免去无谓之出血，而令产母体力易于恢复，是诚西法之所长，而为旧法所不及者。"①

后续又有中医人士沈心庄连续发表《产后病各家之治法以辟西医瞿绍衡之谰言》《瘀血论：再辟西医瞿绍衡谰言》这两篇文章，反驳瞿氏的论述，指出瞿氏所见"中医之书籍颇陋，而好眩己之所长也……中医治疗产后诸症及血晕，决不专用攻伐，决不昧于补剂"②。批判瞿氏"引证已简陋，言语之偏执，此可以欺毫无中医常识之同道与大众，不可以欺任何一中医而使其缄默叹服也"③。强调确实存在瘀血这一病证，"夫人身血管分布全身，如有破裂，在里面者，何得不出而为瘀，如脑出血之中风，跌打损伤之瘀血作痛，枪弹所伤之内出血，又如胃溃疡之瘀血，停留在胃，则发痞满呕吐，瘀流于肠，则为粪便乌黑……瘀血之谓，生是病而有是症也"④。并将中医的一些治疗方法与西医进行了类比，虽然有些牵强，但这种中西对照的尝试有助于推动中医界去进一步理清中医疗法的原理："中医之所谓宣去风寒，系属刺激汗腺中枢表汗之法；所谓补气，系属强心之法；所谓平肝，系属镇静之法；所谓健脾，

---

① 黎若愚：《对于瞿绍衡由产科学方面观察旧医所谓瘀血之辩误之商榷》，《光华医药杂志》1933 年第 2 期。

② 沈心庄：《产后病各家之治法以辟西医瞿绍衡之谰言》，《新中医刊》1938 年第 4 期。

③ 沈心庄：《瘀血论：再辟西医瞿绍衡谰言》，《新中医刊》1939 年第 5 期。

④ 沈心庄：《瘀血论：再辟西医瞿绍衡谰言》，《新中医刊》1939 年第 5 期。

系属消化促进肠部吸收能力之法；所谓通利小便，系属促进肾脏利尿机能；所谓清热泻火，系属消炎之法；所谓通经去瘀，焉知不是促进子宫充血与收缩子宫作用？瞿氏若能假以相当时日，虚心研究，决不妄加攻击，可断言也。"①

　　1937 年，陆渊雷对中西医关于瘀血的论争做了评述："瘀血在中医是普通常识，西医则简直没有这回事。汤本的《皇汉医学书》，因译者鼓吹太甚，太把汤本抬得高了。引起余君云岫的反响，特地做一部批评，汤本书大唱瘀血，而余君之批评，务使瘀血不能成立。"② 同时为中医瘀血理论辩护，指出中医所称的"瘀血"和西医病理解剖上的瘀血并不相同，攻淤发挥是消炎退肿以及剥离腐坏器质的作用，并且在很多情况下疗效显著："凡腹内脏器之瘤、癥、癌、疝等，西医认为非割不可的。中医皆称为'血分'之病，而用破血药，此即汤本所谓瘀血药，结果多有完全治愈的，不能概认为不治自愈……因接生手法不善，强力剥离胎盘，又不能使子宫迅速收缩，不能使恶露迅速排除，遂形成血栓，由剥离胎盘之创口入子宫静脉，更随血循环以塞其所塞之处也。苟非极度危险，而产妇尚能服药者，则水蛭、蛇、虫之剂亦能奏效。此可证消瘀剂能消血栓，而血栓为瘀血之一种矣……中医既称器质病为血分病，称炎肿诸病之有块物可外触者为瘀血块，用其方治之，又常得效。"③ 同时指出中医名词极易引起歧义，应该进行改善，但不能因此就断定中医虚妄，"一病，中医诊为瘀血者，从而解剖之，见并无特殊血块，遂谓非瘀血。是何异执中医断为肝病（神经系病）者，解剖其肝脏，见其无病，遂讥中医之妄耶。要之，中医之名词术语，不合理，不符实，诚有之，诚宜改善。若因名词术语之不妥，遂谓中医

① 沈心庄：《瘀血论：再辟西医瞿绍衡谰言》，《新中医刊》1939 年第 5 期。
② 蔡定芳：《陆渊雷全集》，上海科学技术出版社 2018 年版，第 850 页。
③ 蔡定芳：《陆渊雷全集》，上海科学技术出版社 2018 年版，第 850 页。

学非是，则浅尝不深究之论耳"①。

中西医关于产后瘀血的争论从根本上说是对淤血这一概念是否存在以及使用淤血这一疾病名词是否恰当的争论。近代关于中医概念的争论颇为激烈，围绕"阴阳""五行""六气"等中医经典概念争论更是不绝如缕。部分中医也意识到中医名词术语不确切、不统一会遭受西医界错误的解读和攻击，因此希望以西名为主统一病名，以实现中医科学化。1933 年 6 月中央国医馆鉴于"国医原来之病名向来不合科学……西医病名立于科学基础上，今若新造病名，必不能异于西医"，下发《中央国医馆学术整理委员会统一病名建议书》《中央国医馆审定病名案凡例》及《中央国医馆审定病名录》给各分馆，并告知在三个月内据此统一病名，否则予以处罚。此举遭到中医内部的激烈反对，认为统一病名是否应该被当作是当前首要事项，具体实施方案如何，以西名为主是否恰当，会带来什么后果均需要有充分的考量，不能贸然行事。强调要考虑中西病名不同的原因"中西医学基础不同。外国以病灶定名，以细菌定名，中国则以脏腑定名，以气候定名，此因中西文化不同之故"②。应该寻求"国医界之统一"，而"非求与西医相统一"③，否则"以西名为主名，不废中国学说则名实不相符，若废中国学说，则中学即破产"④。

最终统一病名的计划以失败告终。尽管如此，中医界这种以中西对照的方式进行研究的尝试，为中医界带来了发展的可能。时至今日，活血化瘀疗法仍旧被广泛应用于中医临床，可治疗 100 余种病症，被称为"新中国成立以来，一项有重大价值的科研成就"⑤。在中医临床，产后服用生化汤这一祛瘀疗法仍在应用，现代药理学

---

① 蔡定芳：《陆渊雷全集》，上海科学技术出版社 2018 年版，第 851 页。
② 恽铁樵：《对于统一病名建议书之商榷》，《医界春秋》1933 年第 81 期。
③ 夏应堂等：《对中央国医馆统一病名之意见》，《医界春秋》1933 年第 81 期。
④ 恽铁樵：《对于统一病名建议书之商榷》，《医界春秋》1933 年第 81 期。
⑤ 孟庆云：《中国中医药发展五十年》，河南医科大学出版社 1999 年版，第 112 页。

研究证实"当归、川芎具备抗血小板聚集和抗血栓形成、改善血液循环等的作用，尤其对血虚兼血瘀证病证的效果更好"①。

　　目前，在中国分娩基本已经完全在医院由现代医学所掌管，但产后坐月子的习俗依然广泛存在，是传统中医关注产后调理的延续。目前，在中国医学界，无论中医还是西医都没有明确主张抛弃"坐月子"传统，在民间这种观念与习俗一直盛行。可以说，"坐月子"这一根植于传统中医文化的知识与实践，在西方医疗技术与观念进入之后，虽然也发生了一些局部调整和变形，但却依然在一定程度上传承下来了。② 如今，科学坐月子既讲求卫生，不太限制洗头、洗澡，强调注意房间通风，也讲求食补和营养，特别注重养气血，呈现出中西混杂的状态。

　　总的来说，近代中西医论争并非简单学理上的争论，涉及更深层次的文化、思想方面。赵洪钧指出："近代中医的不利处境……是整个近代中国思想、文化巨变的大气候决定的。"③ 即便中医对一些疾病的疗效优于西医，但其在学理方面不科学成为其受西医质疑的致命伤。陆渊雷对此颇为不平："西医有数理、化学、生物说做根底；有胎生、组织解剖、生理、病理做基本知识。学问这样高明，行出来的对症疗法饶你再不中用，也是有价值的。要是这种对症疗法出于中医之手，那自然是绝对谬误了。"④

　　中西医论争实质上是"背后两种文化、两种思维方式、两种哲学观念的论争"⑤。中西产科学论争与汇通这一历史过程呈现了知识界，特别是中医学界如何看待西医产科学。中医学界在争论的同

　　① 李伟霞、唐于平、王欢等：《药对研究（Ⅶ）——当归—川芎药对》，《中国中药杂志》2013 年第 24 期。

　　② 章梅芳、刘兵、卢卫红：《"坐月子"的性别文化研究》，《广西民族大学学报》2009 年第 6 期。

　　③ 赵洪钧：《近代中西医论争史》，学苑出版社 2012 年版，第 40 页。

　　④ 陆渊雷：《中西医论争之奴隶派》，转引自赵洪钧《近代中西医论争史》，学苑出版社 2012 年版，第 140 页。

　　⑤ 张慰丰主编：《中西医文化的撞击》，南京出版社 2013 年版，第 249 页。

时，接受认可了部分西医产科学知识与技术，特别是产科消毒与难产手术。不认可的部分，中医界也试图通过中西对比乃至汇通，进一步去解释中医传统，推动中医产科学的存续与发展。可以说中西产科学论争和汇通是西医产科学冲击本土文化后，被选择与接受，走向本土化的例证。

第 五 章

中国近代西医产科学的本土化：
调适、融合与互动

　　王晓朝在《文化传播的双向性与外来文化的本土化》一文中对本土化概念的出现、内涵和应用领域进行了梳理和总结。指出一般来讲，本土化指的是外来文化融入本土文化的过程，强调本土化过程包括两个文化主体间的互动、融合和双向影响。① 张大庆认为西医本土化，即"外来的医学知识与技术如何被接受和适应于异质的环境"，强调"西方医学知识和医疗技术的传入不仅需要获得医学界、知识界的认可，而且还需要得到广大普通百姓的认同。这种认可和认同的过程可被看作是西医的本土化过程"②。

　　笔者认为西医产科学的本土化有两个层面的意涵，一是西医产科学传入后，得到医学界、知识界及政府的认可，这些本土传播者们结合中国情况，对西医产科学进行调适，自行编撰产科书籍，开展本土产科实践、教育和研究工作，实现产科学建制化和本土化发展的过程；二是西医产科学传入后，与本土自然分娩、忍痛、产后祛瘀等观念以及"男女授受不亲"的性别文化发生碰撞后，彼此调适，双向互动与相互影响的过程。

　　西医产科学在华传播与本土化是一个双向互动、交互影响的过

---

① 王晓朝：《文化传播的双向性与外来文化的本土化》，《江海学刊》1999 年第 2 期。
② 张大庆：《中国近代疾病社会史》，山东教育出版社 2006 年版，第 60 页。

程，一方面，西医产科学的传播者结合中国本土文化主动对西医产科学知识和技术进行了选择和调适，迎合本土文化，减少冲突的同时，结合现实情况确定了适宜的产科学发展模式，促进了西医产科学在近代中国的建制化和本土化；另一方面中西医产科学以及中西两种文化进行了碰撞和融合，彼此的思想观念都有所转变。本章主要讨论西医产科学在华传播过程中与中国本土社会的彼此互动与双向影响。

第一节　西医产科学的在华调适

一　传教士的努力

传教士作为西医产科学传播的先行者，为了西医产科学可以更好地为国人接受，付出了很多努力，采取了很多调整策略。在翻译产科著作、产科实践和研究中都有体现。

（一）翻译产科著作方面

医学传教士合信在翻译《妇婴新说》时，特意对全书框架进行了设计，根据中医传统按照经、带、胎、产的顺序进行论述。在内容设置方面，鉴于"西医接生难产知识间用各种器械，恐中土一时未习"，将西医产科学中有独特优势的，可以应对难产的各种手术"姑置不录"。通过对比译文和底本，可以看到书中还有很多翻译细节体现出对传统中医知识以及中国本土习惯的考量。如合信在介绍产后子宫收缩的好处时，强调其中之一是"能将子宫内淤血逼出"①，英文原文为 it empties the uterine cavity②，意指排出子宫内容物，并未有淤血一词，淤血是传统中医产科的概念。长期以来中医

---

① ［英］合信，（清）管茂材：《妇婴新说》《论产后子宫敛缩》，1858 年江苏上海仁济医馆刻本。

② Churchill, F., *On the theory and practice of midwifery*, Philadelphia：Blanchard and lea, 1853, pp. 227 – 228.

认为产后恶露排不干净会导致淤血，进而导致积聚症瘕诸多病症。隋朝巢元方在《诸病源候论·瘀血候》指出："产后余秽未尽，因而乘风取凉，为风冷所乘，血得冷则结成瘀也。瘀血在内，则时时体热面黄，瘀久不消，则变成积聚症瘕也。"① 因此中医十分强调产后服用活血化瘀药物，如黑神散、生化汤等。

陈万成通过考察《妇婴新说》的稿本，揭示了合信及其中国助手管茂材在翻译《妇婴新说》一书的本土调适。注意到合信和管茂材最开始将 immediately after delivery 翻译为"儿既出后"，后来改译为"儿及胎盘出后"，可能是"考虑到中国读者的妇产知识水平，一方面想表明下文描述的各种现象，必须是胎盘完整释出后才会发生的。另一方面，他可能还了解到生产过程中胎盘释出与否，中国人尤其关注，所谓'妇人百病，莫甚于生产，……既产，莫甚于胞衣不下'"。翻译"motor actions of the uterus"时，增加了"母努挣不过略用肚腹之力""力在子宫不在母"这样的叙述，这可能是因为合信认识到中国医疗传统十分关注母力问题，多有"生育之难者，皆因坐草太早，用力太过"的告诫，"从传统生产观念中对'妄用母力'的焦虑以及母子两力互适互补的想象中导生出来的"②。

产科术语的翻译也尽量借用中医已有之名。江南制造局翻译馆译介的《产科》一书对疾病名称的翻译尽可能借用中医已有之名，如将破伤风译为惊风、充血译为血聚、水肿译为水鼓胀、斑疹伤寒译为时疫气、痛风译为酒风、甲状腺肿译为瘰疬、肺结核译为痨病等。除此之外，译本中还有大量中医理论的表述，如元气、胎气、气厥、毒气、外邪、胃与子宫相表里、血气充足、睡以养血气等。这种翻译有助于读者理解，拉近中西医学的距离，让国人更容易

---

① （隋）巢元方：《诸病源候论》，黄作阵点校，辽宁科学技术出版社 1997 年版，第 188 页。

② 陈万成、罗婉薇、邝咏衡：《晚清西医学的译述：以〈西医略论〉〈妇婴新说〉两个稿本为例》，《中国文化研究所学报》2013 年第 56 期。

接受。

（二）产科实践方面

中国自古以来接生均由女性负责，"收生之事，中国男女之分既严"，医学传教士来华后面对"男女授受不亲"的性别规范以及生产时"宁死不就男医"的情况，向教会建议派遣女医传教士来华，同时培养本土华人女医生，借此适应中国的传统性别规范。1854年嘉约翰来华后发现很少有人找他们处理产科案例，在极偶然的情况下才被要求为垂死的产妇看诊，一年大约有二至三个这样的案例。1882年女医传教士赖马西加入博济医院，帮助嘉约翰管理产科病房，博济医院的接生人数开始缓慢增加。

其他教会医院也通过招收女助手负责产科病房、只接受女病人、区分男女候诊室、分性别设置候诊时间来满足性别规范①。1894年梅藤更在杭州广济医院创办了独立女院，以方便女性就诊，"兹梅君以病室虽分男女，终嫌屋宇，是以深阁娇娃就医者多有不便，因筹赀另造洋房一所，专管妇女之就医者……诊疗调药均由梅夫人、张氏主持"②，到1909年，广济医院产科病房能够同时容纳10人入住。广济医院每年约培养助产士25人，大多留院为女患者服务，打消了女患者的疑虑，吸引了很多女患者前往就医。整体上看，传教士为推广西医进行了本土适应和调整，正如前人研究指出的"西方医学在"性别政治"与"医疗空间"上做出妥协，使得西医产科成为华人妇女生产时的诸多选项之一"③。

（三）产科教育方面

传教士开办的学校，大多采用中文教学，注重当地需求，培养急需的可以负责接生、应对难产、传播妇婴卫生知识的女医，虽然

---

① 王秀云：《不就男医：清末民初的传道医学中的性别身体政治》，《"中央"研究院近代史研究所集刊》2008年第59期。

② 《增设医院》，《申报》第7596号，1894年6月15日。

③ 王秀云：《不就男医：清末民初的传道医学中的性别身体政治》，《"中央"研究院近代史研究所集刊》2008年第59期。

课程设计无法完全跟上西方医学发展，但确实是西医产科学教育和人才培养的发轫。嘉约翰所在的博济医院于 1879 年开始接受女学生，成为中国第一所训练华人女医师的医院，嘉约翰指出"女学生将会非常有用，不仅在医院，而且万一遇到上层阶级妇女患有奇难病症，还可以在我指导下到家里为她们作私人诊治"①。女医传教士富马利结合中国本土女医匮乏，女性在分娩时无法得到专业的指导，亟需培养女医的现实情况，创办夏葛女子医学院，秉承"一年培养几百名能够马上解除女性痛苦的女医，要比用 20 年培养 3—4 个像美国本土那样的医生更好"这一宗旨，更注重学生数量，强调手术训练和实用技能，确保毕业生可以快速临诊。

（四）产科研究方面

产科研究方面，传教士结合本土情况有所侧重和选择。医学传教士马士敦结合中国本土疾病情况，对当时中国发病率高、威胁大的产科疾病如骨质软化症等进行了研究。骨质软化症主要是因为维生素缺乏，这种疾病过去在欧洲也曾流行，20 世纪以来因为经济状况之改进及交通之便利，以至粮食运输之灵便，骨质软化症在欧洲几乎绝迹，但在中国依然高发，严重威胁民众特别是孕产妇的健康。② 1923 年，马士敦发现黄河以南的省市（除湖南之外），尚未发现骨软化症病例。然而，华北的山西省、甘肃省乃至东三省，估计有 5% 的育龄期妇女有这个问题。在这类患者身上难产发生率明显增加，剖腹产往往势在必行。注意到这一现象，马士敦在大量现场调查和病例统计的基础上，于 1924 年在《齐鲁医刊》上发表《中国的骨软化症》一文，次年该文又在《大英帝国妇产科杂志》上发表，引起了国内外的关注，在之后有关骨软化症的评述中屡屡被引用，成为该领域临床研究的经典之一。③

---

① ［美］嘉惠霖：《博济医院百年（1835—1935）》，沈正邦译，广东人民出版社 2009 版，第 179 页。

② ［英］马士敦：《骨质软化症之现代观念及对于中国之重要》，《中华医学杂志》1934 年第 6 期，第 823—828 页。

③ 吴苗：《马士敦及其对近代中国妇产科的贡献》，《科技史研究论丛》2018 年第四辑。

马士敦经过调查研究深刻地认识到这一疾病的危害，在 1934 年召开的中华医学会第二届大会上，宣读了《骨质软化症之现代观念及对于中国之重要》一文，呼吁国人关注这一疾病，"近年来国人咸警外患之侵入，而不知潜伏国内之隐蔽如结核病、传染病与骨质软化症等每年致人于死者，较近十年来战争之杀人尤有过之……吾人极望骨质软化症之在中国，亦如在欧洲之渐渐绝减"①。可以说骨质软化症是中国本土面临的地方性疾病问题，马士敦对骨质软化症的研究很好地回应了本土需求，是西医产科学本土化的一种体现。

传教士还开展了女性骨盆测量研究。一方面为了确定是否存在头盆不称导致的难产，为产科诊疗提供支撑，另一方面也填补了中国缺乏本土骨盆常数的空白。骨盆测量研究以及中国本土骨盆常数的确定也是西医产科学本土化的一个重要方面。

1907 年，博医会建立的研究委员会在中国开展医学研究，研究主要围绕对中国寄生虫病和中国人身体生理数据的调查展开。其中调查和搜集中国人身体和生理数据是研究委员会一个非常重要的主题，他们希望通过对中国人身体生理数据的测量和调查，建立一个可供他们医学研究和临床治疗所参考的，不同于欧美人群的中国人身体生理指标。这是研究委员会对当时西方医学界认为"普世的"身体生理指标在中国进行地方化的一次尝试。② 1914 年博医会研究委员会指出："鉴于到目前为止，尚未有关于中国女性的骨盆测量及其与胎儿颅骨测定关系的系统研究，研究委员决定将这一工作纳入到科学研究的范畴。（委员会）决定从中国不同地区搜集尽可能多的骨盆和胎儿颅骨测量数据，以便与产科教科书中其他国家的女

① ［英］马士敦：《骨质软化症之现代观念及对于中国之重要》，《中华医学杂志》1934 年第 6 期，第 823—828 页。

② 史如松、张大庆：《从医疗到研究：传教士医生的再转向——以博医会研究委员会为中心》，《自然科学史研究》2010 年第 4 期。

性骨盆测量数值相比较。"①

　　早期负责这项工作的是博医会成员，上海西门妇孺医院的妇产科医生、女医传教士嘉娜（Garner，E.）。1917年，嘉娜在《博医会报》上发表《中国的骨盆测量和胎儿头径测量》一文，嘉氏测量了1837位成年女性骨盆和1558个胎儿的颅骨数据，骨盆测量包括上海地区1705例、南部地区117例、北部地区15例。胎儿颅骨测量包括上海地区1544例、南部地区14例。研究得出以下结论：1. 中国女性骨盆测量值比美国和欧洲小；2. 胎儿颅骨测量值均比美国小；3. 头盆不称是造成大部分难产的原因；4. 中国中部和南部的测量数值没有实际差异；5. 尽管女性骨盆比美国女性小，但是狭窄性骨盆少见。

　　1923年博医会年会上，曾在协和进修，后来任职于上海西门妇孺医院的怀特莫尔（Whitmore，C. B.）医生做了《中国骨盆测量》的报告，报告指出在罗夫施奈德（Reifsnyder，E.）、嘉娜等同院医生的协助下，上海西门妇孺医院在40年间连续测量了7837例孕产妇的骨盆径线，包括髂棘间径、髂嵴间径、骶耻外径及骶耻内径等数值。最终计算出来的各骨盆径线的结果与之前嘉娜所发表的值十分类似。报告之后协和妇产科主任、妇产科分会场主席马士敦进行了点评，指出现有数据和嘉娜之前发表的数据比较相似，应该在骨盆测量方法上设立一个统一的标准。② 马士敦在这次会议上还呼吁制定表格以敦促医生们完成骨盆测量，特别强调了中国北方孕妇骨盆测量研究的重要性。③

　　马士敦的助手和同事李士伟开展了北方女性骨盆的测量工作，1930年将其研究结果发表在《中华医学杂志》上。李士伟对

_____

　　① Gamer E. , "Pelvinetry and cephalometry of China", *CMJ*, Vol. 32, No. 2, 1918, pp. 121 – 125.

　　② Whitmore, C. B. , "Pelvic measurements", *CMJ*, Vol. 41, No. 11, 1927, pp. 941 – 942.

　　③ "Program of C. M. M. A", *CMJ*, Vol. 9, No. 1, 1923, pp. 61 – 70.

1922—1929 年间在协和医院产前诊所就诊的 1132 例孕后期女性的骨盆进行了测量，这些女性主要来自中国的北部和中部地区，研究将中国女性骨盆测量结果与欧美地区和国内其他地区进行了比较，认为中国南部地区比北部地区骨盆径线值要小，与中部地区无差异，与欧美相比差异明显。[1]

需要指出的是，怀特莫尔和李士伟的研究在当时影响十分之大，屡屡被之后的骨盆测量研究所引用，可以说是"中国孕产妇骨盆径线的唯一标准"[2]。李涛在 1931 年的《中华医学杂志》上对李士伟的骨盆测量研究进行了简要介绍。[3] 1937 年，曾在协和任职，后来前往山东齐鲁大学医学院担任妇产科主任的医学传教士王国栋测量了 617 例女性骨盆，讨论了不同地区骨盆测量数值的差异。王氏在文中进一步强调骨盆测量的重要价值，强调由于缺乏正常骨盆数值标准，难以判定是否可以顺产，导致中国的产科实践在某种程度上受到了阻碍。

1950 年代在天津中心妇产科医院工作的协和毕业生柯应夔接续了马士敦等对骨盆测量的研究工作，创制了柯氏骨盆测量仪，确立了亚洲女性骨盆形态标准和各径线的生理常数——柯氏常数。1980年代天津中心妇产科医院的骨盆测量工作获全国科学技术大奖和国家科技进步三等奖，填补了中国产科学与人类学的空白，可以说既承续了传统又有所创新。

二 医学精英的选择

早期传教士开拓的工作，如开设医院、翻译医书、创办学校等，随着中国本土人才队伍的成长壮大，逐渐由本土医学精英负责。国人从西医产科学的传播对象转变为主动传播者，西医产科学

① Lee, S. W. , "Maternal Pelvic Measurements Among The Chinese", *National Medical Journal of China*, Vol. 16, No. 6, 1930, pp. 704 – 706.

② 王淑雯、岳琏:《中国女性骨盆图集》，天津科技翻译出版社 2003 年版，第 3 页。

③ 李涛:《我国产妇骨盆之测量》，《中华医学杂志》1931 年第 1 期。

进一步走向本土化。

（一）翻译产科著作方面

西医产科学书籍开始由国人结合本土情况选择翻译乃至自行编写，产科学本土化进入新的阶段。1908 年，丁福保译介的《竹氏产婆学》是近代首部汉译日文产科学著作，揭开了汉译西医文献在华普及推广的新篇章，西医产科学书籍的翻译自此由中国人自己选择、独立承担了。丁福保、汪惕予、张方庆先后从日本翻译了《分娩生理篇》《产婆学讲义》《产科学》等产科学著作。1920 年商务印书馆出版了《妊娠与娩产》《胎产须知》《胎产病防护法》等科普著作，十分畅销。1928 年瞿绍衡、杨元吉出版了自编的产科学教材《产科学讲义》《生理胎产学》。瞿氏在《产科学讲义》一书中使用了自己的月经调查数据和骨盆测量结果，弥补了我国教科书缺乏本土资料的缺陷。这一举动颇得时人赞许，因为各国情况不同，不能完全照搬西方国家的教科书，近代著名西医宋国宾将瞿氏的《产科学讲义》称赞为理想的教科书：“以中国病症为主体，以中国文字著述之，收集材料，加以研究，用科学方法记录其病状，观察其症结，远溯其病因，研究其疗法，而为中国病症之写真。”①随着西医产科学知识的快速进展和积累，为了方便编排，国人对产科学著作进行了更为细化地分类，出现了生理产科学、病理产科学、产科手术学、产前保健相关的专门著作。另外随着西医产科学的发展，以及本土医学名词统一活动的推进，产科学术语也进一步统一完善。整体来说，西医产科学书籍开始由国人结合本土情况自行编写，西医产科学本土化进入新的阶段。

（二）产科实践方面

和传教士一样，本土医生认识到中国女性受礼教束缚，不愿找男医生诊视，“若受医生身体检查，人多引为奇耻，甚有命在垂危，

---

① 瞿绍衡：《增订产科学讲义》，上海生生医院 1939 年版，宋国宾序。

宁死不愿受诊治者"①，因此致力于培养本土女医生和助产士，以造福中国女性。张竹君鉴于"天下妇女所患之病多于男子，且往往有隐情不肯言者，若收生一道专付无知老妪，一遇难产名医束手任其妄为，尤堪悯恻。近虽知西国有收生妙术，而西国女医来华行道者不多，非海口及省会之地无从聘请，是产科为女科中最要，女科非女子不能备学也"②，于 1905 年和李平书开办上海女医学堂，培养本土女医生。杨崇瑞也致力于培养女性从事助产和妇婴卫生工作，将这一领域打造为女性可从事的稳定而高尚的职业，以谋求女性自立，和张竹君的"女科非女子不能备学也"一脉相承。这也让中国近代形成了"产科医女性化"的独特现象。③

除适应中国传统性别规范外，本土医生还结合中国卫生条件落后的现实情况，发明特定的产科包，方便本土产科实践的开展。1912 年，曾留学美国，归国后在九江建立丹福特纪念医院专门满足妇孺医疗需求的女医生石美玉，在《博医会报》上发表了《在中国外出接生所需的设备》（Obstetrical Outfit in China）一文，结合自己外出接生的经验，列出了接生需用的产科消毒设备清单，包括烧水设备、消毒敷料和药物等。杨崇瑞在训练产婆时，为方便产婆接生，为她们配备了专门的接生篮，内含围裙、套袖、消毒纱布、绷带、手巾、剪刀、滴管、硝酸银滴眼液、肥皂、刷子和一些消毒溶液，十分简便。④ 类似的产科包在妇婴卫生展览会上进行了展示，上海市卫生局推行的接生包中含有肥皂、刀片、白棉线、定心丸、草纸、脐粉等。⑤ 产科包后来还经联合国儿童基金会推广到其他地区，广泛应用："接生用的产包是杨博士早年创造的，至今仍无很大的改变。联合国儿童基金会已经提供了成千上万这样的产包。在

① 李瑞麟：《产前诊查及其关系之重要》，《卫生月刊》1929 年第 6 期。
② 《续上海李平书大令拟创设中西医院章程》，《申报》10907 号，1903 年 8 月 31 日。
③ 姚毅：《医师专业的形成与社会性别——以民国时期的妇产科为例》，《中共历史与理论研究》第 8 辑，社会科学文献出版社 2020 年版。
④ 翮之编著：《协和医脉》，中国协和医科大学出版社 2014 年版，第 295 页。
⑤ 《妇幼卫生展览会》，《家》1949 年第 47 期。

哥本哈根儿童基金会供应中心，这些产包仍然是定货单上的热门货。"①

（三）产科教育方面

本土医学精英结合中国现实情况制定出适宜的助产教育模式。本土妇产科人才在选择产适合中国产科教育模式上付出了很多思考和努力，促使了西医产科学在华根植和本土化，为中国现代产科学发展奠定了基础。

杨崇瑞强调中国国情不同，不能照搬其他国家的模式，制定了中国的助产教育计划，广为学界所认同并被政府采纳作为中国的助产教育推行模式。杨崇瑞的助产教育模式和妇婴保健理念是十分切合中国国情的。杨氏结合中国社会现实，规划了中国助产教育的蓝图，培养新式助产士的同时改造旧式产婆作为过渡时期的办法，倡导助产士为主的接生模式，因为杨氏深知中国"在几十年后，才能普遍由医生和受过高级训练的护士进行接生……在中国这样一个大国。每年有一千万婴儿出生，培训现代助产士会需要很多年的时间。因而，在乡村和城镇，应当有效地利用传统的接生婆……使她们领会接生的关键所在是清洁、处理好脐带以及尽早识别难产的征兆"②。杨崇瑞的助产教育实践在 1930 年就被国联评价为"极有价值的工作"。1991 年杨崇瑞诞辰百年之际，联合国儿童基金会执行主任詹姆斯·格兰特进一步强调了杨崇瑞所代表的中国经验的国际影响："20 世纪 20—30 年代，她帮助建立了初级卫生保健的基本原则，这些基本原则从 50—60 年代首先在中国的群众之中使用，又于 1978 年，世界卫生组织和儿童基金会在阿木图召开的'通过初级保健达到人人健康'的会议上，得到了认可。"③

瞿绍衡、俞松筠为代表的私立助产学校创办者也根据自己的办学经验，结合社会现实，给出了自己对开办助产教育的建议，讨论

---

① ［美］詹姆斯·格兰特：《纪念杨崇瑞博士》，《中国妇幼保健》1991 年第 6 期。

② ［美］詹姆斯·格兰特：《纪念杨崇瑞博士》，《中国妇幼保健》1991 年第 6 期。

③ ［美］詹姆斯·格兰特：《纪念杨崇瑞博士》，《中国妇幼保健》1991 年第 6 期。

了诸多细节以及中国助产事业发展面临的独特问题，包括入学年龄、课程门类、时间分配、助产实习、助产士是否可以处理难产，助产士在农村和城市的分布等。

（四）产科研究方面

本土产科医生对中国女性体格差异也非常重视，开展了本土月经调查和骨盆测量研究，统计得出本土的生理数值标准。瞿绍衡指出月经初潮年龄受气候、地理位置等诸多因素影响，因此各地均有所不同，我国却没有相应的统计，为此颇感遗憾"我国医学旧乏统一，故此种调查，昔人既漠然视之，今之留心妇人科，亦莫或提倡，诚憾事也"①。因此，瞿氏于1915年在《妇女时报》上刊登《调查妇女月经启》一文对中国女性月经概况进行了调查，"钧不揣鄙陋，潜心妇科，夙有慨于此事，区区婆心，愿为祖国二万万同胞谋将来之幸福，创成一表，分送宇内。除托亲戚朋友填报外，世有热心君子，乞望协助，填送敝处，则不仅钧之幸，将我国前途实受厚赐也"②，经统计得出我国月经初潮平均年龄为十三岁③。

瞿氏在留学日本时就关注到骨盆问题，认为骨盆测量是产科的一项重要工作，每个国家都应该有自己的骨盆数据，不能照搬，否则会影响对产科手术的判断："骨盆为分娩时胎儿经过之要道。其大小之计测，实产科上惟一之要点。盖骨盆之大小，不特依人种而不同，即同一人种亦依其体格而异也。是以欧美各国，早有统计，立定比准。中国医学上则无此法，初接病人之际，往往不知所措，盖一切未有比准也。在我国开业之英美德法各外国医，均以其本国统计为标准。实则事属推测，不无贻误。"④ 瞿氏回国后，在北京开办产科医院并附设助产学校，在1916—1923年间测量了1236例女

① 瞿钧：《妇人之卫生杂话》，《妇女时报》1911年第4期。
② 瞿钧：《调查妇女月经启》，《妇女时报》1915年第16期。
③ 瞿绍衡：《产科学讲义》，瞿氏夫妇医院1928年版，第10页。
④ 瞿绍衡：《医药杂识：胎产专号一：骨盘倾斜角之研究（附图）》，《医药学》1927年第11期。

性骨盆，通过与德国和日本的骨盆数值相比较，显示比德国小，与日本接近。

瞿氏也关注到中国传统缠足这一陋习对骨盆倾斜角造成的影响，认为缠足会导致女性骨盆倾斜角度增大，进而导致难产："我国天然足妇人之骨盆倾斜角平均 44.6 度，中等度缠足妇人均 46.5 度，强度缠足妇人平均 52.8 度……骨盆倾斜角大，则骨盆真结合线虽不变，然其对于通过荐骨岬垂直之平面较狭隘，故儿头进入小骨盆蒙其障碍。"① 1930 年瞿氏在日本医学大会第 13 分科产科妇人科学会上进行了题为"缠足对于骨盘之影响"的讲演②，同年在《同仁医学》杂志上发表《缠足对于骨盘之影响》一文。

三　政府的重塑

近代中国遭受着强烈的民族危机，亡国灭种的担忧、东亚病夫的耻辱、优胜劣汰的思虑，让革新者们痛定思痛，提出了"改造国民论"，认为中国前途危殆，将有亡国灭种之忧，主因在于构成国家的基本单位——国民，不论在道德、品性、抑或智力、体魄等各方面皆问题重重，不仅无法因应世变之亟，更无法承担强国之责。因此，若要拯救危亡，并达成中国之富强，唯有对每一个中国国民进行改造，才是正本清源之道。③ 以严复为代表的知识分子认为改造国民需要"鼓民力、开民智、新民德"，其中以"鼓民力"最为重要，"论一国富强之效，以其民之手足体力为之基"④。

国民健康则要仰赖"国民之母"的健康，因为"有健康之母，

① 瞿绍衡：《医药杂识：胎产专号一：骨盘倾斜角之研究（附图）》，《医药学》1927年第 11 期。
② 瞿绍衡：《缠足对于骨盘之影响》，《同仁医学》1930 年第 5 期。
③ 周春燕：《女体与国族：强国强种与近代中国的妇女卫生（1895—1949）》，丽文文化事业股份有限公司 2010 年版，第 52 页。
④ 周春燕：《女体与国族：强国强种与近代中国的妇女卫生（1895—1949）》，丽文文化事业股份有限公司 2010 年版，第 53 页。

始有健康之子女，有健康之儿，始有健康之成人"①。女性的角色从过去为家族绵延"宗嗣"提升为为国家孕育"国民"，成为"国民之母"。而欲谋"国民之母"健康，则需尚"妇女小儿卫生学"②，妇女卫生与国族健康紧密相关。"国家之强盛，基于民族之健康。民族之健康，则又基于妇婴卫生。盖忽视妇女卫生，则难望有健全之婴儿，不注意婴儿卫生，则民族之基础动摇，其理至明。"③

因此妇婴保健不再是个体的责任，而是"国家方面社会方面，都应当负保健的责任……妇女卫生，这是一般的，不是个人的，确是一个很紧要的公众问题"④。妇婴卫生成为一项重要的国家行政内容，"妇女卫生问题，属于公众卫生范围以内者，是一般的，其立足点从国家卫生行政方面设施一切，处处以社会的环境和状况来支配"⑤。1927 年 4 月，南京国民政府初设卫生司，次年改为卫生部，掌管全国卫生行政，部内设总务、医政、保健、防疫、统计五司，分管各项卫生事宜。妇婴卫生工作分为四个方面：1. 训练妇婴人才；2. 对助产士、接生婆及其他掌理妇婴卫生人员之监督管理；3. 国内广设产母、婴儿保健机关；4. 研究关于产母婴儿健康问题。⑥ 在整个南京国民政府时期，妇婴卫生事业均围绕这些方面展开。

政府通过妇婴卫生行政机关，借助产前检查、健康教育、产婆培训、新法接生、住院分娩、出生登记等妇婴卫生措施，将怀孕和分娩纳入国家管控之中，强有力地推动了西医产科学在中国的根植。通过开展卫生讲演、展览会、儿童健康比赛、母婴会、卫生话剧、卫生电影等形式多样的健康教育，对民众接受西医产科学知识

---

① 丁福保：《妇孺卫生一夕话》，《女子世界》1914 年第 1 期。
② 丁福保：《妇孺卫生一夕话》，《女子世界》1914 年第 1 期。
③ 陈志潜：《提倡妇婴卫生之我见》，《国立第一助产学校十周年纪念刊》，1939 年。
④ 胡定安：《国家与社会之妇女卫生问题》，《妇女杂志》1927 年第 9 期。
⑤ 胡定安：《国家与社会之妇女卫生问题》，《妇女杂志》1927 年第 9 期。
⑥ 杨崇瑞：《中国妇婴卫生工作过去与现在》，《中华医学杂志》1941 年第 5 期。

以及分娩卫生观念觉醒有极大的促进作用。

第二节　中西产科学的互动与融合

　　面对西医产科学的冲击，中医学界自觉对中西产科学进行了比较、汇通和融合，在编撰中医产科书籍时加入西医论述，用西医知识去阐释中医的一些理论。1918 年中医顾鸣盛"萃中西古今医籍百数种"编撰《中西医学丛书》，《中西合纂妇科大全》属于丛书之二。书中按照经、带、胎、产的顺序进行书写，"引中西古今书籍多至一百二十余种……论断病原中西互见，不厌其详，处方亦中西并列……中西学说有可以贯通者，有万难融会者，是编所列西医学说与夫中医学说节节皆可相互印证、互相发明"①。1920 年汪洋编写了《中西产科学讲义》，对中西产科学进行了参合汇通，书中前篇从西医方面论述胎产的生理、诊断以及妊娠、分娩和产后期疾病的治疗；后篇从中医方面按照经、带、胎、产的顺序介绍传统中医妇产科理论和治疗方法②。著名医史学家陈邦贤在《中国医学史》中称赞此书为"中西医学基础读物之一"③。1921 年，严鸿志在《女科精华》一书中摘录了西医《全体新论》和《妇科精蕴图说》中关于女性生殖系统的论述。④ 同时强调西医产科手术的重要性："医药固须对证，而手术亦不可少，此产科学之所以兼讲手术也。"⑤ 1926 年，王慎轩提出"重中轻西固不可，重西轻中亦不可，

　　① 顾鸣盛：《中西合纂妇科大全》，上海大东书局 1918 年版，序。
　　② 陈荣、熊墨年、何晓晖主编：《中国中医药学术语集成 中医文献》上，中医古籍出版社 2007 年版，第 157 页。
　　③ 陈邦贤：《中国医学史》，团结出版社 2006 年版，第 292 页。
　　④ 严鸿志：《女科精华》，宁波汲绠书庄刊印 1921 年版，目录。
　　⑤ 严鸿志：《妇科证治约旨》，陆拯主编：《近代中医珍本集·妇科分册》，浙江科学技术出版社 1989 年版，第 420 页。

必须共冶于一炉，取其精华，弃其糟粕，使成为世界最完善之医学"的观点①。1930 年秦伯未编著的《妇科学讲义》一书借助西医理论阐释了"肝为先天说""血常有余说""气常多郁说"等中医理论，另外加入了西医解剖生理学知识。1939 年时逸人在《中国妇科病学》一书中对比了中西妇产科学体系及各自的优势，强调"中西学说互有得失，拘守一家之言，各就一偏谈理，实非世界医学大同之佳象也"②。

近代中医教育采西医之长，在课程设置上或多或少都加入了一些西医课程。1935 年 5 月，中央国医馆通过《国医专科学社及国医研究所立案暂行标准大纲》，所拟课程就包括解剖生理学、卫生学、病理学、诊断学、药物学等基础学科以及内科学、外科学、妇科学、产科学等应用学科。③

西医产科学界也吸纳了一些传统中医产科学的知识，特别在妊娠和产后调护方面。如瞿绍衡在其自编的产科教材《产科学讲义》一书中特别提及其赞同中医朱丹溪关于妊娠时需要适度运动以及薛立斋关于小产后更需注重养护的观点。④ 1963 年，严仁英、金问淇、王淑贞等编著，林巧稚审阅的妇产科教材《妇产科学》中也有中医产科相关内容。⑤

西医产科在实践时也有妥协和退让。中医产科以及传统文化十分强调"忍痛"，"忍痛"观念与生育文明彼此交融。在北京协和医院工作多年的霍普金斯产科主任伊斯特曼对此有切身体会，这也让他放弃了在协和研究无痛分娩的打算。

尽管西医产科从学理上对中医产后祛瘀进行了严厉批判，在具体实践时，为了迎合民众心理，不得不进行调整。汪企张在《二十

① 王慎轩：《中西医之平议》，《医界春秋》1926 年第 1 期。
② 时逸人：《中国妇科病学》，上海千顷堂医局 1939 年版，序。
③ 《国医专科学社及国医研究所立案暂行标准大纲》，《医界春秋》1935 年第 101 期。
④ 瞿绍衡：《产科学讲义》，瞿氏夫妇医院 1928 年版，第 81、248 页。
⑤ 王淑贞主编：《妇产科学》，人民卫生出版社 1963 年版。

年来中国医事刍议》一书中对中医"产妇污血上冒说"以及由此而生的产后不能平卧的习俗进行了批判。但在具体实践中，由于产后要促进淤血排出的观念深入人心，不得不顺应民众心理，作出稍与酒类的无奈之举："五六年前，比邻吴君，妇适生产，嘱旧式老娘为之接生，产后出血甚多，已起眩晕。家人墨守旧说，谓系污血上冒，强使扶坐。而晕愈甚，形势紧急，乞助于予至，则知失血过多，起脑贫血，立促放下使睡，而家人不许。询之，则谓无药可泄污，不敢放下，如用新法药品，始敢使卧。略与酒类，使之平卧，转瞬清醒，已能言语。敢问酒类，是否可去产后污血，且不使服，亦无妨也。所以与者，不过顺其家人之心理耳。"①

　　目前，活血化淤疗法仍旧被广泛应用于中医临床，可治疗100余种病证，被称为"新中国成立以来，一项有重大价值的科研成就"②。产后服用生化汤的疗效也被现代药理学研究证实："当归、川芎具备抗血小板聚集和抗血栓形成、改善血液循环等的作用，尤其对血虚兼血瘀证病证的效果更好。"③ 时至今日，尽管分娩实践基本由现代医学负责，但产后调理或多或少受到中医的影响。如今科学坐月子既讲求卫生，要求房间通风，不太限制洗头、洗澡，但也讲求不能受冷、注意食补和营养，特别注重养气血，呈现中西混杂的状态。西医产科学教材以及孕产保健类书籍中也会纳入一些传统中医产科学知识，特别是产后调理部分。④可以说中西汇通、论争、融合是西医产科学在中国本土化的一个重要表现。

　　① 汪企张：《二十年来中国医事刍议》，诊疗医报社1935年版，第7页。
　　② 孟庆云：《中国中医药发展50年》，河南医科大学出版社1999年版，第112页。
　　③ 李伟霞、唐于平、王欢等：《药对研究（Ⅶ）——当归—川芎药对》，《中国中药杂志》2013年第24期。
　　④ 2013年人民卫生出版社出版的妇产科教材《实用妇产科学》在妊娠剧吐、流产后调护中有中医疗法相关的内容。见华克勤、丰有吉编《实用妇产科学》，人民卫生出版社2013年版。

第三节　民众对西医产科学的认识与态度

　　尽管医学传教士、本土医学精英以及政府为西医产科学传播做了很多努力，实现了西医产科学的建制化发展，但民众是否接受，却不仅仅是医学问题，而牵涉社会、经济、文化等诸多方面。正如瞿绍衡所说"医学日进，民智渐开，社会有产科医校之设，国法有革除稳婆之令，奈以染习根深，易俗非易，人才缺乏，普及尤难"①。

　　西医产科学在华传播过程中，既受到一些民众的认同和信赖，也遭遇了一些抵触和抗拒。西医产科学为了更好地适应本土文化，主动进行了调适，在医院空间设置、性别文化、产科学术语乃至分娩习俗和技术实践上更加贴近中国传统观念。在不断调适的过程中，西医产科学在展现良好的治疗效果的同时由治病转向攻心，逐渐赢得中国民众的信任。民众追求实效的朴素愿望和求生欲望让她们在面对疾病时，不再顾虑西医产科手术以及医院环境的陌生，治病保命成为不二选择，特别是在应对难产上，民众渐渐相信西医产科神乎其技，愿意托付西医。另外在书籍报刊、卫生讲演、展览会、儿童健康比赛、母婴会、卫生话剧、卫生电影等各种媒介的宣传下，民众的分娩卫生观念也开始发生改变，意识到产科消毒和产前保健的重要性，分娩时主动寻求西医产科的帮助。近代民众对西医产科学认识的演变，经历了由直观感受到理性认同的过程。西医产科学凭借其技术上的优势有效地改变了社会民众的择医态度，寻求新法接生成为人们的一种现实选择。整体上看，西医产科学在近代中国经历了缓慢的从疑忌到认可的过程，形成了既有接纳又有排斥的复杂局面。

_____

　　①　阎诚斋、余云岫、瞿绍衡：《临产须知评正》，《大德助产年刊》1940年第2期。

随着妇婴卫生的推行，城市地区新法接生比率不断增加。1932年北平第一卫生事务所总结该所妇婴卫生工作的落实情况，发现新法接生比率逐年上升。各卫生模范实验区基本都配有助产士通过各种方式推动新法接生。至 1935 年夏，上海高桥模范区已"颇得民众信赖，全区报告之出生婴儿，由该处接生者，超全数百分之三十"①。

城市地区医疗资源丰富，住院分娩或者助产士接生的比例相对较高。但新式助产服务以及住院费用价格不菲，相对来说，上层阶级才能享受，"大部分的产妇是没有资格享受到产科医院生产，或是请有学识经验的医师、助产士接生，因为那都是'贵族化的'"②。杨步伟留日学习妇产科归国后，在北京开办了青森医院，病人大都是政府各部的人员和家眷。③

上层阶级女性更能接受住院分娩，但她们住院分娩的体验也并不尽如人意。住院分娩要求产妇与家人分开，医护人员也往往不能面面俱到，陌生的医院环境让产妇感到生疏、孤独和恐惧。"住在这古庙似的医院里……单调的生活，令人窒息得苦闷，除了病人的呻吟声，看护的忙乱声和微风送过来的药臭外，就是同病者无可奈何的调笑。"④"在未产之先，我是多么害怕；一来是怕着医生动手术，而来是自己从来没有独自一个在别处住过，对于同室里所见的，都是苍白的脸露在被外，那也是增加了我的恐惧不少……一切都感到生疏，虽然我的家里，没有这病室一样干净，漂亮，但是总有些不习惯。"⑤ 医生的不当操作也加剧了产妇对医院的厌恶："（医生）在我肚子上用力按捺，痛得我咬着牙齿不能做声，我终不懂西医为什么会如此不温柔，令人厌恶……医院真是鬼牢。"⑥ 若

---

① 《上海市卫生局所辖分区卫生工作汇报》，《公共卫生月刊》1935 年第 1 期。
② 碧莹：《妇婴们的福音》，《妇女月报》1937 年第 10 期。
③ 杨步伟：《一个女人的自传》，岳麓书社 1987 年版，第 169 页。
④ 冬莹：《产妇日记》，《女子月刊》1935 年第 2 期。
⑤ 君平：《产妇》，《女子月刊》1934 年第 11 期。
⑥ 君平：《产妇》，《女子月刊》1934 年第 11 期

平安生产还好，一旦有不良后果，医疗纠纷随之而起，"医界涉讼事件数见，尤以产科新医被控者，接踵而起"①。

在农村地区，民众贫穷加上对西医缺乏认识，助产士又很少，大部分情况下"多无力负担接生的需用，每遇分娩，自仍请廉价的接生婆，更有许多是家中人自行接生"②。国立第一助产学校毕业生陈佩兰去贵州乡村开展妇婴卫生工作时就深有感触："这般求神问卜的民众对于卫生机关的设立全不明了，除非病势已至无可救药时，决不到卫生机关治疗……因尸体解剖，陈列标本，及环境卫生之设备，如减风桶、开水桶等设置，而被误为卫生机关为杀人及蒸人处所。这些令人恐怖的误会，再加上姥姥的反宣传工作，所以一般民众对于卫生工作有怀疑与恐惧。因而妇婴卫生工作的推行整个受了影响。她们对于产前检查，如听心脏、抽血、测骨盆、验小便觉得毫无意义，与生产并没关系……最怕的是缝会阴，以为缝过会阴后便不能再生产。胎盘未下，先剪断脐带，她们觉得不妥当。动产钳、动手术都是可怕的事。民众把助产士当作是一个神出鬼没的怪物，不敢接近的有，还有把助产士比作姥姥，或是为了赚钱专门给小孩洗澡换尿布的。"③

许多传统生育习俗已经根深蒂固，难以更改。"（妇女）生产时除掉自己家人外，绝对不告诉给任何人知道，怕的是多使一个人知道，会多耽搁一个时辰。阵痛发作时，不管子宫口开全与否，便先把灰撒在地上（以免血流满地）。产妇坐在木板凳上用力挣，她的背后必须有个人坐在较高的凳上，搂着她的腰，用力推产妇的肚皮。据说这叫做'抽气'，可以帮助早些生产。有过生产经验的，差不多都是自接或者是婆母与邻舍来接生。如果短时内不生时，便需要请接生姥姥的大驾临门。同时又需烧纸钱，拜菩萨，念佛，点

① 瞿绍衡：《对于沈文达控告葛朱二女医案之我见》，《医药评论》1934 年第 115 期。
② 《妇婴卫生是民族健康的基石》，《医潮》1948 年第 9 期。
③ 陈佩兰：《谈谈贵州乡村的妇婴卫生》，《国立第一助产学校十周年纪念刊》，1939 年，第 124 页。

七星灯（一盏菜油灯心）。其后，便把一切的缸瓶及门窗打开，以使产门早开。燃烧过的灯心、符咒及雨伞的油纸是最有效的催生药。也常用灯油作润滑阴道的良药……产后一二日内绝不平卧，目的是使恶露容易流出……三日内不哺乳，喂胡桃仁及红糖水……婴儿要到三五岁才断奶，种痘须经算命先生许可。生产及育儿差不多都是这样草草弄过。如产母及婴儿不幸生病或死亡，便以为是命中注定的事。"①

观念和习俗的转变需要很长的时间，分娩在从城市到农村普遍范围内发生变革是一项移风易俗，需要花费几代人为之努力的事业。尽管如此，随着西医产科学的传入和根植，建立和发展，这项事业就有源源不断的本土力量接续向前推进，持续为母婴健康保驾护航。正如杨崇瑞所希望的："积极进行，以求普及全国各省市，各乡镇及各村庄，使所见婴儿个个均为国家健儿。此不仅为妇婴之幸福，亦即所以奠定建国树人之基础也。"②

第四节　西医产科学传播与本土化的
时代局限

在国力衰弱、战乱频仍、动荡不安的近代中国，西医产科学作为外来文化孕育的全新成果，在并无新医基础、传统医学思想与社会观念依然盛行的中国大地上，其传播与本土化过程并非一帆风顺，也必然会存在着一些时代局限性，具体存在于以下几个方面：

首先产科著作存在着某些局限。

一是不同的机构和译者在选择底本时有自己的考量和偏好，缺乏客观标准。博济医校早期偏重于产科技术的教授，并且是口授背

---

① 《国立第一助产学校十周年纪念刊》，1939年，第123—124页。
② 杨崇瑞：《中国妇婴卫生工作之过去与现在：附图、表》，《中华医学杂志》1941年第5期。

诵式教学，因此选用的《胎产举要》一书是适合记忆的问答式书籍，虽然重点突出，但是学术性、理论性缺乏。另外当近代医学派系林立、相互纷争、语言局限，因此在选择底本和参考书籍时，英美派多选择英美的、德日派多选择德日的产科著作，"因袭所留学国之医学校制度，举夫英、美、德、日、法各国之制度，杂见一时"①。

二是早期产科书籍的译介者并非产科专业人才，译介时有一些不恰当的地方。李涛在《关于医学教科书》一文中，总结了近代医学教科书的概况，强调"医学各科非专家不能窥其堂奥，移译和编纂，皆非普通医师所能胜任。不然必致曲解百出，增减失常"②。有些地方译介时，译者囿于自己的学识经验，并不能完全领会底本的意思，导致翻译的并不恰当。译著中一些术语的使用还囿于传统中医的认识，借用了很多中医名词，这种翻译虽然有助于读者理解，拉近中西医学的距离，但也会造成误解，让人无法准确了解西方医学的疾病理论和医学思想。

三是产科学著作对中国本土情况的考察有所欠缺。一些产科书籍在译介过程中，未考虑到中国本土情况。以女性骨盆为例，中国女性骨盆的各项正常数值与国外存在差异，但"在我国之英美德法各外国医，以其本国平均为标准，实则事属推测，不无贻误"③。时人颇以我国教科书未能以"本国现实材料为基础"为憾："我国人体在解剖上大小，多与欧西不同，宜依据现实情形以正学生视听。各种疾病尤应以己国状况为单位，直译的东西医籍，那能算作本国的教科书！其余发病率和死亡率等，各国的数字都不同。"④

四是插图不够精美。虽然大部分产科著作均配有插图，但均不

---

① 陶善敏：《中国女子医学教育》，《中华医学杂志》1933 年第 6 期。
② 李涛：《关于医学教科书》，《中华医学杂志》1932 年第 6 期。
③ 瞿绍衡：《产科学讲义》，瞿氏夫妇医院 1928 年版，第 90 页。
④ 李涛：《关于医学教科书》，《中华医学杂志》1932 年第 6 期。

够精美。究其原因"一由于本国印刷术幼稚，一由于吝惜费用"①。

其次产科技术的传播存在着局限。

一是在技术层面上，技术的安全性、便捷性是影响其传播的内因。产科手术和产科止痛技术都有或多或少的安全风险，因此其传播并不如产科消毒技术那样普遍。

二是在文化层面上，男女授受不亲的礼教观念，对新医信仰的缺乏、瓜熟蒂落的自然分娩观以及忍痛文化，成为产科手术和产科止痛技术传播阻力。

三是社会层面上，国家经济困窘无法全力支持卫生事业。法令废弛，无法对产婆加以切实的管理和严厉的取缔。制度落后，在发生医患冲突时，无法保障产科医生权利影响了产科技术的传播。

最后西医产科学教育也有不足的地方。西医产科学教育也有其局限性。一是尽管培养了一定数量的产科人才，但相对当时的需求来看依旧有限，质量也参差不齐。数量方面不足以满足需求，"依据教育部医学毕业生统计，自民国二十二年至三十一年，职业学校家事科毕业人数，一万一千九百五十九人，包括护士、助产士、卫生医学、家事四项在内，平均计算，助产士不过两千九百九十人弱……不足以应求"②。质量方面，不同学校教育理念和师资力量不同，导致学生相差悬殊。"中国现有多数医校，初无轩轾，然考其教员之资格与仪器之设备，则大相悬殊，影响所及，致毕业学生之知识与训练，亦相差殊巨"③；二是一些地区产婆改造不太彻底。1935年李廷安在总结我国公共卫生经验时就指出："国内学者有主张训练稳婆为过渡时期之办法，然据年来举办此种事业之机关所得之经验，并不能合于我人之理想。盖中年以上之妇女其他智识又不充分，以之训练往往于当时表示接受，过后仍不能尽舍其旧法彻底

① 李涛：《关于医学教科书》，《中华医学杂志》1932年第6期。
② 瞿绍衡：《对于助产士法第九条第十条应予修正之建议》，《助星医药刊》1945年第6/7期。
③ 颜福庆：《中国医学教育概况》，《卫生月刊》1934年第1期。

依从新法。"① 三是一些助产学校培养的新式助产士在职业竞争中处于劣势，面临"在城市竞争激烈，在农村无人问津"的职业困境。

尽管存在着以上这些局限，但在官方政府、知识分子、医界人士的合力下，西医产科学得以在近代中国根植，本土产科学书籍编撰与知识传播，产科实践与分娩观念变革，产科教育与人才培养，妇婴卫生推行与产婆管理等各项工作都取得了一定的成效，各界人士对西医产科学的认同逐渐加深，产科学走向建制化和本土化，为今后进一步发展奠定了基础。

---

① 李廷安：《中国乡村卫生问题》，商务印书馆 1935 年版，第 2 页。

结　　语

一　近代西医产科学在华传播与本土化的历史进程

按照产科学著作的翻译与编撰、产科技术的应用与接受、产科教育与研究工作的进展情况，大致将西医产科学在华传播与本土化分为传入与萌芽、建立与发展、成熟与繁荣三个时期。前一个时期由西方传教士主导，后两个阶段由中国政府和本土知识精英主导。

（一）西医产科学传入与萌芽时期

1851 年医学传教士合信翻译的西医解剖学著作《全体新论》一书有关于胚胎、胎盘、乳汁、月经等产科学相关知识。1858 年合信参考多种英文书籍，节选翻译成《妇婴新说》一书，将妇科学、产科学、儿科学知识杂糅在一起。1860 年，博济医院实施了第一例碎胎术。1883 年博济医院使用器械接生的病例据报告有四起。1885 年，赖马西成为博济医院女医师以后，博济医院接诊的产科案例迅速增加。北京道济医院、上海西门妇孺医院、广东柔济医院等专门的女子医院也纷纷设立起来，产科实践逐渐增多。1889 年，在山东行医的聂会东使用碎颅术。1892 年，关约翰在博济医院实施第一例剖腹产。1893 年，博济医局出版《胎产举要》一书，是近代中国译介的第一部西医产科学专门著作，按照骨盆结构、正常妊娠、异常妊娠、正常分娩、异常分娩、正常产褥、异常产褥、产科手术的顺序系统地介绍了妇女在妊娠、分娩和产褥期的生理和病理知识，不再像《妇婴新说》和《妇科精蕴图说》那样包含月经病证、白带证、儿童换牙等妇科和儿科学知识，与现代产科学知识体系以及编排顺序几乎一致，只是详略程度有所不同，可以说基本具备现代产科学知识体系。1894 年，梅藤更在杭州广济医院设立女部；1897 年，翻译出版《西医产科心法》一书；1904 年创办广济助产学堂；教会医院开办助产训练逐渐增多。1899 年，医学传教士富马利在广州开设广东女子医学院，后改称夏葛女子医学院，产科是其中非常重要的科目。

这一时期医学传教士开办医院进行产科实践、翻译产科学著作、开展产科学教育，为后续西医产科学传入和本土化发展奠定了良好的基础。医学传教士在开展产科实践时因地制宜，结合本土的性别规范，在应对难产、挽救产妇生命的同时，向国人展示西医产科学先进的诊疗技术，让国人感受到"西医神技"，在难产时寻求西医帮助；在翻译产科学著作时注重国人的接受情况进行选择性译介，同时结合传统中医产科学知识和术语，以便国人理解，其翻译的产科学著作基本具有现代产科学知识体系，反映了当时西医产科学的发展水平；在开展产科教育时，采用中文教学，注重当地需求培养急需的可以负责接生、应对难产、传播妇婴卫生知识的女医，虽然课程设计无法完全跟上西方医学发展，但确实是西医产科学教育和人才培养的发轫。

（二）西医产科学建立与发展时期

1905 年张竹君和李平书开办上海女医学堂，培养女医负责接生。1908 年，丁福保译介的《竹氏产婆学》是近代首部汉译日文产科学著作，揭开了汉译西医文献在华普及推广的新篇章，西医产科学书籍的翻译自此由中国人自己选择、独立承担了。1912 年 10月北京医学专门学校成立，是中国第一所国立医学校，标志着医学教育进入新的阶段。11 月，教育部在部令第 25 号公布了《医学专门学校规程令》，规定医学专门学校的宗旨为"养成医学专门人才"，课程有 48 门，与产科相关的有产科学、产科模型实习等。1913 年，京师警察厅公布《暂行取缔产婆规则》。1914 年，北京医学专门学校开设产婆养成所，是我国最早的国立助产教育机构。同年博医会研究委员会决定开展中国女性的骨盆测量及其与胎儿颅骨测定关系的系统研究。1915 年瞿绍衡对中国女性月经概况进行了调查，在 1916—1923 年间测量了 1236 例女性骨盆，通过统计得出了中国女性骨盆测量数据。1918 年中医顾鸣盛编撰中西产科学汇通著作《中西合纂妇科大全》。1919 年，北京协和医学院妇产科系建立，聘用专门的妇产科教员，培养了一支高水平的人才队伍，在教育、临床与科研结合的模式下，开展本土妇产科学术研究与交流，推动了中国妇产科学的建制化和本土化，是中国现代妇产科学的摇篮。1920 年汪洋编写了《中西产科学讲义》，对中西妇产科学进行了参合汇通。同年商务印书馆出版《胎产病防护法》《妊娠与娩产》《胎产须知》等产科学科普书籍，十分畅销。1921—1924 年间，马士敦在协和开展本土骨质软化症研究。1922 年，留日医生瞿绍衡在北京创办瞿氏夫妇医院，1924 年，瞿氏夫妇医院内附设女子产科学校。同年，德国医学会郑邦彦等十人创办上海同德产科学校，以同德妇孺产科医院为实习医院。1925 年，俞松筠在上海创办中德产科女医学校。1926 年，中医王慎轩提出"重中轻西固不可，重西轻中亦不可，必须共冶于一炉，取其精华，弃其糟粕，使成为世界最完善之医学"的观点，同年创办苏州女科医社，研究中医妇科学，著有《女科医学实验录》。

这一时期，政府、留学生和本土知识精英开始承担翻译、编撰医书，开办医院，开展产科教育和研究的责任，国人从西医产科学的传播对象转变为主动传播者，西医产科学走向本土化。中西产科学之间进行了汇通和论争。本土学校培养出来的产科人才，为中国产科医疗、教学和科研做出了重要贡献，加快了西医产科学在中国的传播和本土化发展的步伐。

（三）西医产科学成熟与繁荣时期

1928 年，杨崇瑞在《博医会报》上发文阐述了自己的助产教育理念，十分强调中国国情不同，不能照搬其他国家的助产教育模式，认为应该训练助产士专门负责妇婴保健工作。同年在中华医学会第七次大会上宣读了《产科教育计划》一文，阐述了在中国开展助产教育的必要性及具体的产科教育计划，包括建立助产学校，改造接生婆，培养新式助产人才。杨崇瑞的建议得到国民政府的支持，在全国范围自上而下的进行实践，成为产科教育本土化的重要标志性事件。同年，本土产科学家瞿绍衡、杨元吉编撰了本土产科学教材《产科学讲义》《生理胎产学》。1929 年中央助产教育委员会成立，1930 年更名为助产教育专门委员会。1931 年《第一助产学校年刊》创办。1930 年中医秦伯未《妇科学讲义》出版，是民国时期上海中国医学院的妇科学教材，书中借助西医学说，阐释了中医理论。1933 年南京成立国立中央助产学校，后各省市也陆续办起护士学校、助产学校。同年在杨崇瑞的推动下，助产学会成立，并主办刊物《助产季刊》，以研究、促进中国助产事业，保障民族健康为宗旨。1932 年北平第一卫生事务所总结该所妇婴卫生工作的落实情况，发现医师、助产士接生数目增加而旧式产婆数目减少，人民卫生知识较前开化，新法接生比率逐年上升。1935 年，上海高桥模范区颇得民众信赖，该处接生的婴儿超全数百分之三十。1936 年林巧稚和同事合作开展破伤风免疫研究。1937 年中华医学会妇产科分会宣告成立。1939 年，中医时逸人在《中国妇科病学》提出："中西学说互有得失，拘守一家之言，各就一偏谈理，实非世界医学大同之佳象也。"

这一时期本土妇产科专业人才结合中国情况编撰包括国人生理数据（骨盆和月经）的产科学著作。随着西医产科学的发展，以及本土医学名词统一活动的推进，产科学知识和术语体系也进一步完善。产前保健技术和新法接生技术作为保障妇婴健康的技术，是政府妇婴卫生事业规划中的重点内容，得到大力推行。本土妇产科人才结合中国本土情况，制定了适宜的产科教育计划，得到政府的支持，自上而下开始推行。产科相关学会和刊物相继设立。中西产科学之间的互动与融合更加显著。民众对西医产科学认识从直观感受转变为理性认同。

二　近代西医产科学在华传播与本土化的特征

西医产科学在近代中国的传播与本土化，并不是借助其"科学"的知识，"先进"的技术迅速普及，而是在与地方传统与文化不断碰撞后，开始慢慢渗透。西医产科学的本土化有两个层面的意涵，一是西医产科学传入后，得到医学界、知识界及政府的认可，这些本土传播者们结合中国情况，对西医产科学进行调适，自行编撰产科书籍，开展本土产科实践、教育和研究工作，实现产科学建制化和本土化发展的过程；二是西医产科学传入后，与本土自然分娩、忍痛、产后祛瘀等观念以及"男女授受不亲"的性别文化发生碰撞后，彼此调适，相互适应，双向互动与影响的过程。

西医产科学在华传播与本土化是一个双向互动、交互影响的过程，一方面，西医产科学的传播者结合中国本土文化主动对西医产科学知识和技术进行了选择和调适，迎合本土文化，减少冲突的同时，结合现实情况确定了适宜的产科学发展模式，促进了西医产科学在近代中国的建制化和本土化；另一方面西医产科学传入后，与本土自然分娩、忍痛、产后祛瘀等观念以及"男女授受不亲"的性别文化发生了碰撞，中西医产科学以及中西两种文化进行了适应和融合，彼此的思想观念都有所转变。

三　近代西医产科学在华传播与本土化的途径

西医产科学传播和本土化的策略和路径是多元化的。包括将西医产科学知识翻译成当地语言，结合当地的文化和传统开展产科实践，使其更易于被接受和应用；开展产科学教育和实践，培养本土专业人才，使他们能够理解并传播西医产科学的理念和实践；将中国本土文化观念纳入考量，主动进行调适以减少传播过程中所受的阻力和摩擦，确保西医产科学的广泛传播和本土化。

医学精英、政府乃至民众接纳推广西医产科学，是西医产科学根植和本土化的关键。这不仅包括制度设置，还包括观念转变。医学精英的认可和推崇是推广西医产科学的重要驱动力，他们的专业认可为西医产科学在中国的发展奠定了坚实的基础。政府的支持和引导在制度层面为西医产科学的本土化提供了有力保障，促使其在医疗体系中得到合理应用。而民众的接受和信任是西医产科学最终落地生根的关键。政府和知识界通过译书办报、开设医院、开展教育、推行妇婴卫生等方式，引导民众接受现代产科学，提升产科医疗服务水平，这种综合的努力不仅促进了西医产科学在中国的本土化，也为建立更符合中国国情的医疗体系奠定了坚实基础。

（一）产科学著作的译介与编撰

翻译和编撰产科学著作是西医产科学本土化的一条重要途径。"就翻译来说，考虑到本土读者的实际需要，文本经由本土改写，对其进行适度的改造以适应本土文化，也是常见的现象……翻译把本土文化移入到译入语时，产生出一个杂合的文化产品。尤其在译者由母语译出时，很可能有意或无意地在译本中留下本土文化的文本特征。"① 近代西医产科书籍的译介和编撰大体经历了由医学传教士到早期知识精英的译介，再到本土产科人才自行编撰三个阶段。传教士在翻译过程中，有很多翻译细节都能体现出对中国本土习惯的考量。通过将西医产科学著作翻译成中文，使得西医产科学知识可以被更广泛地传播和理解。同时，产科学界还根据中国本土医疗实践和文化背景，编撰了本土化的产科学著作，与本土医疗体系相契合。这样的努力让西医产科学在本土得到了更好地应用，在提高产科医疗水平的同时也促进了跨文化的医学交流。

（二）产科学技术的应用与推广

推广适宜的产科技术是西医产科学本土化的重要手段。本土化不仅仅是将西方医学引入中国，而更是将其与中国的医疗实践相结合，创造出适合本土需求的解决方案。通过推广和采用符合中国本土情况（包括经济卫生情况和文化背景）的产科技术，可以提高医

---

① 孙艺风：《文化翻译与全球本土化》，《中国翻译》2008 年第 1 期。

疗服务的可及性和质量，满足广大中国患者的需求。以消毒为核心的新法接生技术就是这样一种适宜技术，一方面消毒技术简便、安全、经济、易行；另一方面，旧式产婆不消毒是导致母婴死亡率居高不下的一个重要原因，是知识精英着力抨击和追求革新的关键点，在除旧布新的文化氛围内比较易于推行。反观，产科止痛技术因为在安全性、经济性、便捷性上存在着局限，加之与中国传统的忍痛文化相抵触，在近代中国出现了水土不服的情况，未能广泛传播。总的来说，适宜技术的传播和推广促进了西医产科学在中国的本土化，有助于创造更具中国特色的医疗体系，为患者提供更好的产科医疗服务。

（三）产科学教育与人才培养的确立

中国本土建立的医学校能培养出高质量的产科人才，是西医产科学本土化的重要标志。通过提供专门的产科教育，这些医学院培养出一批精通西医产科学的专业人才，这些精英是现代产科学的积极传播者。他们深刻地内化了医学科学的理念，使得现代产科学在中国根植并逐步走向专业化和建制化。他们同时在本土的医疗体系中发挥重要作用，提供高水平的产科医疗服务，为产科学发展以及妇婴卫生行政建设向政府建言献策。不仅改善了产科医疗质量，也促进了西医产科学在中国的本土化，为满足当地患者的需求以及推动医学领域的创新贡献了重要力量。

四 近代西医产科学在华传播与本土化的启示

（一）从西医产科学走向现代产科学

近代西医产科学在传入中国后，经历了一系列的融合与发展，逐渐融入本土文化背景，成为中国现代医学和医疗保健体系的不可或缺的组成部分。这一过程不仅涉及医疗技术的引进和应用，更包括对传统医学观念的整合与更新。西医产科学在中国根植与本土化以后不断发展并走向现代，为妇婴健康提供更全面、科学的服务。不仅更好地满足了患者的需求，还在文化层面上促进了不同医学体系之间的相互理解与尊重，也体现出中西方医学思想的传播与共享。

（二）当今产科学面临的问题挑战与发展方向

2021 年《柳叶刀中国女性生殖、孕产妇、新生儿、儿童和青少年健康特邀重大报告》显示：中国孕产妇死亡率从 1949 年以前的 1500/10 万，下降到 2020 年的 16.9/10 万。婴儿死亡率从 1949 年以前的 200‰下降到 2020 年的 5.4‰。[①] 产科的工作重点也从近代确保分娩安全转向全生命周期管理，包括孕前或婚前检查与管理，以及产前诊断、遗传病的筛查。目标也从降低母婴死亡率转向提高出生人口素质，降低和避免出生缺陷。

需要指出的是，现代产科学在取得重大成绩的同时面临着新的挑战。1980 年代以来随着产前筛查技术和辅助生殖技术的进步，技术在生命该不该诞生、该何时诞生以及以何种方式诞生等重大问题上扮演的角色越来越重要。女性丧失了对分娩方式的选择权，分娩过程被种种风险所裹挟，医学技术对分娩的干预从产中向产前甚至围产期蔓延，剖宫产率居高不下，技术干预的负面效果开始反噬。如今女性对分娩体验的重视增加，去人性化的分娩方式对女性身心健康以及生育意愿都有一定的影响。女性生育意愿低下，生育年龄推迟，国家和政府在努力出台相关政策促进生育，产科在提供母婴关怀、降低产妇产痛，建立友好生育环境方面大有作为。回顾历史可以更好地把握当下，确定产科学的发展方向，延续守护母婴健康的使命，在确保安全分娩的同时，兼顾对产妇的人文关怀。正如郎景和院士所说："医学的人文性、哲学性、实践性、多元性对于医学、对于妇产科学的临床实践与基础研究及其发展至关重要，并具有决定性意义……关爱妇女，保护母亲，是全社会的圣责，是妇产科医生的工作和任务。"[②]

---

① Jie Qiao, Yuanyuan Wang, Xiaohong Li. et al., *Lancet Commission on 70 years of women's reproductive, maternal, newborn, child, and adolescent health in China*, The Lancet, 2021, Published online：May 24, 2021.

② 郎景和：《论妇产科学之"四性"：人文性、哲学性、实践性、多元性》，《中华妇产科杂志》2024 年第 1 期。

参考文献

一　史料

档案（美国洛克菲勒档案馆馆藏资料）

Annual Report of the Medical Superintendent of the Peking Union Medical College Hospital, Peking Union Medical College Hospital, 1922 – 1940.

Buttrick. PUMC Memorandum, September 4, 1918. Folder 453, box 64, China Medical Board, Inc. records（FA065）

Letter from Buttrick to Hawkins, October 10, 17, 1916. Folder 453, box 64, China Medical Board, Inc. records（FA065）

Letter from Buttrick to Maxwell July 4, 1918. Folder 453, box 64, China Medical Board, Inc. records（FA065）

Letter from Buttrick to Cullen, December 6, 1918. Folder 453, box 64, China Medical Board, Inc. records（FA065）

Letter from Cullen to Taylor, December 3, 1918. Folder 453, box 64, China Medical Board, Inc. records（FA065）

Letter from Flexner to Buttrick, August 9, 1918. Folder 453, box 64, China Medical Board, Inc. records（FA065）

Letter from Greene to Buttrick. October 10, 25, 1916. Folder 453, box 64, China Medical Board, Inc. records（FA065）

Letter from Hawkins to Buttrick, September 30, 1916. Folder 453, box 64, China Medical Board, Inc. records（FA065）

Letter from Hawkins to Buttrick, March 21, May 16, 1918. Folder 453, box 64, China Medical Board, Inc. records (FA065)

Letter from Maxwell to CMB, October 22, 1915. Folder 453, box 64, China Medical Board, Inc. records (FA065)

Letter from Maxwell to Houghton, April 23, 1925. Folder 453, box 64, China Medical Board, Inc. records (FA065)

Letter from Maxwell to Wells C. Clifford, December 17, 1925. Folder 453, box 64, China Medical Board, Inc. records (FA065)

Letter from Taylor to Buttrick, July 27, 1918. Folder 453, box 64, China Medical Board, Inc. records (FA065)

Letter from Taylor to Edwin R. Embree, July 27, 1918. Folder 453, box 64, China Medical Board, Inc. records (FA065)

Maxwell J. P. Obstetric and Gynecological Department Report of the Post Graduate Class. 1926. Folder 453, box 64, China Medical Board, Inc. records (FA065)

Maxwell J. P. Peking Union Medical College Department of Obstetrics and Gynecology. 1924. Folder 454, box 64, China Medical Board, Inc. records (FA065)

Maxwell J. P. Report of PUMC Department of Obstetrics and Gynecology 1921 – 1922. Folder 453, box 64, China Medical Board, Inc. records (FA065)

Maxwell J. P. Report on the visit of some of the continental clinics. May 18, 1925. Folder 453, box 64, China Medical Board, Inc. records (FA065)

Memorandum. February 16, 1926. Folder 453, box 64, China Medical Board, Inc. records (FA065)

Memorandum. May 24, 1927. Folder 453, box 64, China Medical Board, Inc. records (FA065)

Report on the Post Graduate Class in Obstetrics and Gynecology. 1925. Folder 453, box 64, China Medical Board, Inc. records (FA065)

Rockefeller Foundation records，fellowships，fellowship recorder cards，
SG 10.2：Subgroup 2：Fellowship recorder cards；Discipline 13：Chi-
na Medical Board（CMB）Medical Fellowships；Premedical & Miscel-
laneous Subjects，Chinese Yang，Marion（China）；Wong，Amos I.
H.（China）．Box 16.

助产学校刊物

《国立第一助产学校年刊》，第1—6卷。

《国立第一助产学校十周年纪念刊》，1939年。

报纸杂志

《北平市公安局第一卫生区事务所年报》

《博医会报》

《大德助产年刊》

《大声》

《妇女时报》

《妇人画报》

《妇女文化》

《妇女文苑》

《妇女杂志》

《公共卫生月刊》

《光华医药杂志》

《广济医刊》

《家》

《教育公报》

《民众医药汇刊》

《女子世界》

《女子月刊》

《齐鲁医刊》

《社会医报》

《社会医药》

《时报图画周刊》

《申报》

《实验卫生季刊》

《天德医疗新报》

《同仁医学》

《卫生月刊》

《协医校刊》

《新医学》

《新医与健康》

《新中医刊》

《幸福杂志》

《医界春秋》

《医事公论》

《医学月刊》

《医学世界》

《医学杂志》

《医药评论》

《医药学》

《医育》

《中华妇女界》

《中华医学杂志》 中英文版

《中西医学报》

《助产学报》

《助星医药刊》

《自强医刊》

　　　著作

《妇婴新说》，上海仁济医馆 1858 年版。

Milne A. , Principles and practice of midwifery：With some of the disease
　　of women，Glasgow：John Pryde. 1871.

Milne A. , Principles and practice of midwifery: With some of the disease of women, Bermingham & company. 1884.

Ashton W. E. , *Essentials of obstetrics*, Philadelphia: W. B. Saunders, 1888.

《医理略述》，羊城博济医局藏本 1892 年版。

《胎产举要》，广州博济医局 1893 年版。

《胎产心法》，杭州广济医局 1897 年版。

《簡易產婆學》，東京：半田屋醫籍 1900 年版。

Evans D. J. , *Obstetrics: A manual for students and practitioners*, Philadelpha and New York: Lea brothers & CO. 1900.

《增補改訂簡易產婆學》，東京：半田屋醫籍 1904 年版。

《产科》，江南机器制造总局 1904 年版。

《产科学》，上海博医会 1908 年版。

《竹氏产婆学》，上海文明书局 1908 年版。

Evans D. J. , *Obstetrics: A manual for students and practitioners*, Philadelpha: Lea and Febiger, 1909.

《簡易產婆學》，東京：半田屋醫籍 1909 年版。

《妊娠生理篇》，上海文明书局 1910 年版。

《分娩生理篇产褥生理篇合编》，上海文明书局 1910 年版。

《产婆学讲义》，自新医院 1910 年版。

《中西合纂妇科大全》，上海大东书局 1918 年版。

《中西产科学讲义》，上海中西医院 1920 年版。

《胎产病防护法》，商务印书馆 1920 年版。

《妊娠与娩产》，商务印书馆 1920 年版。

《孕妇宝鉴》，汉口同仁医院 1920 年版。

《退思庐女科精华》，宁波汲綆书庄 1921 年版。

《伊氏产科学》，广州博医会 1921 年版。

《新撰產科學》，東京：南山堂书店 1927 年版。

《产科学讲义》，瞿式夫妇医院 1928 年版。

《胎产须知》，商务印书馆 1929 年版。

《产妇科讲演集》，北平私立协和医学院 1930 年版。

《妇产学讲义》，秦氏同学会 1930 年版。

《产科学》，同仁会 1931 年版。

《生理胎产学》，杨元吉医师诊所 1933 年版。

《科学的达生编》，中德产科医院 1933 年版。

《孕妇之友》，商务印书馆 1933 年版。

《孕妇必读》，南京市卫生事务所 1933 年版。

《助产学》，开明书局 1934 年版。

《伊何二世近世产科学》，中华医学会编译部 1934 年版。

《家庭卫生及家政概要》，内政部卫生署 1934 年版。

《中国乡村卫生问题》，商务印书馆 1935 年版。

《二十年来中国医事刍议》，上海诊疗医报社 1935 年版。

《国立北平大学一览》，国立北平大学 1936 年版。

《助产学》，正中书局 1937 年版。

《营养学》，商务印书馆 1937 年版。

《卫生统计》，内政部 1938 年版。

《增订产科学讲义》，生生医院 1939 年版。

《中国妇科病学》，上海千顷堂医局 1939 年版。

《沈氏女科辑要笺正》，上海卫生出版社 1959 年版。

二　中文文献

蔡定芳：《陆渊雷全集》，上海科学技术出版社 2018 年版。

陈邦贤：《中国医学史》，团结出版社 2006 年版。

陈荣、熊墨年、何晓晖主编：《中国中医药学术语集成·中医文献·上》，中医古籍出版社 2007 年版。

陈小卡、王斌：《中国近代西医缘起与中山大学医科起源》，中山大学出版社 2016 年版。

陈志潜：《中国农村的医学——我的回忆》，四川人民出版社 1998

年版。

陈自明：《妇人良方大全》，刘洋校，中国医药科技出版社 2011
年版。

程良骏、姜黎平：《张山雷研究集成》，中医古籍出版社 2015 年版。

崔军锋：《中国博医会与中国现代医学的发展（1886—1932）》，社会
科学文献出版社 2024 年版。

崔军锋、曹海燕：《西医东渐视角下的近代中医妇产科与妇女医疗问
题》，《中医药文化》2019 年第 3 期。

崔军锋、叶丹丹：《民国早期广州博济医院的专业化发展（1914—
1926 年)》，《学术研究》2017 年第 6 期。

邓铁涛、程之范：《中国医学通史·近代卷》，人民卫生出版社 2000
年版。

［德］卢娴立：《新女性与现代医学：民国上海助产士培养中的德国
因素》，乔洋敏译，《医疗社会史研究》2019 年第八辑。

丁福保：《西洋医学史》，东方出版社 2007 年版。

丁蕾：《日本近代医疗团体同仁会》，《中华医史杂志》2004 年第
2 期。

杜丽红：《制度与日常生活：近代北京的公共卫生》，中国社会科学
出版社 2015 年版。

范行准：《明季西洋传入之医学》，上海人民出版社 2012 年版。

方靖：《中国近代第一所女子医学院——夏葛医学院》，《广州大学学
报（社会科学版）》2002 年第 3 期。

方祖猷：《晚清女权史》，浙江大学出版社 2017 年版。

傅大为：《性别、医疗与近代台湾：亚细亚的新身体》，群学 2005
年版。

傅维康：《傅维康医学史生涯记略》，上海文化出版社 2018 年版。

高晞：《"解剖学"中文译名的由来与确定——以德贞〈全体通考〉
为中心》，《历史研究》2008 年第 6 期。

高晞：《德贞传：一个英国传教士与晚清医学近代化》，复旦大学出

版社 2009 年版。

谷雪梅：《英国圣公会与近代浙江的医学教育》，《历史教学（下半月刊）》2009 年第 4 期。

关捷：《日本与中国近代历史事件》，社会科学文献出版社 2006 年版。

广州医科大学附属第三医院编：《发现·柔济》，广东人民出版社 2016 年版。

郝先中：《近代中国女西医群体的产生及职业形象塑造》，《自然辩证法通讯》2018 年第 7 期。

郝先中：《近代中国西医的本土化与职业化》，人民出版社 2019 年版。

何小莲：《近代上海医生生活》，上海辞书出版社 2017 年版。

何小莲：《西医东渐与文化调适》，上海古籍出版社 2006 年版。

何小莲，张晔：《藉医传教与文化适应——兼论医学传教士之文化地位》，《西北大学学报（哲学社会科学版）》2008 年第 5 期。

洪有锡、陈丽新：《先生妈、产婆与妇产科医师》，前卫出版社 2002 年版。

胡成：《医疗、卫生与世界之中国 1820—1937：跨国和跨文化视野之下的历史研究》，科学出版社 2013 年版。

胡国臣、盛维忠主编：《唐宋金元名医全书大成·陈自明医学全书》，中国中医药出版社 2005 年版。

姬凌辉：《晚清"采西学"中的"显微镜知识"与本土回应》，《自然辩证法通讯》2018 年第 3 期。

姜钟赫：《东亚"病妇"：清末西医产科在广州和香港的发展》，《"中央"研究院近代史研究所集刊》2020 年第 107 期。

郎景和：《论妇产科学之"四性"：人文性、哲学性、实践性、多元性》，《中华妇产科杂志》2024 年第 1 期。

李明慧：《教会医院产科服务与地方社会——以汉口协和医院产科工作为例（1931—1949）》，《近代史学刊》2022 年第 28 辑。

李恒俊：《听诊器与西医医疗技术在近代中国的传播和接受（1844—1910）》，《自然辩证法通讯》2016 年第 4 期。

李计筹、郭强：《近代来华医学传教士对〈达生编〉的翻译传播及对中国产科的评价》，《广州中医药大学学报》2016 年第 6 期。

李经纬、程之范：《中国医学百科全书·医学史》，上海科学技术出版社 1987 年版。

李经纬：《中外医学交流史》，湖南教育出版社 1998 年版。

李经纬、鄢良编：《西学东渐与中国近代医学思潮》，湖北科学技术出版社 1990 年版。

李乃适：《马士敦与北京协和医学院妇产科的早期骨软化症研究》，《中华骨质疏松和骨矿盐疾病杂志》2009 年第 1 期。

李涛：《医学史纲》，中华医学会出版委员会 1940 年版。

李廷举、吉田忠编：《中日文化交流史大系·科技卷》，浙江人民出版社 1996 年版。

李文海主编：《民国时期社会调查丛编·医疗卫生与社会保障卷 上》，福建教育出版社 2014 年版。

李彦昌、张大庆：《西方制药之术与药物认知之途》，《医学与哲学》2016 年第 3 期。

李约瑟：《中国科学技术史（第六卷第六分册）》，科学出版社 2013 年版。

李贞德：《女人的中国医疗史——汉唐之间的健康照顾与性别》，三民书局 2008 年版。

梁碧莹：《嘉约翰与西医学在中国的传播》，《中山大学学报》1996 年第 3 期。

梁启超：《梁启超全集 第 1 册·变法通议》，北京出版社 1999 年版。

梁其姿：《医疗史与中国"现代性"问题》，《中国社会历史评论》2007 年第 1 期。

梁其姿：《面对疾病：传统中国社会的医疗观念与组织》，中国人民大学出版社 2012 年版。

廖育群、傅芳、郑金生：《中国科学技术史·医学卷》，科学出版社1998年版。

李约瑟：《中国科学技术史（第六卷第六分册）》，科学出版社2013年版。

雷祥麟：《负责任的医生与有信仰的病人——中西医论争与医病关系在民国时期的转变》，《新史学》2003年第1期。

林巧稚大夫诞辰100周年纪念活动领导小组、政协厦门市委员会、北京协和医院：《林巧稚纪念文集》，2001年版。

林星廷：《从天理到手技：清末西医妇产科译书与知识传达》，《近代中国妇女史研究》2020年第35期。

刘晖桢：《近代著名中医妇产科医家与著作》，《中华医史杂志》1998年第4期。

刘泽生：《早期医史学者——尹端模》，《中华医史杂志》1998年第3期。

罗卓夫、孙敬尧主编：《北京医科大学的八十年：1912—1992》，北京医科大学、中国协和医科大学联合出版社1992年版。

吕军、曹英娟编译：《聂会东文集》，山东大学出版社2019年版。

吕美颐、郑永福：《近代中国新法接生的引进与推广》，《山西师大学报（社会科学版）》2007年第5期。

马大正：《中国妇产科发展史》，山西科学教育出版社1991年版。

马伯英等：《中外医学文化交流史——中外医学跨文化传通》，文汇出版社1993年版。

马伯英：《中国医学文化史》，上海人民出版社2010年版。

［美］爱德华·胡美：《道一风同：一位美国医生在华30年》，杜丽红译，中华书局2011年版。

［美］鲍威斯：《中国宫殿里的西方医学》，蒋育红、张麟、吴东译，中国协和医科大学出版社2014年版。

［美］费侠莉：《繁盛之阴：中国医学史中的性（960—1665）》，甄橙等译，江苏人民出版社2006年版。

［美］福梅龄著：《美国中华医学基金会和北京协和医学院》，闫海英、蒋育红译，中国协和医科大学出版社 2014 年版。

［美］嘉惠霖：《博济医院百年（1835—1935）》，沈正邦译，广东人民出版社 2009 年版。

孟君、张大庆：《近代名医张山雷与〈沈氏女科辑要笺正〉》，《新中医》2016 年第 2 期。

牛亚华：《〈泰西人身说概〉与〈人身图说〉研究》，《自然科学史研究》2006 年第 1 期。

牛亚华：《清末留日医学生及其对中国近代医学事业的贡献》，《中国科技史料》2003 年第 3 期。

牛亚华：《民国初期中国的医学教育与日本》，《中华医史杂志》2018 年第 6 期。

牛亚华、冯立昇：《丁福保与近代中日医学交流》，《中国科技史料》2004 年第 4 期。

潘荣华：《中国近代报刊传播西医研究》，博士学位论文，安徽大学，2010 年。

皮国立：《近代中医的身体观与思想转型：唐宗海与中西医汇通时代》，生活・读书・新知三联书店 2008 年版。

齐冉：《1928—1936 年北平市妇婴卫生事业研究》，硕士学位论文，华中师范大学，2015 年。

［日］大里浩秋、孙安石编：《近现代中日留学生史研究新动态》，上海人民出版社 2014 年版。

［日］富川佐太郎，原晋林：《灭菌与消毒的发展历史》，《消毒与灭菌》1984 年第 1 期。

［日］实藤惠秀：《中国人留学日本史》，谭汝谦等译，生活・读书・新知三联书店 1983 年版。

蠡之：《协和医脉：1861—1951》，中国协和医科大学出版社 2014 年版。

沈殿成：《中国人留学日本百年史 1896—1996》，辽宁教育出版社

1997 年版。

孙艺风：《文化翻译与全球本土化》，《中国翻译》2008 年第 1 期。

唐文佩、吴苗：《分娩的医学干预与社会回应——医学化的视角》，《自然辩证法研究》2018 年第 3 期。

唐文佩、吴苗、张大庆：《疼痛的身体政治——分娩止痛观念的历史演变》，《自然辩证法通讯》2018 年第 2 期。

唐文佩、吴苗：《产科超声：在技术与社会之间》，《中国科技史杂志》2017 年第 4 期。

汪常明：《中国近代第一位留美医学博士舒高第》，《中国科技史杂志》2018 年第 2 期。

王芳、胡晓文：《博济医院第一位女医生——赖玛西》，《中华医史杂志》2007 年第 1 期。

王台：《中外产科学发展史》，《中国中西医结合杂志》2018 年第 10 期。

王焘：《外台秘要方》，山西科学技术出版社 2013 年版。

王晓朝：《文化传播的双向性与外来文化的本土化》，《江海学刊》1999 年第 2 期。

王晓秋：《近代中日文化交流史》，中华书局 2000 年版。

王秀云：《不就男医：清末民初的传道医学中的性别身体政治》，《近代史研究所集刊》2008 年第 59 期。

王扬宗：《江南制造局翻译馆史略》，《中国科技史料》1988 年第 3 期。

王扬宗：《江南制造局翻译书目新考》，《中国科技史料》1995 年第 2 期。

王扬宗编校：《近代科学在中国的传播》，山东教育出版社 2009 年版。

王瀛培：《"旧中国"经验与"新中国"道路：杨崇瑞和中国妇幼卫生理论与实践的起源》，《妇女研究论丛》2018 年第 6 期。

王勇：《中国近代医学的开拓者刘瑞恒先生》，《南京医科大学学报

（社会科学版）》2009 年第 1 期。

王勇：《中国现代助产教育的奠基：杨崇瑞与北平国立第一助产学校（特约）》，《天津护理》2014 年第 6 期。

吴嘉玲：《医疗专业、性别与国家：台湾助产士兴衰》，《台湾社会学研究》2000 年第 4 期。

吴苗：《分娩医学化的历史与争论研究》，硕士学位论文，北京大学，2017 年。

吴苗：《马士敦及其对近代中国妇产科的贡献》，《科技史研究论丛》2018 年第四辑。

吴汝纶：《吴汝纶全集 3》，黄山书社 2002 年版。

夏坤：《从女学到女界：晚清广州女性群体的发展脉络》，《黑龙江史志》2014 年第 5 期。

夏坤、赵静：《晚清广州女医群体》，《中华医史杂志》2006 年第 1 期。

夏媛媛：《民国初期西医教育的建构研究》，科学出版社 2014 年版。

肖温温：《中国近代西医产科学史》，《中华医史杂志》1995 年第 4 期。

熊月之：《西学东渐与晚清社会》，上海人民出版社 1994 年版。

严仁英等主编：《杨崇瑞博士诞辰百年纪念》，北京医科大学、中国协和医科大学联合出版社 1990 年版。

杨步伟：《一个女人的自传》，岳麓书社 1987 年版。

杨念群：《再造"病人"—中西医冲突下的政治空间（1832—1985）》，中国人民大学出版社 2010 年版。

杨祥银：《婴儿死亡率与近代香港的婴儿健康服务（1903—1941年）》，《中国社会历史评论》2007 年第 8 卷。

［意］阿尔图罗·卡斯蒂廖尼：《医学史》，程之范等译，译林出版社 2014 年版。

伊广谦：《丁福保生平及其著作述略》，《中医药文化》2003 年第 1 期。

［英］克莱尔·汉森：《怀孕文化史》，章梅芳译，北京大学出版社
2010 年版。

余新忠、杜丽红主编：《医疗、社会与文化读本》，北京大学出版社
2013 年版。

元青、齐君：《过渡时代的译才：江南制造局翻译馆的中国译员群体
探析》，《安徽史学》2016 年第 2 期。

袁媛：《近代生理学在中国》，上海人民出版社 2010 年版。

岳丽媛、刘兵：《关于中药"毒"性争论的科学传播及其问题》，《科
普研究》2018 年第 5 期。

张蓓蓓：《血压知识及医疗实践在近代中国的传播》，《自然辩证法通
讯》2020 年第 3 期。

张大庆：《理解当下医学的悖论：思想史的路径》，《历史研究》2015
年第 2 期。

张大庆、陈琦等著：《近代西医技术的引入和传播》，广东人民出版
社 2019 年版。

张大庆：《医学史十五讲》，北京大学出版社 2020 年版。

张大庆：《中国近代疾病社会史》，山东教育出版社 2006 年版。

张大庆：《直面病痛：中国近现代医学史研究》，北京大学出版社
2024 年版。

张大庆、和中浚：《中外医学史》，中国中医药出版社 2005 年版。

张静庐辑：《中国近现代出版史料初编》，群联出版社 1951 年版。

张璐：《近世稳婆群体的形象建构与社会文化变迁》，博士学位论文，
南开大学，2013 年。

章梅芳，李戈：《北京产科医疗的近代化转变（1912—1937）》，《中
国科技史杂志》2018 年第 4 期。

章梅芳，李戈：《民国时期北京产科接生群体的规训与形象建构
（1912—1937）》，《北京科技大学学报（社会科学版）》2015 年第
5 期。

章梅芳、刘兵、卢卫红：《"坐月子"的性别文化研究》，《广西民族

大学学报》2009 年第 6 期。

张清平：《林巧稚》，百花文艺出版社 2005 年版。

张寿颐著、浙江省中医管理局《张山雷医集》编委会编校：《张山雷医集 下》，人民卫生出版社 1995 年版。

张孙彪：《中国近代医学社会史探微》，厦门大学出版社 2016 年版。

张晓丽：《近代西医传播与社会变迁》，东南大学出版社 2015 年版。

张雪丹：《医政医事》，上海科学技术出版社 2019 年版。

张研、孙燕京主编：《民国史料丛刊 社会·社会救济》，大象出版社 2009 年版。

张哲嘉：《〈妇女杂志〉中的"医事卫生顾问"》，《近代中国妇女史研究》2004 年第 12 期。

张仲民：《晚清出版的生理卫生书籍及其读者》，《中国历史学前沿》2008 年第 4 期。

张仲民、章可编：《近代中国的知识生产与文化政治——以教科书为中心》，复旦大学出版社 2014 年版。

赵洪钧：《近代中西医论争史》，安徽科学技术出版社 1989 年版。

赵婧：《近代上海的分娩卫生研究 1927—1949》，上海辞书出版社 2014 年版。

赵婧：《柳叶刀尖——西医手术技艺和观念在近代中国的变迁》，《近代史研究》2020 年第 5 期。

赵婧：《医学、职业与性别：近代女子习医论再探》，《妇女研究论丛》2018 年第 6 期。

赵俐：《清末民初中国女西医研究（1879—1919）》，硕士学位论文，湖南师范大学，2013 年。

赵璞珊：《合信〈西医五种〉及在华影响》，《近代史研究》1991 年第 2 期。

赵璞珊：《西洋医学在中国的传播》，《历史研究》1980 年第 3 期。

赵璞珊：《赵元益和他的笔述医书》，《中国科技史杂志》1991 年第 1 期。

郑维江：《广州柔济医院对近代中国妇产科的贡献（1899—1950）》，硕士学位论文，广州医科大学，2017 年。

政协北京市委员会文史资料研究委员会编：《话说老协和》，中国文史出版社 1987 年版。

周川：《中国近现代高等教育人物辞典》，福建教育出版社 2018年版。

周春燕：《女体与国族：强国强种与近代中国的妇女卫生（1895—1949）》，丽文文化事业股份有限公司 2010 年版。

周东华：《去医院就洋医：清末杭州广济医院的女患者及其医疗场景》，《世界宗教研究》2014 年第 4 期。

周一川：《近代中国女性日本留学史 1872—1945》，社会科学文献出版社 2007 年版。

周仲瑛、于文明总主编：《中医古籍珍本集成妇科卷·增广大生要旨·达生编》，湖南科学技术出版社 2014 年版。

朱梅光：《取缔抑或养成：近代国人关于旧式产婆出路之争》，《安徽史学》2013 年第 4 期。

朱有献主编：《中国近代学制史料 第 2 辑下》，华东师范大学出版社1989 年版。

左奇、严仁英主编：《杨崇瑞博士——中国妇幼卫生事业的开拓者》，北京医科大学、中国协和医科大学联合出版社 2002 年版。

三 外文论著

Album of fellows of the American Gynecological Society，Philadelphia：WM. J. Dornan. 1918.

Arney W. R. ，*Power and the profession of obstetrics*，Chicago and London：University of Chicago Press，1982.

Ashton W. E. ，"Questions and Answers on the Essentials of Obstetrics"，*University Medical Magazine*，1889，1（6）：378.

Bridie A. ，*The Making of Modern Chinese Medicine*，*1850 – 1960*，Seattle: University of Washington Press, 2014.

Colebrook L., "The story of Puerperal fever: 1800 to 1950", *Br. Med. J.*, 1956, No. 4961, pp. 247 – 252.

Connie S., "Her Chinese Attended to Almost Everything: Relationships of Power in the Hackett Medical College for Women, Guangzhou, China, 1901 – 1915", *Journal of American-East Asian Relations*, Vol. 24, No. 4, 2017.

Davis-Floyd R. E., "The Technocratic Body: American Childbirth as Cultural Expression", *Social Science and Medicine*, Vol. 38, No. 8, 1994.

DeGruche K., *Doctor Apricot of "Heaven Below"*, New York, Chiacago, Toronto: Fleming H. Revell Company, 1910.

Donnison J., *Midwives and medical men: A history of inter-professional rivalries and women's rights*, New York: Schocken Books, 1977.

丁蕾:《近代日本の中医療・文化活動——同仁会研究 (一)》,《日本医史学雑誌》1999 年第 4 期, 第 543—562 页。

丁蕾:《近代日本の中医療・文化活動——同仁会研究 (二)》,《日本医史学雑誌》2000 年第 1 期。

丁蕾:《近代日本の中医療・文化活動——同仁会研究 (三)》,《日本医史学雑誌》2000 年第 2 期。

丁蕾:《近代日本の中医療・文化活動——同仁会研究 (四)》,《日本医史学雑誌》2000 年第 4 期。

Gould I. M., "Alexander Gordon, puerperal sepsis, and modern theories of infection control—Semmelweis in perspective", *Lancet Infect Dis.*, 2010, No. 10, pp. 275 – 278.

Hilary M., ed., *The Art of Midwifery: Early Modern Midwives in Europe*, London and New York: Routledge, 1993.

Jie Qiao, Yuanyuan Wang, Xiaohong Li. et. al., "Lancet Commission on 70 years of women's reproductive, maternal, newborn, child, and adolescent health in China", *The Lancet*, 2021, Published online: May 24, 2021.

Johnson T. P. , *Childbirth in Republican China: Delivering Modernity*. Lanham, Md: Rowman & Littlefield Publishers, 2011.

Leavitt, J. W. , "Birthing and Anesthesia: The Debate over Twilight Sleep", *Signs Journal of Women in Culture & Society*, 1980, 6 (1): 147 – 164.

Leavitt J. W. , *Brought to Bed: Childbearing in America, 1750 – 1950*, Oxford: Oxford University Press, 1988.

Li Minghui, "Modern Midwifery and Maternal Mortality in Urban China, 1920s – 1940s", *Social History of Medicine*, June 2023.

Lister J. , "On a new method of treating compound fracture, abscess, etc. : With observations on the conditions of suppuration", *Lancet*, 1867, Vol. 89, No. 2272, pp. 326 – 329.

Oakley A. , *The Captured Womb*, Oxford: Blackwell, 1984.

O'Dowcl M. Philipp. E. , *The history of lbstetrics and gynaecology*, Parthenon Pub Group, 2000.

Overall C. H. , *Ethics and Human Reproduction: A Feminist Analysis*, London: Allen & Unwin. 1987.

Steger B. , "From impurity to hygiene: The role of midwives in the modernisation of Japan", *Japan Forum*, Vol. 6, No. 2, 1994.

Thackray A. , Merton R. K. , "On Discipline Building: The Paradoxes of George Sarton", *Isis*, No. 63, 1972.

Thoms H. , Theophilus Parvin, *American Journal of Obstetrics and Gynecology*, Vol. 42, No. 2, 1941.

Tucker S. A. , "Mission for Change in China: The Hackett's Women's Medical Center of Canton, China, 1900 – 1930", in Leslie Fleming, ed. , *Women's Work for Women: Missionaries and Social Change in Asia*, Boulder, co: Westview Press, 1985.

Wang, Hsiu-Yun, *Stranger Bodies*: *Women*, *Gender and Missionary Medicine in China*, *1870s – 1930s*, Wisconsin-Madison, 2003.

Wells L. P. , *Stories from a Chinese Hospital*, Shanghai: American Church Mission, 1930.

Wertz R. , Wertz D. , *Lying-In*: *A History of Childbirth in America*, New York: The Free Press, 1977.

Wilson A. , *The making of manmidwifery*: *Childbirth in England*, *1660 – 1770*, London, UCL Press, 1995.

Wolf J. H. , *Cesarean section*: *An American history of risk*, *technology*, *and consequence*, Baltimore: Johns Hopkins University Press, 2018.

Wolf, J. H. , *Deliver Me from Pain*: *Anesthesia and Birth in America*, Baltimore: The Johns Hopkins University Press, 2009.

Wong L. C. , Wu L. T. , *History of Chinese medicine*, Shanghai: National Quarantine Service. 1936.

Xu, Guangqiu, *American doctors in Canton*: *Modernization in China*, *1835 – 1935*, New Brunswick: Transaction Publishers, 2011.

姚毅:《近代中国の出产と国家・社会: 医师・助产士・接生婆》, 东京都: 研文出版 2011 年版。

Yi-Li Wu, *Reproducing Women*: *Medicine*, *Metaphor*, *and Childbirth in Late Imperial China* , Berkeley and Los Angeles: University of California Press, 2010.

Yuki Terazawa, *Knowledge*, *Power*, *and Women's Reproductive Health in Japan 1690 – 1945*, Gewerbestrasse: Palgrave Macmillan, 2018.

附 录

中国近代主要西医产科学书目表

时间	书名	编译者/撰写者	出版社	底本来源	备注
1858 年	妇婴新说	合信、管嗣复	上海仁济医馆	英国	兼有妇科、产科、儿科知识，没有产科手术相关内容。收入《海山仙馆丛书》
1893 年	胎产举要	尹端模译 嘉约翰校	广州博济医局	美国	教科书，1/4 的内容以及全部的插图收入 1908 年的《产科学》一书
1897 年	西医产科心法	梅藤更、刘廷桢	杭州广济医局	英国	卷末附有《中西产科合辩》
1904 年	产科	舒高第、郑昌棪	江南制造局	英国	无
1908 年	产科学（即伊式产科学第1 版）	赖马西	上海博医会	美国	博医会发行的教科书，1912/1917/1921/1923 年分别再版，1926/1928/1930 第 5 版由中华医学会再次发行
1908 年	竹氏产婆学	丁福保	上海文明书局	日本	产科参考书，1909/1912/1920/1930/1940 再版，收入《丁氏医学丛书》，颇为中医及一般普通社会所欢迎
1910 年	妊娠生理篇	丁福保、华文祺	上海文明书局	日本	无

续表

时间	书名	编译者/撰写者	出版社	底本来源	备注
1910 年	分娩生理篇产褥生理篇合编	丁福保、华文祺	上海文明书局	日本	1918、1930 年再版
1911 年	妊妇诊查法	丁福保	上海文明书局	日本	无
1911 年	产科学初步	丁福保	医学书局	日本	1915 年再版
1911 年	产婆学讲义	汪惕予	自新医院	日本	1913 年《医学世界》杂志连载
1916 年	看护产科学	雷白菊	广学会	日本	无
1918 年	富氏产科及妇人科学	丁福保	医学书局	日本	无
1920 年	胎产病防护法	姚昶绪 编，余云岫校	商务印书馆	国人自编	1928、1931 年再版，医学小丛书系列
1920 年	妊娠与娩产	姚昶绪 编，余云岫校	商务印书馆	国人自编	1928 年已经有五个版本，收入医学小丛书、万有文库，畅销的科普书籍
1920 年	胎产须知	姚昶绪编	商务印书馆	国人自编	1922、1927、1929 年再版，医学小丛书系列
1920 年	孕妇宝鉴	汉口同仁医院妇产科	汉口同仁医院	日本人编著	5 月发行 5000 部，送完后，"陆续索阅者仍不乏人"，9 月又发行第二版
1926 年	妊孕生产学	沈郑浩	上海大通图书社	日本	无
1927 年	产科手术新编	程浩译	上海文明书局	德国	底本在德国已重印 15 次，每次重版，加入最新进展
1928 年	产科学讲义	瞿绍衡	瞿式夫妇医院	国人自编	1939 增订，生生医院出版
1928 年	生理胎产学	杨元吉	杨元吉医师诊所	国人自编	1929、1933 年增订再版
1930 年	产妇科讲演集	马士敦，方石珊，李士伟	北平私立协和医学院	英国人编著	1928—1929 在《中华医学杂志》第 14、15、16 卷连载

续表

时间	书名	编译者/撰写者	出版社	底本来源	备注
1931 年	产科学	张方庆	同仁会	日本	被誉为高级医学校学生课本，中文产科破天荒之书籍
1931 年	新撰产科学全书	邓纯棣	上海启智书局	国人自编	无
1933 年	科学的达生编	俞松筠	中德产科医院	国人自编	科普类，1934 年再版，1940 年《康乐世界》杂志上分期连载
1933 年	孕妇之友	朱季青	商务印书馆	国人自编	科普类，医学小丛书系列
1934 年	助产学	洪式闾	开明书局	国人自编	助产学校教科书
1934 年	伊何二世近世产科学	鲁德馨	中华医学会编译部	英国	中华医学会曾物色欧美名籍多种，选择其包括最广而不繁复者译行，卒以本书最为适用……在近时我国产科载籍中，亦可谓巨制矣
1937 年	助产学	汤器	同仁会	日本	1937 年初版，1941 年再版
1937 年	助产学	师哲	正中书局	国人自编	1940 年第 5 版，助产学校教科书
1938 年	生理产科学	李元善	永祥印书馆	国人自编	同德产科医院用书
1939 年	简易产科学	于淑安、周蕚芬	—	国人自编	1944/1948 年再版
1941 年	助产学	葛成慧	正中书局	国人自编	教育部医学教育委员会助产教育专门委员会编，高级助产学校教科书
1943 年	产科手术学	瞿绍衡	生生医院	国人自编	无
1943 年	产科学问答	J. M. Logan 编；中华护士学会审订	广协书局	国人自编	无

续表

时间	书名	编译者/撰写者	出版社	底本来源	备注
1946 年	通俗产科三百咏	瞿绍衡	生生医院	国人自编	无
1946 年	新撰产科学问答（生理篇）	杨元吉	大德出版社	国人自编	无
1947 年	产科手术学	李元善	永祥印书馆	国人自编	无
1947 年	孕期及产后卫疗撮要	曹美英译	中央卫生实验妇婴卫生组	英国	使用《高氏医学词汇》术语
1948 年	新撰产科学问答（病理篇）	杨元吉	大德出版社	国人自编	无
1948 年	护士产科须知	狄珍珠、刘惠南	中华医学会	美国	无
1949 年	护士产科学	余文光编译	广协书局	英国	无
1949 年	产科手术学	瞿绍衡译，余云岫审校	新医书局	日本	无

后　记

　　在中国，近代以前分娩属于家庭范畴，分娩相关的技艺和知识在产婆以及女性家庭成员之间代际相传。传统中医产科认为分娩是"瓜熟蒂落，自然之理"，不需要干预，因此主要关注的是产前产后调理，形成了一套中医产科学理论。近代国门打开之后，随着西医东渐的浪潮，西医产科学相关知识与技术也开始传入。甲午中日战争后，中国面临严重的民族危机，保障母婴健康、降低母婴死亡率成为重中之重，变革产科事业迫在眉睫，政府和知识精英主动移植和发展西医产科学，开办产科学教育，专门的产科学期刊与协会也相继设立，西医产科学的影响进一步扩大，与中医产科学及本土文化进行了碰撞和融合。在政府和知识界的努力下，西医产科学逐渐走向根植并实现本土化，肩负起守护中国母婴健康使命。近代西医产科学在华传播与本土化的历史进程，是医学史上值得关注的议题，也是本书的主要研究内容。

　　本书是在博士论文《中国近代西医产科学的引入与传播研究（1858—1937）》的基础上增删修改而成的，同时也是硕士论文《分娩医学化的历史与争论研究》所关注议题的延续。关注产科半是因为学术兴趣，半是因为个人体验，这也可能是女性学者研究这一议题的天然机缘和特殊优势。现在分娩要比过去安全许多，这无疑是现代医学给予我们的馈赠和福音，但住院分娩的体验却实在不能称得上安心舒适，需要远离亲人，独自待在产房，接受一系列不太舒服的检查。为何会这样？产科医疗在越来越先进、越来越安全的同时为何会让人们越来越不满意？笔者在感到困惑的同时，也充满兴趣。近代是西医产科学传入中国的开端，也是分娩开始由家庭转向医院的起点，考察近代西医产科学在华传播与本土化的历史也是在寻找现实问题的历史记忆，这算是本书的研究缘起。

近代西医产科学在华传播与本土化经历传入与萌芽、建立与发展、成熟与繁荣三个阶段，是来华传教士、中国政府和知识界接续努力的结果。研究翻阅史料的过程就如同穿越时空和时人对话的过程，沉浸其中，我似乎也感受到时人的悲叹与无奈、气愤与焦灼、壮志与争辩、喜悦与欣慰。面对产妇和婴儿因为缺乏新法接生技术无辜惨死，母婴死亡率居高不下的窘境，知识界设医院、译医书、办教育、开民智，审时度势的同时开拓进取，力图开创一番事业，挽救民族之危亡，期间有歧见、有共识、有妥协、有坚守，在旧与新、中与西、科学与非科学、传统与现代之间左冲右突，见证和守护着现代产科学的萌芽与成长。回归现实，今日我们所享受着的恩泽，或许是对前人最好的告慰。书写这段历史是追问、也是铭记，是一个历史学者的敬意和感念。纵然"今人不见古时月"，但"今月曾经照古人"，我想有了历史记录，过去与现在总会有传承和接续。

成书之际，最要感谢的是我的博士导师韩毅研究员。从 2017年考入中国科学院自然科学史研究所，成为韩老师的第一位博士研究生起，韩老师就对我寄予厚望。在我学术成长道路上，韩老师对我助益良多。韩老师是史学出身，学问非常扎实，注重史料，考镜源流。而我是医学出身，在史学方面根基不深，韩老师十分清楚我的不足之处，为了使我在学术道路上走的更扎实，他花费很多心力弥补我史料和史学修养方面的不足，给我推荐相关书籍，并敦促我学习。在查找某项史料有困难时，韩老师总是十分热情的指导我哪里可能会有线索，有时甚至亲自动手帮我查阅，令我感动莫名。身为人师，韩老师总是愿意向学生分享自己的治学经验和研究心得，希望可以帮助到学生，在学生取得成绩时，他甚至比学生更加欢喜。在书稿撰写过程中，韩老师不厌其烦地帮助我审阅和修改，感谢韩老师对我如师如父般的教诲和关心。

感谢我的硕士导师张大庆教授和唐文佩教授，两位老师一直关注着我的研究，不遗余力地提供指导和帮助，解答了我在学术研究上的诸多困惑。张老师博学睿智、好学不倦、待人宽厚、照拂后学，对智识思想孜孜以求、对学术研究严谨认真、对学术问题敏锐深入，从而师之，受益匪浅。唐老师如师如友，不管在学术上还是生活上遇到难题，与唐老师交谈总能让我豁然开朗，是她让我一直保有对学术的热情，原本略显孤独清冷的学术生活也因她平添了诸多乐趣。

本书中的部分章节曾在不同会议及期刊上宣读和发表，承蒙与会的陈达维、陈琦、崔军锋、高晞、顾漫、谷晓阳、胡成、蒋菲婷、姜姗、柯资能、李乃适、李贞德、林意唐、刘兵、刘士永、刘小朦、苏静静、石云里、姚霏、王勇、颜宜葳、余新忠、张蒙、章梅芳、张树剑、赵婧、周东华、朱凌凌等诸位教授与《中国科技史杂志》《协和医学杂志》《中医典籍与文化》《中华医史杂志》等刊物的匿名评审人提出的修改建议。感谢郭金海、韩健平、刘益东、罗桂环、牛亚华、孙承晟、唐文佩、曾雄生等诸位评委在开题、中期和答辩时给予的宝贵意见。2017年入所读博以来，所里方一兵、方在庆、关晓武、郭金海、韩琦、韩健平、韩毅、罗桂环、刘益东、苏荣誉、孙承晟、孙烈、孙显斌、田淼、徐凤先、姚大志、曾雄生、张柏春、张九辰、张志会、周文丽、邹大海等诸位先生开设的课程让我受益良多，杜新豪、高璐、高峰、黄兴、李萌、李明洋、李润虎、刘烨昕、刘金岩、徐丁丁、王芳、王公、王涛、王晓斐、文恒、杨丽娟、郑诚、周霄汉等诸位老师和同事也提供了很多帮助，在此一并致谢。

笔者在查找资料的过程中，得到了自然科学史研究所图书馆、中国科学院文献情报中心、北京大学医学图书馆、洛克菲勒档案馆、广东省图书馆的支持，感谢图书馆老师们的热忱帮助。感谢王扬宗、于博雅、郑洁、谷晓阳、姜姗、赵雨婷、赵帅军、李盼飞、刘苗、陈健等诸位老师和友人在书籍查找上提供的便利。

中国社会科学出版社宋燕鹏老师耐心、严谨、高效、负责，为本书的出版付出了很多心血，在其督促和鼓励下本书才得以顺利出版，在此谨致谢忱！

感谢我的丈夫对我一以贯之的支持；感谢我的两个女儿，感谢她们让我体会到为人母的酸甜苦辣，虽然有时因为工作忙碌忽略了对她们的陪伴，她们从来没有抱怨过，主动做好很多事情让我少操心，让我偶有自责的同时颇感欣慰，希望可以和她们一起成长；感谢我的爸爸、妈妈、公公、婆婆，是他们帮我分担了诸多责任，让我没有后顾之忧。

时间精力和个人学识所限，书稿中不免会有疏漏，还望读者诸君批评指正，不吝赐教！

吴　苗

2024 年 1 月于中国科学院基础科学园区